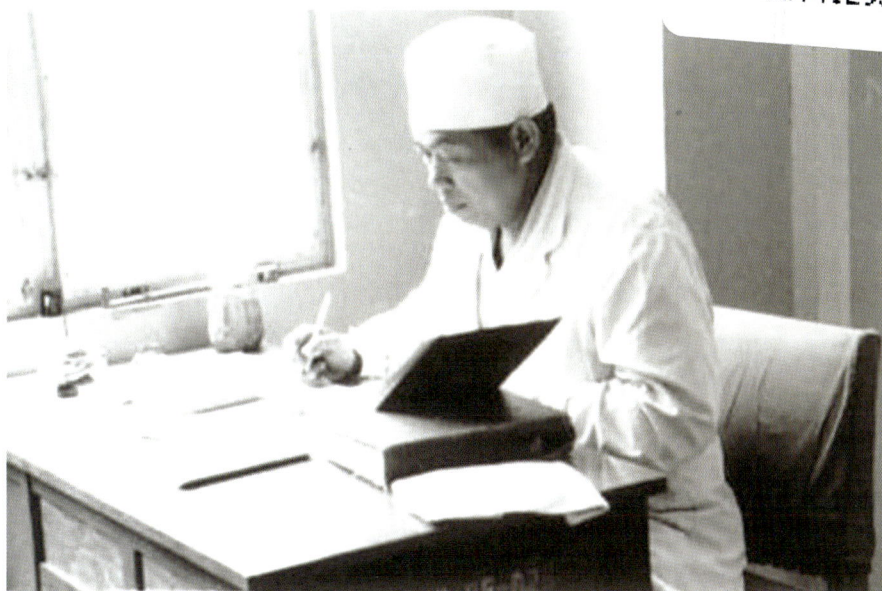

工作中的刘复兴教授

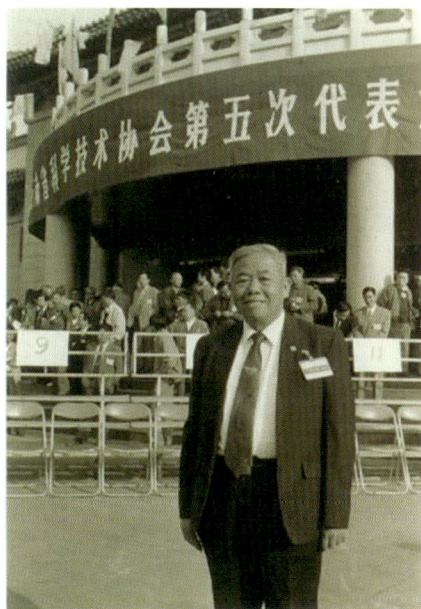

刘复兴教授参加科学技术协会代表会议

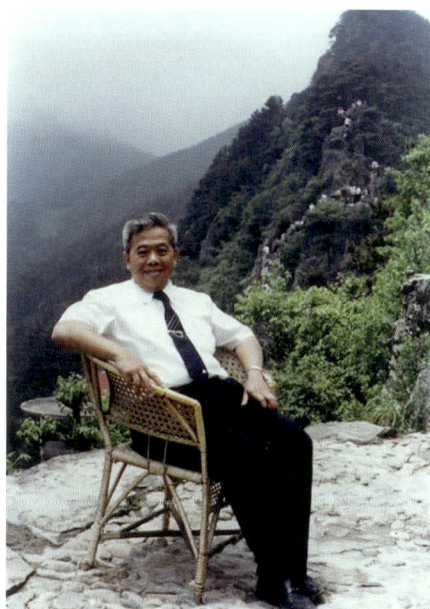

生活中的刘复兴教授

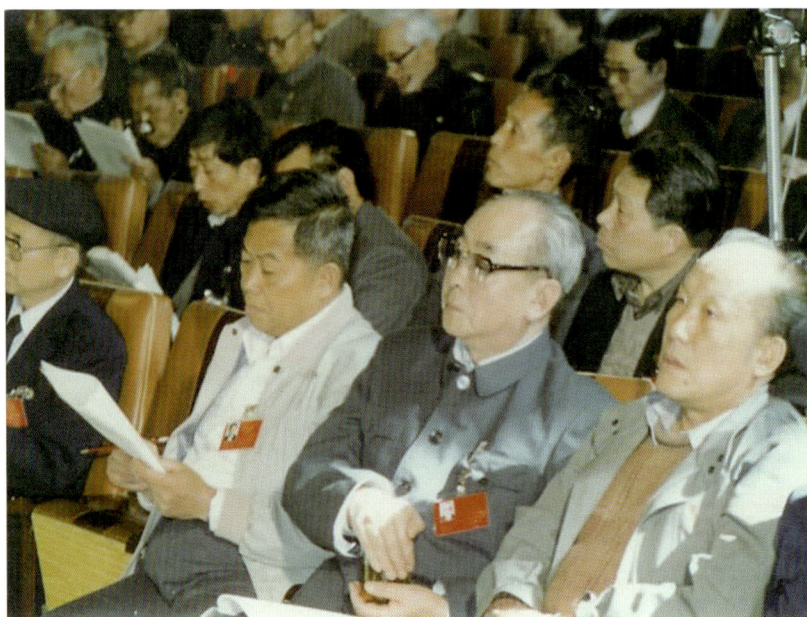

刘复兴教授参加政协会议

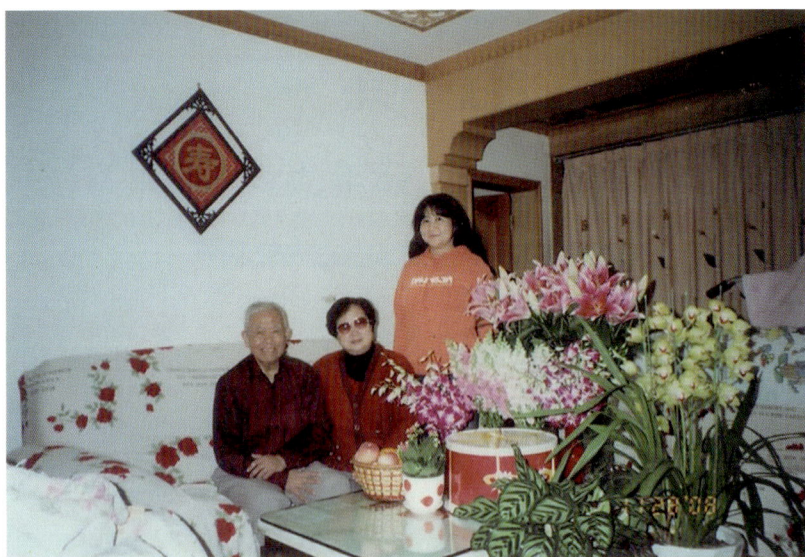

刘复兴教授与家人在一起

当代中医皮肤科临床家丛书（第二辑）

刘复兴

主编 欧阳晓勇

中国医药科技出版社

内 容 提 要

　　本书是介绍当代中医皮肤科临床家刘复兴教授临床经验的集成之作，全书分为医家小传、学术思想、方药心得、特色疗法、验案撷英、医话、传承与创新及学术成果、年谱九部分，全面展示了刘老的学术主张、临床用药特色和辨证论治的独到之处。全书内容丰富，验案真实，适合广大中医药临床工作者、中医院校师生和中医爱好者学习参考。

图书在版编目（CIP）数据

　　当代中医皮肤科临床家丛书. 第 2 辑. 刘复兴/欧阳晓勇主编. —北京：中国医药科技出版社，2015.9（2024.8重印）

　　ISBN 978 – 7 – 5067 – 7775 – 9

　　Ⅰ.①当… 　Ⅱ.①欧… 　Ⅲ.①皮肤病 – 中医治疗法 　Ⅳ.①R275

　　中国版本图书馆 CIP 数据核字（2015）第 208415 号

美术编辑 　陈君杞
版式设计 　郭小平

出版　中国医药科技出版社
地址　北京市海淀区文慧园北路甲 22 号
邮编　100082
电话　发行：010 – 62227427 　邮购：010 – 62236938
网址　www. cmstp. com
规格　710×1000mm $^1/_{16}$
印张　16 $^1/_4$
插页　1
字数　257 千字
版次　2015 年 9 月第 1 版
印次　2024 年 8 月第 2 次印刷
印刷　大厂回族自治县彩虹印刷有限公司
经销　全国各地新华书店
书号　ISBN 978 – 7 – 5067 – 7775 – 9
定价　36.00 元

本社图书如存在印装质量问题请与本社联系调换

本书编委会

主　编　欧阳晓勇
副主编　黄　虹　李丽琼　潘莉虹
编　委　(按姓氏笔画排序)
　　　　伍　迪　杨　瑾　张　旭
　　　　张艳菊　周静芳　廖承成

丛书前言

近年来，中医皮肤科临床蓬勃发展，取得了令人瞩目的成就，但中医皮肤科理论则面临着继承与创新的瓶颈。皮肤科名老中医长期从事临床实践，名誉四方，中青年医师的成才之路在于在学习、传承前辈们的理论、经验基础之上，结合临床所得，不断创新。因此，整理、挖掘、学习皮肤科名老中医临床经验、学术思想是创新中医皮肤科理论，促进中医皮肤科事业发展的重要途径。

《当代中医皮肤科临床家丛书》第一辑出版已一年时间，一路赞誉，一路鞭策，一路呼唤，为此，中华中医药学会皮肤科分会在中国医药科技出版社的支持下，组织了部分国家中医药管理局皮肤科名老中医传承工作室传承人、中医皮肤科临床名家弟子，撰写了《当代中医皮肤科临床家丛书》第二辑。本辑与第一辑一脉相承，其本意为汇集当代皮肤科名家临床精粹，打造皮肤科临证诊治巅峰之作，若事与愿违，敬请同道见谅。

本辑在编撰、出版过程中得到了中华中医药学会的关心和指导，得到了中国医药科技出版社的大力支持，借此，表示衷心的感谢！对李斌教授、曹毅教授、段行武教授、黄宁教授、闫小宁教授、欧阳晓勇教授、刘学伟教授、宋群先教授、李明教授、史传奎教授、范玉教授、孙丽蕴教授、姜春燕教授及团队为本辑出版所作出的努力表示诚挚的谢意！对各位皮肤科名老中医为中医皮肤科事业所作出的贡献表示由衷的钦佩！

杨志波
2015 年 8 月于长沙

编写说明

《灵枢》有"是故虚邪之中人也，始于皮肤，皮肤缓则腠理开""夫病之始生也，极微极精，必先入结于皮肤""视其外应，以知其内脏，则知所病也"，说明中医学远在战国时代对皮肤病的发生、发展、诊断已经有初步的认识。

赵廉在《医门补要》中说："医贵乎精，学贵乎博，识贵乎卓，心贵乎虚，业贵乎老，言贵乎显，法贵乎活，方贵乎纯，治贵乎巧，效贵乎捷"。刘老在《擅用虫药攻克皮肤疮疡顽症——刘复兴学术思想与临床经验集》讲："我们中医人，就要专心致志地研究中医，认真学习中医经典，吃透经典，用中医的方法解决临床问题，不要被西化中医的潮流所冲垮。不要盲目地追求中医去和世界接轨，而是要让全世界的患者走向中医。"

张湛曰："经方之难精，由来尚矣。"刘复兴教授从医四十余载，"博极医源，精勤不倦""勤求古训，博采众方"，用一生来探求中医药和民族医药诊治皮肤病，擅用虫类药，精于外科，尤其是在治疗银屑病、痤疮、硬皮病、甲状腺瘤、乳腺炎等皮肤疑难杂症方面疗效卓著，享誉国内外。

1990 年起，我有幸师从刘复兴教授到 2009 年，先生高尚的医德、严谨的治学态度、精湛的医术令我感佩。刘老用一生的言行示范大医精诚所包含的科学精神和人文情怀，成为我奋斗的标杆！

刘老积劳成疾、身卧病榻之际，仍谆谆教导我，皮肤科要发展，需看人长处，用其所长；当医生一定要多看病人，追求最好疗效和最便宜方药；能够教书育人和只会看病是区别医师和医匠的标准；真正的中医应是一名从事和振兴中医事业的民医、明医和名医。

"灯旁辨疮疡，指下定阴阳，恩师乘鹤西，吾辈自奋起。"桃李不言，下自成蹊，在恩师专著即将付梓之际，弟子们一定传承中医药精华，不负您"使世界的患者走向中医"的遗愿，告慰您老在天之灵。

术可暂行一时，道则流芳千古。欢迎读者批评指正。

欧阳晓勇

2015 年 5 月 7 日于昆明

目录

第六章　医　话　/　193

当代中医皮肤科临床家丛书（第二辑）

刘复兴

第一章　医家小传

刘复兴（1939～2009年），主任医师、教授，1939年4月出生于印度尼西亚雅加达，祖籍广东省梅县，1966年云南中医学院医疗系本科毕业，从事中医临床工作43年。

刘老精于外科，尤擅长诊治皮肤疮疡疾病。强调"外病实从内发"，提出"气血、脏腑"是外科皮肤疮疡疾病的主因；"湿、热、痰、瘀"是外科皮肤疮疡疾病的根本；"风、寒、湿、热、燥、火、虫、毒"是外科皮肤疮疡疾病的外因。临证重辨证论治，用药在精不多。擅用虫类药如蜈蚣、乌梢蛇、全蝎、僵蚕、水蛭、地龙、地鳖虫、守宫、九香虫等及云南地区草药以治顽疾。

刘老研制有皮肤内服方1～14号方药，以治痤疮、痒证、银屑病、损容性皮肤病、痰核、性传播疾病等各种外科皮肤疮疡疑难疾病；皮肤外洗方1～6号方药，以治渗出、溃烂、瘙痒、红、肿、热、痛、各种疣、损容性皮肤病、性传播疾病等；外用"消核膏"以治各种肿块，如乳癖、甲状腺腺瘤、脂肪瘤、皮脂腺囊肿等；外用"消肿膏"以治各红、肿、热、痛证，如乳腺炎、丹毒、蜂窝织炎、痛风等；还有"祛斑面膜粉""痤疮膏"等，以上方药均由可内服的中草药组成，无毒副作用，并因"简、便、廉、效"享誉省内外。

著作：①西班牙中医系列教材《外科学》（任主编）；②《难治病中医证治精华》（任副主编）；③《长江医话》（任编委）；④《中医基础与临床证治》（任编委）。

论文：《外科疮疡的辨证论治》《发挥中医优势，促进外科建设》《中医学对皮肤病的认识及治疗法则》《荨麻疹辨治一得》《中医对影响美容的皮肤病的辨证论治》《外科"消、托、补"三法的临床应用》《活血化瘀法治疗皮肤病》等二十余篇。

刘老曾任云南省中医医院皮肤科主任，曾当选为云南省科协三、四届常委，中国人民政治协商会云南省委员会第六、七、八届委员，云南省归国华侨联合会委员、常委，全国第三批中医药继承工作指导老师，云南省首批省级中医药继承工作指导老师，云南省名誉名中医，中华中医药学会美容分会常委，中国中西医结合学会疡科分会委员，云南中医药学会常务理事，云南中医药学会皮肤科、外科专业委员会主任委员，云南中西医结合学会皮肤病，性病专业委员长会副主任委员，云南民族民间医药研究会常务理事，云南省医学会皮肤病学专科分会顾问，《皮肤病与性病》杂志编委，云南省干部医疗保健会诊专家成员等职。

第二章　学术思想

第一节　学术思想渊源

理即是基础和规律，是从事中医辨证论治的指导思想和理论基础，包括医理和药理，明·汪机在《外科理例·序》所言"外科必本于内，知乎内，以求乎外，其如视诸掌乎。……有诸中，然后形诸外，治外遗内，所谓不揣其本而齐其末"，点明了皮肤病的治疗关键是辨证论治。刘老指出，业医诊病，必先明理。结合刘老学术思想和专业特点，阐述如下：

一、皮肤病内治之理

刘老指出：《灵枢·本脏篇第四十七》"有诸内者，必形诸外，视其外应，以知其内脏，则知所病矣"，为皮肤病的外病内治提供了理论依据。皮肤科是一门形态学的学科，西医学所列皮肤病已逾 2000 种，我国古代医学家依据"司外揣内""取类比象"的思维方法，把人体皮肤的病变与人体内的阴阳失调、气血失和、脏腑经络失衡以及体外环境变化联系起来看待，如《灵枢·百病始生六十六》有"是故虚邪之中人也，始于皮肤，皮肤缓则腠理开……"《素问·汤液醪醴论篇第十四》言"夫病之始生也，极微极精，必先入结于皮肤。"说明了中医学在战国时代就已认识到皮肤疾病的发生与体质及内在脏腑气血的变化有密切关系。外病（皮肤病）内治之理在《素问·至真要大论第七十四》中"谨察阴阳所在而调之，以平为期，正者正治，反者反治""谨守病机，各司其属，有者求之，无者求之，盛者责之，虚者责之，必先五胜，疏其血气，令其调达，而致和平"，《素问·汤液醪醴论篇第十四》又指出"平治于权衡，去宛陈莝"，《素问·遗篇·刺法论第七十二》指出"正气存内，邪不可干"指明了皮肤病虽发于皮肤，但可从内调治，以达"阴平阳秘"的健康状态。

刘老临床通过辨证论治，皮病治内，卓有成效，尤其重视自觉症状和他觉症状（皮损）的辨证论治，现分述如下：

1. 辨瘙痒

（1）风盛则痒：痒无定时，遍身作痒，皮疹无边，搔破皮肤则止，因风性轻扬，善行数变，为百病之长，易杂合他邪为患，内治宜祛风，常用虫类药及防风、刺蒺藜之属内服以治外痒。

（2）虚盛则痒：久痒剧痒，多在午后及夜间加重，常见失血、伤津、耗气、损阳之症患者，因气血亏耗或阴阳失衡，络虚不和，皮肤失养所致治宜补虚，分别气、血、阴、阳、脏、腑、经、络之虚而补之。

2. 辨疼痛

（1）热盛则痛：疼痛遇热更甚，痛处红肿，肌肤灼手，内治宜清解热毒以止痛，方选黄连解毒汤之类。

（2）不通则痛：疼痛固定不移，压之更甚，发无定时，内治宜化滞通络，方选桃红四物汤、失笑散之类加虫类药。

（3）不荣则痛：食后疼减，喜按喜温，皮疹色淡，肤温如常或稍低，治宜养荣通络，方选一贯煎、阳和汤、八珍汤加虫类药。

3. 辨麻木

"血虚则麻，气虚则木"，因血不养筋，气不运血则自觉麻木，治宜益气活血，如补阳还五汤，或养血活血，选八珍汤、养血润肤汤等。

4. 辨斑

（1）红斑：压之褪色者内因血热，治宜凉血消斑，常用紫草、水牛角、生地榆、生槐花等。

（2）紫斑：压之不褪色因瘀血阻络，内治宜化瘀通络，常选赤芍、丹参、地龙、地鳖虫等。

（3）黑斑：气血失和、血瘀或肾虚常见，血瘀宜多用养血活血药，如鸡血藤、阿胶、丹参、赤芍、水蛭等，补肾选炙黄精、炙首乌、肉桂、肉苁蓉、女贞子、旱莲草等。

（4）白斑：气血失和、气虚、气滞或肺气虚，治宜益气和血，或补肺行气，如黄芪、潞党参、仙鹤草、红花、桃仁、绛香等。

5. 辨丘疹

"疹治在脾"，丘疹的发生内责之脾胃失和，如慢性湿疹、结节性痒疹、毛周角化症等，从调理脾胃入手，刘老常选三仁汤、除湿胃苓汤、平胃散、四君汤等加减。

6. 辨斑块

气滞血瘀，阳虚痰凝是关键病机，如神经性皮炎、硬皮病等，刘老常选补阳还五汤合自拟海甘散加入贯众、白芥子、王不留行、三棱、莪术、水蛭、蜈蚣等以行气活血、温阳化痰。

7. 辨风团

风团色淡红者责之风寒或血虚，恶寒脉浮紧者属风寒，眼睑色淡红，脉细或涩者属血虚，风寒者玉屏风桂枝汤，血虚者当归饮子加减；风团色红者风热、血热，治宜凉血祛风，常用自拟荆芩汤加千里光、刺蒺藜、蜈蚣、乌梢蛇、全蝎等。

8. 辨结节

结节是皮肤表面或皮下出现的实质性损害，刘老总结表面色淡或皮色如常者辨为痰湿；结节色暗红者辨为血瘀；结节伴痒甚者常因血瘀兼风，内治分别侧重化痰软坚、祛湿通络、化瘀祛风。

9. 辨水疱

水疱常因湿邪为病，湿为阴邪，其性黏滞，水疱可长期不愈或反复发生，内治分寒热虚实可分别选用清热利湿、健脾渗湿或温阳化湿、滋阴除湿之法。

10. 辨脓疱

热甚则化腐成脓，辨脓疱重在辨清热、毒，热轻毒不甚者，清热解毒选五味消毒饮；热毒炽盛者，泄热解毒选黄连解毒汤，酌加生首乌、秦艽、生大黄等。

11. 辨囊肿

刘老指出，囊肿辨证关键在瘀痰为患，囊肿色暗红者侧重化瘀，皮损色淡白或如常者多从化痰软坚治疗。

12. 辨鳞屑

鳞屑多者常见血燥、血虚，治宜养血润燥；鳞屑厚者常因气滞血瘀，治当行气活血、化瘀通络；鳞屑黏着难除者，当健脾利湿以化湿邪。

13. 辨溃疡

刘老指出，溃疡最常见的病因是血热夹瘀，治以清热化瘀是常法，但临床上也可见溃疡久不收口、疮口色暗红、脓液清稀、新生肉芽组织色淡红者，内因气虚血瘀或阳虚血瘀，治宜益气化瘀、托腐生肌或温阳化瘀。

二、皮肤病外治之理

《素问·至真要大论》提出"内者内治，外者外治"，清代吴师机在《理瀹骈文》中说"外治之理，即内治之理"，也包含了皮肤病外病内治及外病外治的理论。皮肤病外治一是应用药物、针灸等治法，使药直达病所，而使病愈；二是皮病外治，通过药物透皮吸收，调理经络、气血、脏腑而治皮病之因使病愈。

三、组方用药之理

"有斯病用斯药"、《灵枢·卷三·经脉第十》"盛则泻之，虚则补之，热则疾之，寒则留之，陷下则灸之，不盛不虚，以经取之"、《灵枢·卷四·脉度第十七》"经脉为里，支南而横者为络，络之别者为孙，盛而血者疾疾诛之，盛者泻之，虚者饮药以补之"、《素问·卷二十二·至真要大论篇第七十四面八方》"君一臣二，奇之制也，君二臣四，偶之制也；君二臣三，奇之制也；君二臣六，偶之制也""主病之谓君，佐君之谓臣，应臣之谓使""调气之方，必别阴阳，定其中外，各守其乡，内者内治，外者外治，微者调之，其次平之，盛者夺之，汗之下之，寒热温凉，衰之以属，随其攸利，谨道如法，万举万全，气血正平，长有天命。"组方用药，重在辨证，其主要目的是在中医药理论指导下，以方药纠正人体的阴阳失衡、气血失和、脏腑经络失调而达到"以平为期"，即从病理状态恢复到动态平衡的生理状态。

四、虫类药、动物药应用之理

从《内经》"四乌贼一蘆茹丸"到《伤寒论》"抵当汤，鳖甲煎丸、大黄蘆虫丸"，从清代张锡纯、王清任到近代章次公、现代朱良春等医家，对虫类药、动物药应用均有较系统完备的理论描述，刘老特别推崇朱良春《虫类药的应用》一书中对虫类药的功效归纳："①攻坚破积；②活血祛瘀；③息风定惊；④宣风泄热；⑤搜风解毒；⑥行气和血；⑦壮阳益肾；⑧消痈散肿；⑨收敛生肌；⑩补益培本"。

根据刘老的经验，归纳总结虫类药、动物药的功效为"①温散或清解诸毒；②搜剔经络，松动病根；③消瘀、软坚、破滞、补益；④力专效宏，气厚味重；⑤辨证配方，治病不致病"。

从现代药理分析，虫类药、动物药具有镇静、镇痛、抗过敏、抗炎、止痒、改善微循环及调节机体免疫功能等多项作用，部分虫类、动物药还具有抑菌、杀菌、抗增生等功效。

当代中医皮肤科临床家丛书（第二辑） 刘复兴

第二节　学术观点

"用中医的方法研究中医，从临床中来，到临床中去。切忌简单的复述或病例举例，要提出自己的观点，自己的思考，要做到更深入的理论研究，围绕提高临床疗效这一重点，加强基础理论研究，提高自己的理论研究和临床水平。"这段话是云南省荣誉名中医、全国第三批中医药继承工作指导老师——刘老十二年前在我跟师月记中题写的，言犹在耳，斯人已逝，恩师有知，佑我后学。

一、辨证是魂，论治是魄

（一）辨证论治是中医特色

刘老认为，辨证论治是中医有别于西医和区别于其他学科的本质特征，是中医药传承千年不衰的魂魄。辨证重在运用中医理论和四诊合参辨清病理机制和机体失衡关键，论治则要在中医时间、空间、体质的整体观念和恒动观指导下确立治则和治法。例如，治疗银屑病既要考虑"人的病"，更要考虑"病的人"，还要结合该病有冬重夏轻、病患心理、斑重屑多、皮损无汗、皮疹多样、饮食习惯等特殊情况，在立法、处方、用药、针灸时具有个体性，切忌千人一方，百人一药。再如治疗黄褐斑，刘老辨证为气滞血瘀、肝肾失调、阳虚水泛等型，分别用补阳还五汤、丹栀逍遥散、真武汤等作基础方，加入明玉竹 30~45g 进行治疗。现代西药药理在解释明玉竹的药效有两种截然相反的观点：一是激活酪胺酸酶促进色素生成，另一种观点是作用于 SOD 而促进色素减退。刘老通过辨证与辨病实践 20 余年，认为第二种观点切合临床实际，并示范用明玉竹 45g 代茶饮连续治疗陈某女和姜某男的黄褐斑，教会我们"中医必辨证，实践出真知"。

（二）辨证论治是取效之本

刘老认为，中医关键在临床，临床关键在疗效，取得疗效的根本是辨证论治。在跟师的十多年中，体会最深的是老师对辨证的孜孜以求，对疗效的不断追求。例如，我院的品牌院内中药制剂黄金万红膏，名称从 30 年前的紫连膏改良而来，刘老曾做过数十次的临床试验，既传承中医疡科阴阳理论，又结合西医药理成果，因药膏在内、外、妇、儿、皮肤等科室疗效卓越，成为省内中、西医院都知名的名药。

（三）辨证论治是中医之道

刘老认为，离开了辨证论治，中医就是无本之木，无源之水。跟师之后，我们的医术有了长足的进步，体悟到要学好和用好中医药就必须追求辨证论治。《易经》曰："形而上者谓之道，形而下者谓之器。"中医看中的是形而上的道，重视整体和运动，注重功能和气化，辨证论治充分体现了中医的哲学和科学本质，做中医学问的正道和乐趣就在辨证论治。

二、首重辨证，证病结合

（一）中医辨证宗《伤寒》，中医辨病推《金匮》

刘老常说，医之难不在愈病，难在一诊即能愈百分之五十以上患者。跟师半日诊治逾百，自己半日诊治五十余患者，临床疗效仍有差别，悟出对中医经典的学习不足是制约我们疗效的瓶颈。回顾近年医术小有进步，感悟是重病辨证宗《伤寒》，杂病辨证推《金匮》；重急病从六经辨证，化繁就简，久难病从专病辨证，守方缓图；重急病多选伤寒方，久难病多用金匮方。例如，诊治红皮病、重症药疹、脓疱型银屑病等，六经辨证清晰时选白虎汤、麦门冬汤、大承气汤；诊治硬皮病、荨麻疹、白塞病等，用金匮专病专方如黄芪桂枝五物汤、麻黄连翘赤小豆汤、甘草泻心汤等，效如桴鼓。

（二）中医辨证重治疗，西医辨病重诊断

师云："中医辨证，西医辨病。要做好中西医结合，这就要求我们既要有坚实的中医基础，又要熟练掌握好西医的病因、病理知识。作为现代人，为了攻克皮肤顽症，为了减轻病人的痛苦，以中医为基础，结合西医的观点来立法处方，这是我们这一代人必须做到的。"刘老认为，中医和西医各有所长，中医重气化，西医重形质；中医皮肤科的优势在治疗，西医皮肤科的优势在诊断。重温刘老的观点，我们认为，作为现代中医人，忽视西医和科学的进步不利于发展中医，中医辨证的归宿是疗效，中医药治疗的优势是有效、多样、安全、长效，若能更好地和西医的诊断及辨病结合，定能推动中医药的发展和提高。如能既说明诸病，又能尽愈诸病，中医的生存基础和发展前景就更加可期。辨证论治是中医治疗的精髓，中医医生若离开了辨证论治就是无本之木无源之水；西医的病因、病理从微观方面解释了疾病的发生、发展及变化，指导临床也有较强的科学性，忽视西医的进步不利于中医的发展。刘老在治疗皮肤顽症方面常常应用辨证与辨病相结合的思想指导临床。

当代中医皮肤科临床家丛书（第二辑）

刘复兴

（三）中医辨证组方药，西医辨病依药理

刘老虽是老中医，临床极少用西药，但他主张在中医辨证的基础上组方用药，一定条件下可以结合西医病理、药理组方。例如其组方的润肤止痒散，治疗浅表真菌感染性皮肤病疗效确切，方中选入了藿香、茵陈、土槿皮等有抑杀真菌药理作用的中药。

三、清热利湿，首要之法

（一）湿热错杂，皮病难愈

刘老说，皮肤病难治很关键的一点是湿热错杂的病机难解。湿热病邪分属阴阳，湿热病机寒热错杂，湿热病机可因虚所致，也可因实而发，辨证与治疗还要综合考虑患者体质、饮食、地域、季节等。

（二）湿热两端，治分三种

湿热病机虽杂，辨证分清阴阳，湿者宜温淡，热者宜苦燥。治疗分湿重于热、热重于湿或湿热并重，刘老分别选用五苓散、龙胆泻肝汤、三仁汤治疗。湿在上焦宜芳化，选辛夷花、石菖蒲；湿在中焦可燥化，选苍术、白术；湿在下焦应清利，用茵陈、萹蓄等。

（三）清热利湿，首要之法

刘老称清热利湿是皮肤科的首要之法，有两层意义：一是"虽无明征亦去湿"，认为依《内经》"湿为阴邪，……其性黏滞，易趋下"，故对病程长、病势缠绵难愈者，或夜间痒甚，或皮疹发于下肢者，虽无渗出、糜烂流滋或水疱等辨为"无形之湿"；二是根据湿热的不同部位以三个处方为基础：湿热郁盛或肝胆湿热者选龙胆泻肝汤，倍车前子量，去当归、生地、柴胡、泽泻、甘草；上焦湿热或气血不足者，选《温病条辨》三仁汤，"救阴不在血，而在津与汗，通阳不在温，而在利小便"；中焦湿热或脾虚湿困者用茵陈五苓散加减。湿热错杂，如油入面，清热伤阳则湿胜，燥湿伤阴则热盛。针对复杂病机，刘老提出湿有形，热无形，治湿利小便，顺势治下，在上之热无所依附，湿去则热孤，热随湿解，巧用"清热利湿，首要之法"，皮疾可愈。

四、热郁化瘀，凉血活血

（一）瘀热互结，治分阴阳

皮肤病多有反复发作的治疗难点，在变态反应性皮肤病、血管炎性皮肤病、红斑鳞屑类和免疫异常的皮肤病中尤其突出。跟师刘老过程中体会这类皮肤病常见瘀血、血瘀和血热错杂的病因和病机存在，辨证关键是要用阴阳辨证的方法把瘀和热辨清，谨守病机，随证制宜。如瘙痒是皮肤科的最常见症状，也是过敏性皮肤病的主要临床表现，刘老受《素问·至真要大论》"诸痛痒疮，皆属于心"启发，认为心主火、主血脉，故热、瘀相关，在30余年的临床实践中总结出皮肤瘙痒病理关键一是湿热，二是瘀热互结，针对"热郁化瘀"而提出"凉血活血"的"荆芩汤"，用荆芥15g、炒黄芩15g、生地30g、丹皮15g、赤芍30g、紫草30g组方，验之临床效佳。

（二）凉血活血，各有效验

《内经》有"血寒则泣，血热则行"的名训。刘老遵经旨自创荆芩汤和四草汤，前方以紫草为君药凉血活血，臣以荆芥、黄芩温辛、苦降药对，佐以生地、丹皮、赤芍凉血护阴，使以僵蚕凉血散风，合方治疗各种变态反应性皮肤病、血管炎性皮肤病、红斑鳞屑类和免疫异常的皮肤病；后方既有紫草、茜草、旱莲草凉血活血，又用仙鹤草30g益气活血，全方既克服了血热妄行致瘀又顾及气虚不摄致瘀，治疗各型紫癜和变应性血管炎，深得中医阴阳互根和互化之妙，验之临床十有九中。

（三）动静结合，方有走守

中医组方需动静结合，阴阳互济；辨证施方，要有走有守；辨证是绝对的，辨病是相对的；方随证变，病机变则方亦变，立法处方必有主次之别。

五、辨证用药，在精不多

（一）辨证用药，中医为本

刘老时常告诫我们，药之害，在医不在药。用药治病，一定要在中医理论指导下取舍，以病人、医理、药理为本，不可废医存药或者是有药无方，力求方对证，药对病；医药为用，性命所系，有病病受，无病身受，不可不慎。

当代中医皮肤科临床家丛书（第二辑）　刘复兴

（二）在精不多，熟谙药性

刘老常说："用药之道，贵在精，不在多。"主要在于把握药性：先熟悉药物的形、质、性味、归经、功效，再掌握其现代药理的最新研究成果。

中药使用在精不在多，一可为病家省钱，二可为国家节约资源，三可体现医者仁心。要达到刘老要求，我们从三方面做努力：熟记中药的四气五味、性味归经、主治功效；熟悉常用中药和贵重药的价格，掌握药物的特殊功效和不良反应；掌握常用中药的现代药理研究成果。通过熟谙药性以求组方用药的高效减毒。

（三）药贵精专，一药多用

刘老倡导一药多用，药贵精专。如用蜈蚣，既可解毒，又可搜风通络，还可反佐在苦寒方中防止冰伏热邪。用土茯苓，可治疗淋病、非淋菌性尿道炎、梅毒、生殖器疱疹、日光性皮炎、湿疹、白带过多、痛风和头痛等，只要辨证由湿引起者用之有效，充分把握该药祛湿的特长。再如刘老重用生薏苡仁 60～100g 治疗扁平疣，用八角枫内服和外洗以止痛，用茵陈内服和外洗治疗浅表真菌感染，用重楼配郁金治疗胃痛等等，都是在现代药理研究成果指导下辨证用药的结果。

六、皮病缠绵，贵在坚持

（一）谨守病机，贵在坚持

刘老说，谨守病机，有者求之，无者求之，贵在坚持。回顾《内经·至真要大论》病机十九条和《伤寒杂病论》"观其脉证，知犯何逆，随证治之"，都强调辨明病机本质的重要性和治疗的关键点。医生的自信坚持和灵活变通，须建立在认清和掌握患者体质及客观病机实质基础之上，不效不更方，效亦不更方，以及效亦更方是以病机和病理实质为标准的。阴阳、表里、寒热、虚实是八纲辨证的提纲，其中又以阴阳为总纲。

（二）杂病杂证，日久见功

皮肤病标本间杂，表里不一，虚实互见，疾病缠绵等现象经常出现，要求医者辨证抓主要矛盾和矛盾的主要方面，辨病则兼顾次要矛盾和矛盾的次要方面，紧扣病机和病理本质，坚持治疗，日久见效。刘老重视辨证，并从长期皮肤病临床中总结虚实辨证和气血辨证，将其作为诊治皮肤病的常法来运用。

刘老有自拟的内服 1 号到 14 号处方，每一处方都体现了辨清虚实，巧用补泻的辨证思路，多数处方以泻为主，佐以补药，这与皮肤病实证多、虚证少相符。如治疗瘙痒性皮肤病，常用 2 号和 3 号方合用，前者以荆芩汤凉血活血，后者以龙胆汤以清热利湿，都用泻法；若属"虚则痒甚"者，刘老又喜用当归饮子或补阳还五汤加减，前者补益气血，后者补气以活血，符合《内经》"虚则补之"，通过泻实补虚而调畅气血，瘙痒自止。

（三）医有定见，学无陈见

医者要有自己的见解，切不可盲从盲信，"亦学亦思亦精进"；但做学问则不应该有成见，虚怀若谷，"要认真学习一点东西，必须从不自满开始"，师言真理！

七、病从口入，重视忌口

（一）食忌食宜，各有规矩

皮肤病有三忌：腥臭、辛辣、辛香之品；黑斑病忌食动物内脏、海产品、胡萝卜、橘子，宜吃酸味食物；白斑病忌食酸性食物，宜多食坚果类、黑色食物以提高疗效，加速康复。刘老在给我们授课时曾说："服药不忌嘴，跑断病人腿；病从口入，要愈皮疾，忌口在即。"皮肤病的治疗除辨证准、用药精之外，忌口也是提高疗效的重要环节。

随师临证时，刘老做到对每一患者详细交代不能食用下列食物：

（1）肉类：鱼、虾、蟹、泥鳅、鳝鱼、腌肉、牛肉、羊肉、狗肉、鸭肉、鸡肉等。

（2）蔬菜类：蕈类、韭菜、竹笋、臭豆腐、海带、紫菜、腌菜等。

（3）水果类：菠萝、芒果、榴莲等。

针对不同的皮肤病，忌食不同食物，如光敏性皮肤病患者再忌食芥蓝菜、灰菜、油菜等；白癜风患者禁食酸菜；黄褐斑患者少食盐等；湿疹患者忌食五辛发物；皮肤结石患者忌食动物内脏、香菇等；荨麻疹患者忌食蛋、奶及其制品；痤疮患者忌口食物包括香、甜、油腻、辛辣之品。

刘老在强调忌口外，还重视食疗和食养，其次认为需饮食有节，过饥或过饱都易引发或加重皮肤病，如"膏粱之变，足生大疔""正月勿食生葱，令人面生游风"之戒，不可不知。

（二）以色治色，治病防复

中医的五色理论也为刘老所用：黑豆、黑芝麻治疗白癜风，冬瓜仁、明玉竹治疗黑变病，茵陈、黄芪治疗黄褐斑，红花、赤芍行血，贯众炭、地榆炭止血，青蝎子、金头蜈蚣止痛等等，都有巧思妙想。

八、强化优势，发挥特色

（一）知常达变，强化优势

刘老曾说："中医药的生命在于疗效，而疗效则来自于明确的辨证和精当的用药，加之对西医的病因病理的掌握和认识。中医药要生存和发展，必须强化优势，发挥特色。"

强化优势，发挥特色，关键是搞好方、药、辨证的研究，包括基础的和应用的。如上海应用砒霜治疗白血病取得突破性进展，广东省治疗SARS病从春温和湿温辨证入手，早期应用中药治疗SARS，缩短病程，减轻肺炎渗出等等，都是强化中医药优势，发挥特色的鲜明实例。

刘老常说："学中医要有知常达变、知己知彼的能力，也要有自信不自大的胸襟，中医需要强化优势，有为又有所不为。"例如，刘老把难治性皮肤病中的银屑病作为云南省中医医院皮肤科的重点专病研究，发挥中医药特色，结合云南民族药优势，既带动科室和学科发展，又造福广大患者，他身体力行，攻坚克难，使该病2003年发展成为云南省卫生厅验收的中医重点专病，其学术价值和临床疗效辐射省内外。

（二）方药证体，疗效为基

方证对应，药证对应，辨证调体是刘老临床的思路之一，以疗效为基础。通过我们的实践，这是一条从经典到临床又回归经典、不断提高临床和理论水平的捷径。

九、审证求因，治病求本

（一）透视现象，审证求因

刘老要求我们必读《矛盾论》，学习透过现象看本质，掌握中医审证求因的思路。辨证论治必须重视疾病的内因和外因，还要重视病因之间的转化，因势利导，调整机体和阴阳失衡状态，恢复人体正常功能。

（二）皮病求本，实有三本

跟师、读书、临证、思考，皮肤病治病求本应有三本：以人为本，调体复衡；阴阳为本，祛邪愈病；原发皮损为本，见病治源。

（三）皮病求因，重在气化

皮病求因，探求病因和病理实质，重视人体自我保护、自我修复、自我进化的气化功能，理法方药围绕恢复人体正常功能施治，达到"不治已乱治未乱，不治已病治未病"的上工境界。

十、内外合治，脏腑经络同调

（一）整体恒动，内外合治

中医以天人合一的整体观和太极阴阳恒动观指导临床实践，中医外科皮肤病学又以内外合治作为鲜明特点。皮肤作为人体最大的组织器官，是人体区分内外环境的屏障，人体内部的生理、病理变化可反映在皮肤上，天地之间的变化也可作用于人体皮肤，"百病始生，极精极微，必先入结于皮肤"，遵循《内经》原理，皮肤病的治疗应内外合治，治外遗内或是治内遗外都有失整体观。皮肤病发于外，但其病则因于内，外病内治治其本，外病外治治其标，内外合治即是标本兼治之法，也是中医外科学的一个显著特点，刘老要求我们牢记内外合治之法，以提高临床疗效。

"痈疽原是火毒生，经络阻隔气血凝"，脏腑经络同调，其法的核心仍是辨证论治，以辨清何脏腑失调，是何经络受累，根据脏腑经络病变而用药。如痤疮，多因肺脏、肺经病变而致，临床常用清肺泻热法，根据肺与大肠相表里，酌加润肠通便之生首乌、秦艽或泻热通便之生大黄，即"母病泻子"；再如面部黄褐斑，古称"肝斑""䵟黑皯䵟"，认为多与肝病失调有关，从肝论治黄褐斑是常法，刘老根据脏腑生克制化关系，在直接调肝治肝的同时，应用花类药性轻扬入肺经，"肺主皮毛""肺金克肝木"而选用玫瑰花等，治肺而疏肝，酌情选用肉苁蓉、淫羊藿、黄精、菟丝子、女贞子等补肾填精之品，补肾而治肝。经络辨证主要是循经辨证，视皮疹循行部位属何经络而分别用药。

（二）脏腑经络，辨证门径

皮肤病的辨证门径可从经络辨证和脏腑辨证入手。例如，痤疮发于背部，可从膀胱经气不舒入手，发于面部则要考虑肺胃郁热，发于面颊左肝右胆，发于颈部辨肾阴不足，发于前胸还要考虑心火和心血瘀阻；皮疹集中双面颊或颈部者，加用柴胡、郁金、香附等疏肝经之气；皮损集中口鼻部者需泻脾火，酌加黄连、生槐花、生升麻等；皮损在额头部要泻胃经之火，可用生石膏、天花粉、重楼等。

舌脉和脏腑经络相关，舌脉辨证取舍难于决断时，皮疹辨证可做参考；皮疹辨证和舌脉辨证不一致时，以舌脉辨证为主，皮疹为辅。

（三）施治宜巧，经典是根

在中医整体观念指导下，通过病人症状去进一步探究人体全身变化情况，把症与因统一起来，"透过现象看本质"的方法，称为审证求因；"故知病变无穷，而阴阳为之本""洞察阴阳，直穷病变，庶堪司命"（李念我《内经知要》）。先生指出：审证求因，治病求本最根本的要求是认识"病的人"，而非只认识"人的病"。正如《素问·阴阳应象大论》所述"审其阴阳，以别柔刚，阳病治阴，阴病治阳，定其血气，各守其乡"。

刘老从痰论治皮肤病就集中体现了宗经师古。刘老认为"痰"乃由体内津液输布失常，水湿内停，凝集而成，"痰为百病之源""怪病皆由痰生"，中医所谓的"痰"既是病理产物，又是致病因素，它可以形成许多极为复杂的病变，涉及范围亦较广泛。《丹溪心法·痰十三》中提到"痰之为物，随气升降，无处不到"，又说"人身上、中、下有块者多是痰"。在药物使用上，提取出"湿痰用苍术、白术，热痰用青黛、黄连、黄芩，食积痰用神曲、麦芽、山楂，风痰用南星，老痰用海浮石、半夏、瓜蒌、香附、五倍子"等。元代王隐君对"顽痰怪症"很有研究，认为"内外为病百般，皆痰所致"，创制了治顽痰的名方"礞石滚痰丸"。"痰"是人体内部津液输布失常所致，是因病生痰，所以治疗痰病应找出生痰的根源，重视病因治疗。如脾虚失运而聚湿生痰者，应益气健脾使湿化而痰无由生；肾虚水泛而生痰，应结合温补肾阳，使水不上泛而痰消；或因三焦气化失常，则应调理气机，气顺则痰消。故《景岳全书》有"见痰休治痰""善治者，治其生痰之源"等说法。

在临床诊治皮肤疾病的过程中，只要认真进行审证求因，也就不难看出痰与脏腑的失调有着密切的关系，只要做到认真辨证，就能清楚地认识到"痰为百病之源"的深奥，对我们治疗各种皮肤病也就能融会贯穿其中了。结合《金匮要略·痰饮病篇第十五条》"病痰饮者，当以温药和之"，就是指用温性药物使病者体内的阳气升发，有利于气机通畅全身气化功能正常，进而使一身之津液亦随气而顺矣，因此，"温药和之"主要治疗病人体内阳气不振、水饮不运而内停的"痰饮"，是治病求本的方法。总之，不论"有形之痰"，还是"无形之痰"，都是机体津液输布失常、水液内聚而成的一种病理产物，是对机体有害的一种物质只要我们认真辨证审因，治病求本，则痰证可治。推而广之，血证亦可治，许多的皮肤病亦可治。

"我们中医人，就要专心致志地研究中医，认真学习中医经典，吃透经典，用中医的方法解决临床问题，不要被西化中医的潮流所冲垮。不要盲目地追求中医去和世界接轨，而是要让全世界的患者走近中医。"自信师言，永励后学！

第三节　辨治特点

一、气血辨证法

《素问·卷第十七·调节经论篇第六十二》云"人之所有者，血与气耳""血气不和，百病乃变化而生"。王清任说"治病之要诀，在明白气血""气通血和，何患不除"。刘老指出：气血既是人体生理基础，是维持人体正常生命活动的主要物质，又是各种疾病的病理基础，脏腑经络的病理变化无不影响气血，皮肤病的变化无不涉及气血，因此，气血病变是临床辨证的基础，气血辨证法是业医诊病的基本方法之一。

对气血的治法，《素问·至真要大论篇第七十四》有"疏其血气，令其调达而致和平"，《素问·汤液醪醴论篇第十四》指明"平治于权衡，去宛陈莝"，《本草纲目》有"气为血帅"，《血证论》"血为气母"，刘老吸取了先贤的经验，提出了气血辨证论治的三法：一是从气论治；二是从血论治；三是气血并（同）治。

1. 从气论治

刘老指出，气为血帅，气行则血行，故从气论治是调畅气血的首要方法。气虚者益气以行血，常用人参、潞党参、仙鹤草、黄芪，仙鹤草又称"脱力草"，具有补气养血、补而不滞的特效，刘老尤其喜用；气滞者行气、调气以行血，刘老喜用乳香、没药、降香、厚朴、九香虫等，血随气行，气顺则血畅。

16

2. 从血论治

刘老认为变态反应性炎症、过敏性皮肤病、结缔组织病、出血症、病毒性皮肤病、皮肤包块、结节病等，常因热毒内遏可熬血成瘀，瘀血郁结也可蕴热化毒，形成瘀热，正如《医宗金鉴》所言"痈疽原是火毒生，经络阻隔气血凝"，因此清热活血法可治之。刘老创制荆芩汤化瘀清热、血活气通。

从血论治还有活血止血法，取活血药与止血药同用，有相反相成的作用，适用于血瘀出血证，如各型紫癜，刘老创制四草汤，方中茜草、紫草、旱莲草凉血活血止血，仙鹤草益气活血止血，全方活血止血、化瘀止血。

另有温经活血法，用于寒凝血瘀证，刘老常用淫羊藿、鹿角霜、肉桂、大红袍、当归、桂枝等；活血通络法用活血药与通络类药同用，如三棱、莪术、生蒲黄、五灵脂、桃仁、红花、水蛭、地龙、蜈蚣、全蝎、地鳖虫、九香虫等；还有活血祛痰法，因"怪病多痰"与"怪病多瘀"互相影响，故刘老在治疗难治性皮肤病时常选用活血祛痰之品，如丹参、山楂、鸡内金、水蛭、苏子、葶苈子、白芥子、半夏、海藻、皂刺、青礞石等等。

3. 气血并治

益气活血选补阳还五汤，重用生黄芪 60～120g，加入水蛭行血化瘀、气虚甚者再加潞党参、仙鹤草各 30 克，血瘀甚者再加三棱、莪术各 15g 或潞党参 30g 配五灵脂 15g；升降气血选川芎 30g 配怀牛膝 60g，或天麻 15g 配荷叶顶 3 个；理气活血则用枳实、降香、木香、香附配丹参、赤芍、地鳖虫、地龙等。

二、临证八法

1. 变治法

变治法就是视病情变化，根据疾病的不同阶段，灵活应用不同的治疗方法，正如清代石寿棠《温病合编》"对证施治，因时变通"，宋代史堪所言"善为医者，临事制宜，随机应变，审当轻重"。

刘老指出，学习、应用变法，必须要博览群书、穷极医源、临证多思方可。例如治疗湿疹，常见之法有清热利湿、凉血祛风、健脾渗湿、补肾健脾、养血化瘀等，但对养阴利湿、温阳通络等变法则需认真揣摩。

2. 反治法

又称从治法，是要透过病人在证候中所表现出来寒、热、虚、实的假象，抓住其本质的问题进行治疗，如临床常见的热深厥深的用白虎汤来治疗（寒

17

因寒用）、外热因寒的用四逆汤（热因热用），下利谵语的用承气汤（通因通用）。

例如刘老治疗冻疮及寒冷型荨麻疹，表现均见皮肤冷、淡红色斑块或风团，若审其舌红、苔腻、脉有力者，则往往舍症从脉，采用清热利湿而取效，"寒因寒用"，也是反治法，因其病本质是湿热内蕴、阳气不达皮肤、四末而现"外寒"之象。

因此，反治法的应用关键是掌握"透过现象看本质"的辩证法观点。

3. 兼治法

又称合治法，是指在治疗主病主症的同时，依据中医理论及辨证论治的要求，对兼病兼症进行治疗。

石寿棠《医原》指出"病纯者药纯，病杂者药杂，有病虽杂而出于一源，则立方要有专主；有病虽纯而夹以他病，则立方要有变通。"刘老进一步提出，中医整体观、衡动观及辨证论治观均认识到兼治法的必要性与科学性，应用兼治法的关键是能去粗取精、去伪存真地找出主病主症，严格区别辨证、辨病过程中的主要矛盾和次要矛盾，在解决主要矛盾的同时，兼顾次要矛盾，否则，就易陷入合治而不治的困境。

例如刘老治疗银屑病，必先辨清主病主症主因是血热、湿热或是血瘀，必须兼辨是否有咽红、咽痛等风热兼证，若有则酌加马勃、青黛、射干、僵蚕等清热利咽之品，以提高临床疗效。

再如刘老治疗黄褐斑，若女性则必问经带胎产史，痛经者常兼用大红袍、马蹄香、制香附等温宫行气以止痛，月经量少者加女贞子、旱莲草、水蛭等补肝肾、行瘀滞；黄带或带多质稠者加入土茯苓 50g、败酱草 30g、鸡冠花 1 朵以清热止带；若为男性患者，注重疏肝肾的同时，必兼治血瘀。

4. 外洗法

外洗法是通过药液的局部作用使经络疏通、皮损消失的方法，是中医皮肤科的治疗特色之一。刘老指出，外洗之法是中医传统治疗方法，也是中医外科（包括中医皮肤科）的优势疗法之一，为尽快减轻患者痛苦，必须掌握外洗法。

刘老为充分发挥中医学的治疗优势，总结外洗 1～6 号方，分别是消炎止痒散、润肤止痒散、祛风止痒散、消炎止痛散、润肤祛斑散、祛疣消结散，长期用于临床，获得患者广泛好评。

刘老指出，外洗法要掌握适应证、药物选择、药液温度、洗浴时间及陈醋、白酒、蜂蜜、食盐等添加剂的选择，例如：为增加药物吸收可加陈醋，为加强温经通络作用可选择温热药液加白酒外洗，为加强润肤祛斑作用酌加蜂蜜，红斑性皮肤病多用冷湿敷洗方法，病重者可频频外洗等等。

5. 外敷（包封）法

为增强药效或延长局部用药时间，可采用局部外敷（包封）治法。

增生性皮肤病（如慢性皮炎、银屑病、扁平苔藓）、皲裂性皮肤病等，应用药膏外敷（包封），可增加局部药物的作用时间、增加透皮吸收的药物量，同时达到润肤、软坚、平裂的作用。

对小儿皮肤病，刘老还采用敷脐疗法，将药粉、散剂在脐部包敷而取效，避免了口服给药小儿依从性差的缺点。

6. 汽疗法

是指中药煎煮后产生药气直接作用于皮肤而起治疗作用的一种治疗方法。《素问·至真要大论》有"摩之浴之"之说即熏洗之意。刘老在诊治硬皮病、各种痛证及部分痒证时，根据辨证选配外用和药物进行汽疗，通过汽疗，因热而使患者腠理开、毛窍通，因药直接作用于皮肤而达到舒经通络、"汗而解之"之效。刘老曾治疗一系统性硬皮病患者，除内服补阳还五汤外，配合每日汽疗，其汽疗方是桂枝、透骨草、三棱、莪术、八角枫、昆明山海棠、威灵仙、贯众、川芎等各30g，治疗2个月后临床治愈。

7. 温灸法

刘老常告诫我们："学医不知经络，开口动手便错"，《灵枢·经脉》也说"经脉者，所以能决死生，处百病，调虚实，不可不通也"，学中医者必须掌握经络的理论知识，才能深求病证根源，判断阴阳气血的盛衰，推断疾病部位的浅深，经络辨证、六经辨证是中医辨证的重要内容，对中医外科、皮肤科也具有重要的指导意义，温灸法是中医学中的优秀遗产，应努力学习、应用。例如刘老治疗寻常疣，对体积大反复不愈者，除内服、外洗中药外，就要应用温灸法。具体操作法是取艾条或蚊烟香一段，点燃后距离皮损0.5～1.0cm温灸，灸至痛则移灸他处，待肤温如常则再灸，每次治疗5～10分钟，每日2次，15日为一疗程，据我们观察，多数患者1～2个疗程可愈。究其理，"虚则生疣""血得温则行""气行则血行"，通过温灸，使局部气血通畅，"气主煦之，血主濡之"，其疾自瘥。

8. 换药法

"审察病机，无失气宜"，皮肤病临床治疗内服方及外用药均需"随证治之"，即换药。例如治疗带状疱疹，除用清热解毒之龙胆汤，辛凉解表之贯防汤，益气化瘀之补阳还五汤外，若久治不愈者，刘老依据"久病大病宜养阴"而选一贯煎，又依据"久病大病宜通阳"而选择麻辛附子汤；又如治疗溃疡，根据疮口颜色、渗出物多少、肉芽颜色分别选用九一丹、八二丹、七三丹、五五丹等等。

三、继承—发扬—创新法

刘老指出，继承是学习的基础，发扬是真正的继承，创新则是一门科学的生命。学习中医最重要的是要认真读书和临证，临证又以辨证论治最为重要。辨证论治是中医临床治疗的核心和灵魂。由于疾病在发生、发展过程中，并不是一成不变的，因此，治疗法则的运用就不能死板的、一成不变的，但必须明确一点，紧紧抓住辨证论治这一总的指导思想，是提高临床疗效唯一的和最根本的法则。

面对如何走中医之路，刘老曾在我的周记上写到"人类对事物的认识，大的框架还是能辨别清楚的，但清晰是相对的、暂时的，框架内多是模糊、混沌的。就西医而论，在分子水平上的研究取得了许多进展，但仍然感觉到需要更深更细的研究还很多。如此下去，西医将步入真正的模糊阶段，滥用抗生素就是例证。真正的中医治病，有严格的规矩，八纲清晰，不能模糊。麻黄、发汗、平喘、利尿，用于风寒感冒、咳、喘、水肿有效，且多用于复方；麻黄根止汗，不可混用，大框清晰。而对西医来说，可能认为这个麻黄用得模糊，因为麻黄中有麻黄碱、假麻黄碱、麻黄油等等，不知哪个更有效或无效，用于复方就更模糊。中医断病似模糊，用药似模糊，模糊对模糊，疗效却不含糊。作为中医工作者，应该专心致志地研究中医，首先吃透中医经典著作的精神，学习中医名著，用中医理论指导医疗实践，不要被西化中医的潮流所冲垮，不要盲目追求让中医走向世界，而是让世界的患者走向中医"。

当代中医皮肤科临床家丛书（第二辑）

刘复兴

第三章　方药心得

一、原创方药

（一）内服方

1. 枇清饮（皮内 1 号）

［**药物组成**］生枇杷叶 15g，生桑白皮 30g，丹皮 15g，生地 30g，炒黄芩 15g，黄连 10g，蜈蚣 2 条。

［**功效**］清热解毒，凉血消肿。

［**主治**］各种类型痤疮、酒渣鼻、毛囊炎。

［**组方要义**］方中用性味苦寒的炒黄芩、黄连为君药以泻火解毒、清热燥湿、泻肺心之火；用既能泻降肺热，又可清降胃热的生枇杷叶、生桑白皮为臣药，以协助和加强君药的功效。佐以滋阴清热、凉血散瘀的生地、丹皮，二药可减缓君药伤阴之弊。蜈蚣性温，善走窜，凡气血凝聚之处，皆能开之，可引药直达病所，为使药。同时，因其性温，可缓解君药苦寒峻烈之性，另有反佐之意。

［**临床应用**］

①热毒炽盛者加栀子 15g、黄柏 15g。

②湿热重者加忍冬藤 30g、连翘 30g、土茯苓 30g。

③囊肿多者加海藻 15g、生甘草 9g。

④结节多者加三棱 15g、莪术 15g 或贯众 30g、水蛭 15g。

⑤大便干结者加生首乌 45g、秦艽 30g 或生大黄 15g。

⑥月经期用药加焦栀子 15g、益母草 15g。

⑦药后胃痛者加郁金 15g、丁香 3g。

⑧咽痛红肿者加马勃 15g、青黛 15g。

2. 荆芩汤（皮内 2 号）

［**药物组成**］荆芥 15g，炒黄芩 15g，生地 30g，丹皮 15g，赤芍 30g，紫草 30g，乌梢蛇 30g。

［**功效**］清热解毒，凉血活血，祛风止痒。

[主治] 血热兼风湿证，如银屑病、丹毒、各种变态反应性皮肤病、脂溢性皮炎或脱发、皮肤瘙痒症、日光性皮炎等。

[临床应用]

①血燥者，加刺蒺藜 30g、炙首乌 30g、生黄芪 45g。

②热毒甚者，合黄连解毒汤。

③血瘀者加桃仁 15g、红花 10g 或三棱 15g、莪术 15g。

④兼气虚者，加重生黄芪用量至 60～100g。

⑤血热甚者，加水牛角 30g、小红参 30g。

⑥风甚者，加蜈蚣 2 条、白鲜皮 30g、地肤子 30g。

⑦阴虚者加秦艽 30g、地骨皮 30g、银柴胡 30g。

《素问·至真要大论》："诸痛痒疮，皆属于心。"刘老认为皮肤病的发生多与火、热有关。方中炒黄芩、生地、丹皮、赤芍、紫草共奏清热解毒、凉血活血之效；荆芥、乌梢蛇则起祛风止痒之功。因该方切中病机而没，用药精当，故临床用之疗效确切，愈病不计其数。

这正应验了"方从法出，法随证立，方以药成"之古训。

3. 天王补心丹

[药物组成] 玄参 30g、沙参 30g、紫丹参 30g、生地 30g、丹皮 15g、炒酸枣仁 30g、柏子仁 30g、天冬 15g、麦冬 30g。

[功效] 滋阴养血，补心安神。

[主治] 阴虚血少失眠证。

[组方要义] 玄参功能清热，解毒，养阴；沙参功能清肺养阴，益胃生津；紫丹参功效活血祛瘀，凉血消痈，养血安神；生地功效清热凉血，养阴生津；丹皮功效清热凉血，活血散瘀；《本草纲目》："和血、生血、凉血，治血中伏火，除烦热。"炒酸枣仁功效：养心安神，敛汗；《本草图经》："睡多，生使；不得睡，炒熟。"柏子仁功效养心安神，润肠通便；《本草纲目》："养心气，润肾燥，安魂定魄，益智宁神。"天冬清肺降火，滋阴润燥；麦冬润肺养阴，益胃生津，清心除烦。全方共奏滋阴养血、补心安神之功。此方组方精巧，用药精当，切中病机，临床用之得心应手。

4. 祛疣饮

[药物组成] 生地 30g，丹皮 15g，刺蒺藜 30g，蜈蚣 2 条，贯众 30g，板蓝根 30g，桃仁 15g（冲），红花 10g，麻黄 10g，杏仁 15g（冲），生薏苡仁 30g。

［**功效**］中和气血，活血解毒，清热散风。

［**主治**］扁平疣、寻常疣、传染性软疣等。

［**组方要义**］以扁平疣为例，扁平疣是由人类乳头瘤病毒感染引起的一种常见的皮肤病，多见于颜面、手背等部位。中医学将扁平疣称为"扁瘊"，其发生多由于气血失和，腠理不密，外感毒邪，凝聚肌肤而成；或肝经血燥，血不养筋，筋气不荣，风邪外搏肌肤而生。

生地：清热凉血，养阴生津；归心、肝、肾经。丹皮：清热凉血，活血散瘀；归心、肝、肾经。刺蒺藜：平肝疏肝，祛风明目；归肝经。《本草求真》谓其"散肝经风邪"。蜈蚣：息风止痉，解毒散结，通络止痛；归肝经。贯众：杀虫，清热解毒，止血；归肝、脾经。板蓝根：清热解毒，凉血，利咽，尤为解毒散结见长；归心、胃经。桃仁：活血祛瘀，润肠通便；归心、肝、肺、大肠经。红花：活血祛瘀，通经；归心、肝经。麻黄：发汗、平喘、利水；归肺、膀胱经。《本草纲目》："……津液为汗，汗即血也。在营为血，在卫为汗。"此处用麻黄，即寓此意吧？杏仁：止咳平喘，润肠通便；归肺、大肠经。《本草纲目》："麻黄……佐以杏仁，泄肺而利气。"生薏苡仁：利水渗湿，健脾，除痹，清热排脓；归脾、胃、肺经。《本草纲目》："健脾益胃，补肺清热，祛风胜湿。"有临床报道：单用此味2两，与大米混合煮饭或粥吃，每日1次，连续服用7~16天，治疗扁平疣，治疗23例，11例痊愈，6例效果不明，6例无效。

从以上可以看出，方中药物除麻、杏、薏之外，全归肝经。这是否取循经用药之意？理论根据出自归经理论？请刘老指点！刘老点评曰："扁平疣所发部位，多生于足厥阴肝经循行路线。"

临床用之，常配合外6号，则内外合治，可提高疗效，缩短疗程。

5. 贯防汤

［**药物组成**］贯众30g，防风30g，粉葛30g，前胡15g，重楼30g，蜈蚣2条。

［**功效**］辛凉解表，解毒通络。

［**主治**］风热犯表证，如：单纯疱疹、带状疱疹、生殖器疱疹、传染性软疣、尖锐湿疣、水痘、麻疹、风疹、手足口病等。

［**临床应用**］

①痒甚，加乌梢蛇30g、全蝎10g。

②痛甚，加八角枫15g、昆明山海棠15g。

③热毒甚，加野菊花 30g、蒲公英 30g 或白花蛇舌草 30g、蒲公英 30g 或败酱草 30g、土茯苓 30g 或土茯苓 100g、刘寄奴 30g、生黄芪 45g。

④虚者，加绞股蓝 30g、灵芝 30g 或仙鹤草 30g、潞党参 30g。

⑤高热者，加生石膏 30g、生升麻 15g、生柴胡 30g。

[组方要义] 贯众：清热解毒；性味：苦，微寒。防风：祛风解表，胜湿，止痛，解痉；性味：辛、苦，微温。粉葛：发表解肌，升阳透疹，解热生津；性味：甘、辛、凉。前胡：降气祛痰，宣散风热；性味：苦、辛，微寒。重楼：清热解毒，消肿止痛，息风定惊。性味：苦、微寒。蜈蚣：息风止痉，解毒散结，通络止痛。辛、温；有毒。

方中贯众、防风、粉葛为君药，重楼是为臣药，前胡为佐药，蜈蚣为使药。全方共奏辛凉解表、解毒通络之功。

6. 三豆饮

[药物组成] 绿豆 30g，红饭豆 30g，黑豆 15g，白鲜皮 30g，土茯苓 30g，乌梅 15g，槟榔 15g，蜈蚣 2 条，茵陈 30g，刺蒺藜 30g。

[功效] 健脾除湿，祛风止痒。

[主治] 脾虚风湿证，如：丘疹性荨麻疹、皮肤瘙痒症、虫咬皮炎、慢性湿疹等。

[临床应用]

①服时加冰糖 1 小块为"药引"，取其酸甘化阴之目的；小儿药量酌减，少量频服。

②痒甚，加地肤子 30g、千里光 30g、昆明山海棠 30g。

③便干者，加生首乌 45g 或秦艽 30g。

④纳差，加木香 10g、砂仁 15g。

⑤食积者，加神曲 30g。

⑥眠差，加合欢皮 15g、夜交藤 30g。

⑦嗜睡，加合欢皮 30g、夜交藤 15g。

⑧妇女正值经期或经前期，加丹皮 15g，炒栀子 15g，益母草 15g。

[组方要义] 绿豆：清热解毒。甘、寒。红饭豆：即赤小豆，利水消肿，解毒排脓。甘、酸、平。黑豆：清热利湿。甘、平。白鲜皮：清热解毒，除湿、止痒。苦，寒。《本草纲目》："白鲜皮气寒善行，味苦性燥，足太阴阳明经去湿热药也。"土茯苓：解毒，除湿，利关节。《本草纲目》："健脾胃，强筋骨，去风湿，利关节，止泄泻，……"甘、淡、平。乌梅：敛肺，涩肠，

生津，安蛔。酸，平。《本经逢源》："乌梅酸收，益精开胃……"槟榔：杀虫，消积，行气，利水。辛、苦、温。蜈蚣：息风止痉，解毒散结，通络止痛。辛，温；有毒。茵陈：清利湿热，退黄疸。苦，微寒。《本草正义》："茵陈，味淡利水，乃治脾胃二家湿热之专药。……凡下焦湿热瘙痒，乃足胫跗肿，湿疮流水，并皆治之。"刺蒺藜：平肝疏肝，祛风明目。苦、辛、平。

方中"三豆"为君药，白鲜皮、土茯苓、茵陈、刺蒺藜为臣药，乌梅、槟榔为佐药，蜈蚣为使药，全方共奏健脾除湿、祛风止痒之效。

7. 养血润肤汤

［**药物组成**］天冬 15g，麦冬 30g，生地 30g，丹皮 15g，赤芍 30g，白芍 30g，柏子仁 30g，炒枣仁 30g，炙首乌 30g，刺蒺藜 30g，生黄芪 45g，乌梢蛇 30g。

［**功效**］养血祛风，滋阴润燥。

［**主治**］血虚阴亏之证。

［**临床应用**］

①用于皮肤瘙痒证，风痒甚者，加白鲜皮 30g、地肤子 30g；血虚甚者，加鸡血藤 30g、当归 15g。

②用于银屑病，干燥、脱屑、皲裂，瘙痒甚，加水牛角 30g、小红参 30g、昆明山海棠 30g、生地榆 30g、紫草 30g。

③用于慢性湿疹，加千里光 30g、昆明山海棠 30g。

［**组方要义**］方中天冬补血涸而润肝心；麦冬清心，解烦渴而除肺热；生地滋阴养血；丹皮清热凉血；赤芍凉血活血；白芍补虚而生新血；柏子仁、炒枣仁养肝血以润燥；炙首乌、刺蒺藜、生黄芪共奏益气养阴、祛风止痒之效；乌梢蛇搜风通络止痒。全方共奏养血祛风、滋阴润燥之功。

临床若能辨证运用，则收效神速。

8. 四草汤

［**药物组成**］紫草 30g，茜草 15g，旱莲草 15g，仙鹤草 30g。

［**功效**］凉血活血，止血消斑。

［**主治**］瘀血郁肤证，如各型紫癜、网状青斑、毛细血管扩张症等。

［**临床应用**］

①腹痛因热者加重楼 30g、郁金 15g，因寒者加郁金 15g、丁香 3g，因于气虚者加潞党参 30g、五灵脂 15g。

②尿血者加益母草 30g、白茅根 30g。

③气虚者加潞党参 30g、生黄芪 45g。

④阴虚者加生地 30g、玄参 15g 或青蒿 15g、银柴胡 30g、地骨皮 30g。

⑤肿胀甚者加五加皮 15g、茵陈 30g、水蛭 15g。

[**组方要义**] 现以过敏性紫癜为例来通过发病机制分析该方的组方要义。

过敏性紫癜是一种变应性毛细血管及细小动脉的血管炎，病因不明。其特点为皮肤黏膜均可出现瘀点，或伴有关节、腹部及肾脏症状。本病好发于儿童和青少年，临床症状可轻可重，轻者皮肤出现散在针尖大小的瘀点，不伴有内脏损害；而重者往往合并紫癜样肾炎或有胃肠道出血。本病属于中医的"血证""肌衄"等范畴。赵炳南将其归纳在《医宗金鉴·外科心法要诀》中所说的"血风疮"和"葡萄疫"范围。中医多认为其病因病机乃是由于禀赋不耐，外感风寒风热之邪，内有脏腑积热之毒，热毒盛则脉络受损，血不循经，流溢脉外皮下而成。湿热毒重则流注关节，内攻脏腑，病久脾气衰弱，营血耗伤，累及于肾。

刘老认为，过敏性紫癜是由于血热蕴盛，兼感风邪，风热与血热相搏，蕴盛聚毒，迫血妄行以致血溢脉外，瘀滞凝聚而发斑。因而自拟四草汤以凉血活血，止血消斑而切中病机，方中紫草：性味甘，寒，归心、肝经，功效：凉血活血，解毒透疹；茜草：性味苦，寒，归肝经，功效：凉血止血，活血祛瘀；旱莲草：性味酸，寒，归肝、肾经，功效：滋阴益肾，凉血止血；仙鹤草：性味苦、涩，平，归肺、肝、脾经，功效：收敛止血。全方性寒，正切中"血热"病机，共奏凉血活血、止血消斑之效。临床用之，愈病无数。

9. 颜玉饮

[**药物组成**] 女贞子 30g，旱莲草 15g，明玉竹 45g，冬瓜仁 30g，炒柴胡 6g，丹参 30g，淡大芸 30g，白芍 30g，水蛭 15g。顾名思义，服用该方可使颜如玉。

[**功效**] 滋肾养肝，疏肝解郁，调和气血。

[**主治**] 黄褐斑。黄褐斑是指颜面皮肤出现局限性的淡褐色色素改变的一种皮肤病。黄褐斑分布对称，无自觉症状，多发于孕妇或长期服用避孕药的妇女，男性也可患病，日晒后加重。此外，亦常见于绝经期或女性生殖器疾患者。本病发病多与日晒、长期服用避孕药、妊娠、化妆品及遗传等因素有关。一般认为与内分泌有关。近有研究认为本病和局部菌群失调有关。黄褐斑相当于中医学"鼾黑斑""肝斑"等，中医认为本病多因肾阴不足，肾水不能上承，或因肝郁气结，肝失条达，郁久化火，灼伤阴血；或因劳伤脾土，

气血两亏致使颜面气血失和而发病。《内经·素问·上古天真论篇》上说："女子……五七，阳明脉衰，面始焦，发始堕。六七，三阳脉衰于上，面皆焦，发始白。"

颜玉饮以二至丸（即女贞子、旱莲草）为基础方，加入其他药物而成。二至丸为平补肝肾之剂，补肝肾养阴血而不滋腻。功用：补肾养肝。加入滋阴润肺，生津养胃之明玉竹，《神农本草经》言："女萎一名玉竹，味甘，平，无毒。久服去面黑䵟，好颜色，润泽，轻身，不老。"刘老指出玉竹质柔而润，养阴润燥，善入脾胃经，重用玉竹 30 ~ 45g，内服外洗，均可治疗黄褐斑、黑变病、色沉斑等，因其能抑制酪氨酸酶活性，并能显著增高全血过氧化物歧化酶（SOD）和全血谷酰甘肽过氧化物酰胺（CSH - Pe）活性，并能显著抑制过氧化脂质的形成，证明玉竹具有清除机体代谢产生的自由基，延缓衰老的功能，使色素减退。冬瓜仁，入足厥阴肝经，《日华子本草》谓："去皮肤风剥黑䵟，润肌肤。"加入炒柴胡以疏肝解郁。丹参一味，功同四物（《妇人明理论》云：四物汤治妇人病，不问产前产后，经水多少，皆可通用，惟一味丹参散，主治与之相同），取其调和气血之功。淡大芸，补肾，益精，《药性论》谓其："益髓，悦颜色，延年，……"白芍，养血柔肝。《滇南本草》谓其："……调养心肝脾经血。"《注解伤寒论》："芍药之酸收，敛津液而益荣。"《本草纲目》："白芍药益脾，能于土中泻木。"此一味，恰恰切中黄褐斑之病机。水蛭，破血，逐瘀，通经。《本草经百种录》"……水蛭最喜食人之血，而性又迟缓善入，迟缓则生血不伤，善入则坚积易破，借其力以攻积久之滞，自有利而无害也。"

综上所述，方中女贞子、旱莲草为君药，明玉竹、冬瓜仁、淡大芸、白芍为臣药，炒柴胡、丹参、水蛭共为佐使药。全方组方精当，属《素问·至真要大论》所说的"……君二臣四，偶之制也"，临证用之，效果显著。

值得一提的是，本方尚有一味使药：玫瑰花，每剂中加入十片花瓣。功用：理气解郁，和血散瘀。此药也功不可没。

除内服颜玉饮后，还配合皮外5号方（也是刘老自拟方）频频湿敷患处。将药液直接作用于皮损部位，以加强疗效，缩短疗程。《理瀹骈文》说："外治之理，即内治之理，外治之药，即内治之药，所异者法耳。"

正如刘老所指出的那样："色素性皮肤病，治疗起来颇感棘手。因为爱美之心，人皆有之，尤其女性，故化妆品的使用促成了色素性皮肤病（黄褐斑）的产生，单纯从肝、脾、肾来论治，显得有些不足，所以除配合外洗外，对患者进行面部护理的科学解释，也是非常必要的，这样有望缩短疗程。"

10. 海甘散

[**药物组成**] 鹿角霜30g，蒲公英30g，海藻15g，生甘草9g。

[**功效**] 温阳解毒，软坚化结。

[**主治**] 毒结痰凝证，如皮脂腺瘤、脂膜炎、多发性脂肪瘤、汗管瘤、毛周角化症、结节性痒疹、乳腺小叶增生、脉管炎、硬皮病等。

[**临床应用**]

①阳虚甚者，加川附片30g、干姜15g。

②痰多者，加苏子15g、葶苈子15g。

③血瘀甚者，加潞党参30g、五灵脂15g。

④毒甚者，加重楼30g、皂刺30g、蜈蚣2条。

[**组方要义**] 鹿角霜功能益肾助阳，补力虽弱，但不滋腻，且有收敛作用。其味甘咸，性温。为防其温燥太过，配以蒲公英清热解毒，利湿，以制约鹿角霜。《本草衍义补遗》："解食毒，散滞气，化热毒，消恶肿结核疔肿。"其性味苦、甘，寒。海藻，性味咸寒，功效：消痰软坚，利水。《本经》："主瘿瘤气，颈下核，破散结气，痈肿，癥瘕坚气，腹中上下鸣，下十二水肿。"《别录》："疗皮间积聚、暴溃、留气、热结、利小便。"甘草，性味甘，平，功效：补脾益气，润肺止咳，缓急止痛，缓和药性。《用药法象》："甘草，阳不足者，补之以甘，甘温能除大热。……故热药得之缓其热，寒药得之缓其寒，寒热相杂者，用之得其平。"古之"十八反"歌诀中，第一句即是"甘草反甘遂、大戟、海藻、芫花"。刘老何以敢逆十八反而用之，且临床疗效好，未见毒副作用呢？刘老所言理由有三：第一，古方中亦有用的，如散肿溃坚汤（《薛氏医案》）、海藻玉壶汤（《医宗金鉴》）等均合用甘草与海藻；第二，有研究报道，海藻与甘草同用出现毒副反应者，在于海藻上黏附有河豚卵所致，而非与甘草同用之过；第三，毒副反应之有无取决于海藻与甘草之比例上，一般海藻：甘草≥1.5∶1，即是安全剂量。若外用可按1∶1配入方中。据现代研究表明：海藻与甘草同用，更能发挥疗效，海藻为钙性的药物，一般不溶于水，而甘草中含有皂素，能将不溶于水的钙性物质，起到溶解于水的作用，因此海藻与甘草同用，确有相须、相使之效用。刘老谓之曰："'有是病，用是药。'然还须'中病即止。'临床用之无明显副作用反而能产生异乎寻常的肯定疗效。"

（二）外用方

1. 皮外 1 号（消炎止痒散）

[**药物组成**] 白头翁 30g，龙胆草 30g，仙鹤草 30g，苦参 30g。

[**功效**] 消炎止痒。

[**主治**] 各种细菌感染引起的皮肤病，临床表现红肿、渗液多者，如毛囊炎、丹毒、脓疱疮、溃疡、湿疹并感染、疖等。

[**用法**] 冷水浸药 1 小时，煮沸 5 分钟，冷后频频湿敷患处，2 日 1 剂。

[**临床应用**]

①红肿甚者，加生大黄 15g、千里光 30g。

②脓疱多者，加生地榆 30g、昆明山海棠 30g。

③痛甚者，加八角枫 15g、昆明山海棠 15g。

④痒甚者，加海桐皮 30g、紫草 30g、生地榆 30g。

⑤渗出多者，加重苦参 50g 或加枯矾 30g。

[**组方要义**] 白头翁：清热，解毒，凉血；龙胆草：清热燥湿，泻肝火；仙鹤草：收敛止血，杀虫；苦参：清热燥湿，祛风杀虫。全方共奏清热燥湿、解毒止痒之功效。临证配合内服药共用，可起到事半功倍之效。

2. 皮外 2 号（润肤止痒散）

[**药物组成**] 藿香 30g，茵陈 30g，透骨草 30g，香薷 30g。

[**功效**] 润肤止痒。

[**主治**] 各种浅表真菌引发的皮肤病、变态反应性皮肤病中脱屑、干燥、瘙痒者，如体癣、手足癣、股癣、花斑癣、霉菌性包皮龟头炎或阴道炎、霉菌性咽炎、脂溢性皮炎、亚急性期皮炎、银屑病、皮肤瘙痒症等。用法：冷水浸药 1 小时，煮沸 5 分钟，冷后频频湿敷患处，2 日 1 剂。

[**临床应用**]

①脱屑多者，加杏仁 30g、桃仁 30g。

②干燥甚者，加石榴皮 30g、白及 30g。

③痒甚者，加紫草 30g、食盐 1 匙。

④分泌物多者，加苦参 30g、枯矾 30g。

⑤红斑明显者，加生大黄 15g、荜澄茄 15g。

[**组方要义**] 藿香：芳香行散，化湿浊；茵陈：清利湿热；透骨草：祛风、除湿、舒筋、活血、止痛；香薷：和中化湿，利水消肿。全方共奏清热

利湿、润肤止痒之功。临证单用或配合内服药同用，均效佳。

3. 皮外 3 号（祛风止痒散）

［**药物组成**］川椒 30g，茵陈 30g，透骨草 30g，苦参 30g。

［**功效**］祛风止痒。

［**主治**］各种变态反应性（瘙痒性）皮肤病，如：湿疹、皮炎、药疹、荨麻疹、皮肤瘙痒症、结节性痒疹、过敏性紫癜等。用法：冷水浸药 1 小时，煮沸 5 分钟，冷后频频湿敷患处，2 日 1 剂。

［**临床应用**］

①痒剧者，加昆明山海棠 30g、海桐皮 30g、生地榆 30g、千里光 30g、紫草 30g。

②干燥痒甚者，减少苦参量，加百部 30g、女贞子 30g、杏仁 60g、桃仁 60g。

③皮损增厚者，加入等量陈醋浓煎外搽可使皮疹变薄。

［**组方要义**］川椒：温中止痛，杀虫；茵陈：清利湿热；透骨草：祛风，除湿，舒筋，活血，止痛；苦参：清热燥湿，祛风杀虫。全方共奏清热燥湿、祛风止痒之效。临证配合内服药，效佳。

4. 皮外 4 号（消炎止痛散）

［**药物组成**］桂枝 30g，透骨草 30g 三棱 30g，莪术 30g，八角枫 30g，昆明山海棠各 30g。

［**功效**］软坚散结，消炎止痛。

［**主治**］各种皮肤疼痛症，病毒性皮肤病、皮肤包块、脓肿等，如带状疱疹、尖锐湿疣、扁平疣、传染性软疣、苔藓样皮炎、皮肤软组织挫伤、外伤肿胀、腱鞘囊肿等。同法：冷水浸药 1 小时，煮沸 5 分钟，置温后加陈醋 50ml 温湿敷患处，2 日 1 剂。

［**临床应用**］

①痛因寒甚者，加川乌 30g、草乌 30g、川芎 30g、威灵仙 30g。

②痛因热甚者，加生大黄 30g、生栀子 30g、冰片 30g。

③水疱多者，加苦参 30g、紫草 30g。

④丘疹多者，加贯众 30g、重楼 30g、皂角刺 30g。

⑤囊肿或皮疹厚者加海藻 15g、生甘草 9g、乌梅 30g、蜈蚣 4 条。

⑥热肿明显者，加生大黄 30g、千里光 30g、冰片 30g。

［**组方要义**］桂枝：温经通络；透骨草：祛风、除湿、舒经、活血、止

痛；三棱：破血祛瘀，行气止痛；莪术：行气止痛，破血祛瘀；八角枫：祛风、通络、散瘀、镇痛；昆明山海棠：祛瘀通络。全方共奏温经通络、祛瘀止痛之效。临证单用或配合内服药，效佳。

5. 皮外 5 号

[**药物组成**] 益母草 30g，百合 30g，杏仁 30g（冲），桃仁 30g（冲），明玉竹 30g，冬瓜仁 30g，滑石 30g，皂刺 30g，白芷 30g，红玫瑰花 30g，芫荽 3 根。

[**功效**] 养颜祛斑。

[**主治**] 黄褐斑、雀斑、炎症后色素沉着等。

[**用法**] 冷水浸药 1 小时，煮沸 5 分钟，冷后频频湿敷患处，2 日 1 剂。

[**临床应用**] 一般无需加减，用全方。

[**组方要义**] 益母草：润肤去皱，祛斑增白；百合：润肤养颜，祛斑增白；杏仁：润肤防裂，除黔增白，祛斑除皱；桃红：润肤去皱，悦泽人面；明玉竹：驻颜润肤，祛斑增白；冬瓜仁：驻颜悦色，祛斑增白；滑石：保护皮肤和黏膜的作用；皂刺：降低表面张力，改变细胞表面通透性；白芷：生肌润肤，去黔白面，《日华诸家本草》谓其有：去面部色素之功。

6. 皮外 6 号

[**药物组成**] 败酱草 30g，地肤子 30g，炙香附 30g，木贼草 30g。

[**功效**] 清热解毒。

[**主治**] 扁平疣、寻常疣等。

[**用法**] 冷水浸药 1 小时，煮沸 5 分钟，冷后浸泡或频频湿敷患处，2 日 1 剂。

[**临床应用**]

①病程短，病情不重者。单用上方即可。

②病程长，病情重者，加贯众 30g、昆明山海棠 30g、生苡仁 30g。

[**组方要义**] 败酱草：清热解毒，消痈排脓，祛瘀止痛；地肤子：清热利水，止痒；《寿域神方》上载：地肤子、白矾等份。煎汤频洗，治肢体疣目。炙香附：理气解郁，止痛调经。内蒙古《中草药新医疗法资料选编》上载：香附、木贼。制法：加水 300ml 文火煎至 100ml，备用。可治鸡眼、疣。

二、经方成方心悟

（一）阳和汤

阳和汤出自《外科全生集》，其组成：鹿角胶、熟地、麻黄、炮姜、白芥子、肉桂，功用：温阳补血，散寒通滞。主治：阴疽属于阳虚寒凝证。刘老常用于治疗硬皮病，疗效卓著。究其原因有三：

1. 方从法出，法随证立

硬皮病是一种以皮肤及内脏器官发生纤维硬化，最后发生萎缩为特征的结缔组织病。临床上根据病变是否累及内脏，将其分为局限性硬皮病及系统性硬皮病。硬皮病至今病因不明，可能和遗传、内分泌障碍、免疫功能失调、外伤及感染因素有关。硬皮病属于中医学"痹证"范畴，其局限者称之为"皮痹""皮痹疽"，系统者称之为"风痹""肌痹"，但也有医家认为系统性硬皮病应归于"虚劳"范畴。中医学认为硬皮病多由于脾肾阳虚，气血不足，卫外不固，腠理不密，风寒湿之邪乘隙侵袭，阻于皮肤肌肉之间，以致营卫不和、气血凝滞、经络阻隔、痹塞不通，久则耗伤阴血，脏腑失调所致。

阳和汤之功用，正好切中了硬皮病之病机。正是"方从法出，法随证立"，是故，疗效卓著。好比是此方专为此病而设一般。

2. 方以药成

原方重用熟地温补营血。虑其滋腻太过，刘老以生地易熟地，功善滋阴养血，而无滋腻之弊。原方中用鹿角胶填精补髓，强壮筋骨，藉血肉有情之品助熟地以养血。以鹿角霜易之，功善补虚助阳，《本草蒙荃》："主治同鹿角霜，功效略缓。"寒凝痰滞，非温通络脉不足以解散寒凝，故以炮姜、肉桂温中有通；麻黄开腠理以达表；白芥子祛皮里膜外之痰；与温补药共用，可使补而不腻。方中鹿角霜生精补血；肉桂、炮姜温阳散寒而通血脉；麻黄、白芥子协助姜桂以散寒凝而化痰滞，甘草解毒而调和诸药。

3. 养血活血、通络软坚应为治疗硬皮病之关键

根据中医学"痹则不通，虚则不仁"理论，养血活血、通络软坚应为治疗硬皮病之关键。活血一法，多赖气旺以推动之，温暖以融化之，血足以濡养消化之。至于通络软坚，师父更配合自拟海甘散（鹿角霜、蒲公英、海藻、生甘草），其中鹿角霜配蒲公英，温阳化湿；海藻配甘草，软坚散结。二方合用，则疗效更确切。

全方能温阳气而化阴凝，临床使用比较广泛，除治疗硬皮病外，还用于多种皮肤病的治疗。如阴疽、脉管炎、银屑病等。

（二）补阳还五汤

补阳还五汤出自清代王清任之《医林改错》。其组成：生黄芪、川芎、当归尾、桃仁、红花、赤芍、地龙。功用：补气，活血，通络。主治：半身不遂。刘老常用于治疗鱼鳞病、带状疱疹后遗神经痛等属于气虚血瘀证者。

鱼鳞病，是临床上少见的一种顽疾。中医学文献很早就对本症有了记载。《金匮要略》名为"肌肤甲错"。《诸病源候论》称为"蛇身""蛇皮""蛇鳞"。后世又依症状有蛇胎、蟾皮症和蛤蟆皮等异名。中医学根据"人皮肤上，如蛇皮而有鳞甲"的皮损特点将鱼鳞病称为"蛇身"，其发病多由于先天禀赋不足，而致血虚风燥，或瘀血阻滞，肌腠失养而成。

西医学认为，鱼鳞病是一种以皮肤干燥、伴有鱼鳞屑为特点的遗传性角化障碍性疾病。鱼鳞病的病因不清，遗传是最重要的因素，此外和脂质代谢异常、维生素 A 水平低下致使细胞的增殖增加和/或细胞的脱屑减少而产生表皮角化过度有关。

张仲景《金匮要略》中大黄䗪虫丸，治疗肌肤甲错，虽非鱼鳞病，但其症状相似，所以活血化瘀是治疗鱼鳞病的重要方法之一。另一方面，肺主宣发。在治疗中适当加入宣发肺气的药物，以助气血津液散布全身，师父常用麻黄加入方中，奇效无比。同时还加入防风（此乃风中之润药），以祛风润燥。

方中重用生黄芪60g取其大补脾胃之元气，使气旺以促血行，祛瘀而不伤正，并助诸药之力，是为君药。配以归尾活血，有祛瘀而不伤好血之妙，是为臣药。川芎、赤芍、桃仁、红花助归尾活血祛瘀；地龙通经活络，均为佐使药。师父以蜈蚣易地龙，因蜈蚣"走窜之力最速，内而脏腑，外而经络，凡气血凝聚之处皆能开之。"

如治疗一缪性男患者，21 岁，患鱼鳞病已 18 年，躯干、双下肢为甚，全身皮肤呈弥漫性干燥脱屑，皮肤粗糙增厚，有污灰色鳞屑，唯面部皮肤如常。伴有无汗、口干、尿少、便干，舌质红，苔薄黄，舌下脉络瘀滞，脉涩。

2003 年 4 月 10 日初诊，予补阳还五汤去地龙加鹿角霜、蒲公英、海藻、生甘草、麻黄、蜈蚣，内服；同时予皮外 2 号加杏仁、桃仁、石榴皮、白及、昆明山海棠草、贯众煎水，置温后加陈醋、蜂蜜各 1 勺外洗。各 3 剂。

2003 年 4 月 17 日二诊，诉病情有所好转，效不更方，内服、外用方如前，嘱其服药后，喝开水并盖被子睡。各 3 剂。

2003 年 5 月 8 日三诊，诉病情已明显好转，出汗多，脱屑明显减少，变薄。内服方，用上方减去麻黄，加防风，外洗不变。各 6 剂。

观此例病人，见效之神速，令人叹为观止！谁说中药性慢？

（三）龙胆汤（皮内 3 号）

[**药物组成**] 龙胆草、车前子（包煎）、通草、炒黄芩、苦参、土茯苓、乌梢蛇。

[**功效**] 清热利湿，祛风止痒。

[**主治**] 湿热蕴结之证。如：湿疹、日光性皮炎、脂溢性皮炎、带状疱疹（初期）、荨麻疹、疥疮、单纯性皮肤瘙痒症、银屑病、非淋菌性尿道炎等。

[**临床应用**]

①舌质红，苔黄而不腻者，用炒栀子易苦参。

②痒甚者，加千里光、昆明山海棠、白鲜皮、地肤子、蜈蚣。

③治带状疱疹，加八角枫、昆明山海棠、生蒲黄、五灵脂、炙乳香、炙没药。

④治"非淋菌性尿道炎"，加土茯苓、刘寄奴、生黄芪、玉米须。

⑤治女性患者，月经将至或正值经期，加丹皮、炒栀子、益母草。

⑥兼气虚者，加生黄芪、刺蒺藜、炙首乌。

⑦兼血热者，加水牛角、小红参。

⑧胃气弱者，加郁金、重楼。

⑨湿气重，舌苔腻者，首次煎药用淘米水泡药、煮药。

⑩兼虚热者，加银柴胡、地骨皮。

⑪兼便秘者加用生首乌或秦艽。

⑫眠差，加合欢皮、夜交藤。

⑬嗜睡，加合欢皮、夜交藤。

[**组方要义**] 以湿疹为例，从发病机制分析该方的组方要义。

湿疹是由多种内外因素引起的一种具有明显渗出倾向的过敏性、炎症性皮肤病。《医宗金鉴》云："遍身生疮，形如粟米，瘙痒无度，搔破时，津脂水，浸淫成片。"其特点是临床上表现为：多形性损害，对称分布，瘙痒糜烂，流滋结痂，反复发作，易演变为慢性。一般分为急性、亚急性和慢性三种。中医称之为"湿疮""浸淫疮"等，依其发病部位及形态又有"旋耳疮""脐疮""肾囊风""四弯风"等名称。其病因病机，中医认为素体禀赋不耐为其内因，或由于饮食不节，过食辛辣肥甘厚味及荤腥动风之品，损伤脾胃，脾失健运，湿从内生，蕴久化热，郁于血分，湿与热相合困脾，复感风湿热之邪，内外两邪相搏充于腠理，外搏肌肤而发病。

刘老紧紧抓住"湿热"病机，选用出自《医方集解》，具有泻肝火，并能清利湿热，且有补养肝血功效之龙胆泻肝汤化裁而成皮内3号方。将原方中作为肝使的柴胡去掉，因为此"湿热"并非全是"肝经湿热"；去了缓肝急之甘草，恐甘草之甘缓有助湿热之弊；去辛温之当归，滋腻之生地，留通草、车前子，以利前阴，使诸湿热有所出也，恐利湿太过，故去泽泻；龙胆草，大苦大寒，上泻肝胆实火，下清下焦湿热，故用之，为本方泻火除湿两擅其功的君药；黄芩具有苦寒泻火之功，佐龙胆草为臣药；虑其苦寒太过，故而用炒黄芩。炒黄芩清热泻火之功逊于生黄芩，而清热燥湿之功则甚于生黄芩；以苦参易栀子，因苦参有清热燥湿、祛风止痒杀虫之功，而栀子则是泻火除烦，清热利湿，凉血解毒，用苦参更能切中病机。本方组方精当，切中病机，临床用之，疗效快捷。

（四）黄连解毒汤（皮内4号方）

皮内4号方，即由《外台秘要》之黄连解毒汤加味而成。

[药物组成] 黄连、炒栀子、焦柏、炒黄芩、水牛角、小红参、昆明山海棠、乌梢蛇。

[功效] 泻火解毒，清热凉血，祛风活络。

[主治] 热毒炽盛之证。如：银屑病、脂溢性皮炎、激素样皮炎、带状疱疹、副银屑病、药疹、结节性红斑、日光性皮炎等。

[临床应用]

①若咽红，疼痛者，加马勃（包煎）、青黛（包煎）。

②若痒甚，皮屑多者，加杏仁、乌梅、土茯苓、冰糖1小块为引。

③湿热甚，加忍冬藤、连翘、土茯苓；或加败酱草、茵陈、知母。

④夹瘀者，加三棱、莪术。

[组方要义] 以银屑病为例从其发病机制分析该方的组方要义。

银屑病是一种常见的慢性复发性炎症性皮肤病，其皮损特征是红色丘疹或斑块上覆有多层银白色鳞屑，有明显的季节性，多数患者病情秋冬季加重，夏季自然缓解。根据其皮损之不同特点临床上一般将银屑病分为四型：寻常型、脓疱型、关节型、红皮病型。银屑病病因目前仍不清楚，一般和遗传、免疫、感染、精神等因素有关。

银屑病相当于中医学的"白疕""松皮癣"等。其发病原因复杂，概括起来有外因和内因两种。外因为风、寒、湿、热、燥、毒之邪，侵袭肌肤；内因可由素体血热，饮食不节，情志内伤等。疾病初期多夹有风寒或风热之邪侵袭肌肤，以致营卫不和，气血不畅，阻于肌表而生；或因湿热蕴积，外不能宣泄，内不能利导，阻于肌表而发病；病久不愈，风寒、风热、湿热之邪化火，而耗伤气血，则血虚风燥、肌肤失养所致；或因营血不足，气血循行受阻，以致瘀阻肌肤而成；或因肝肾不足，冲任失调，更使营血亏损，血虚生风所致。少数患者可因调治不当，兼感毒邪，风寒化热，湿邪化燥，以致燥热成毒，热毒流窜，入于营血，内侵脏腑，造成气血两燔的证候，临床上表现为严重型银屑病，即关节型、脓疱型、红皮病型银屑病。

刘老抓住病机，认为"血热"是关键，选用"外台秘要"之黄连解毒汤加味而创皮内4号方。原方具有泻火解毒之功效，主治一切实热火毒、三焦热盛之证。刘老加入清热、凉血、解毒之水牛角，补血活血，祛风除湿之云南民间草药小红参，以及昆明山海棠（原植物：卫矛科植物昆明山海棠的全株）祛瘀通络。还加入乌梢蛇祛风、活络。使全方共奏泻火解毒、清热凉血、祛风通络之效。由于药中病机，故临证用之奇效。

（五）当归饮子

当归饮子是刘老常用的方剂之一，它包括两个方子，一为老当归饮子，一为新当归饮子。前方出自《济生方》，药物组成：荆芥、防风、当归、川芎、白芍（或赤芍）、生地、刺蒺藜、炙首乌、生黄芪（原方还有一味炙甘草，刘老弃而不用）。功效：养血活血，祛风止痒。主治：血虚有热，风邪外袭之证。如：老年性皮肤瘙痒症、湿疹后期等。其中，初病（病程短者）用白芍，久病（病程长者）用赤芍。后一方子，为刘老自创，即以一味丹参替代前方中之"四物汤"而成。丹参有"功同四物"之说，以一味"丹参"换"四物"，使主治有了差异。丹参之功效为：活血祛瘀，凉血消痈，养血安神。从而新当归饮子之功效为：活血祛瘀，凉血清热，祛风止痒。主治：血瘀血热，风邪外袭之证。临证时可随证加减，辨证施治。用之愈病无数，疗效确切。

（六）清燥救肺汤

清燥救肺汤为治燥剂，出自《医门法律》。功用：清燥润肺。主治：温燥伤肺。症见：头痛身热，干咳无痰，气逆而喘，咽喉干燥，鼻燥，胸满胁痛，心烦口渴，舌干无苔，脉虚大而数。

曾治一住院病人，因"头皮、四肢、躯干皮肤泛发红斑、鳞屑伴痒16年"于2003年10月11日以"银屑病"而入院。入院前曾在门诊服用"皮内4号加味""皮内2号加味"等罔效。入院时症见头皮、躯干、四肢泛发红斑、鳞屑、瘙痒，伴咽喉干燥，鼻燥，心烦口渴，舌质淡，苔薄白，脉虚大而数。刘老慧眼识证，准确辨证为：燥邪伤肺（时值秋季，燥为秋之主气），施以清燥救肺汤加减，方药组成如下：生石膏、炙枇杷叶、冬桑叶、沙参、炒胡麻仁（冲）、麦冬、阿胶（烊化）、杏仁（冲）、水牛角、小红参、炙甘草、杭芍、茯苓、乌梢蛇。

3剂而使多年痼积，有了转机：头皮、躯干、四肢红斑色变淡，鳞屑减少，瘙痒减轻，咽喉干燥、鼻燥好转，心烦口渴已无，舌质淡，苔薄白，脉虚大而数。继进上方，以善其后，守方24剂而告痊愈。

感想之一：本病例让我再一次深深感悟到中医"辨证论治"的重要性。

感想之二：没有深厚的理论功底，没有丰富的临证经验，没有敏锐的洞察力，是不可能在关键时刻力挽狂澜的。

感想之三：不要让"辨病"的固定模式封闭了思维，而要灵活运用"辨证"，然后再谈"论治"。

感想之四：既不能把"病"和"证"割裂开来，更不能将它们混为一谈。

正如刘老所言："《素问·至真要大论》：'谨守病机，各司其属，有者求之，无者求之，盛者责之，虚者责之，必先五胜，疏其血气，令其调达，而致和平。'"

（七）当归四逆汤

本方出自张仲景之《伤寒论》。药物组成：当归、桂枝、白芍、细辛、炙甘草、通草、大枣。方中以当归辛温，养血通脉为主药；以桂枝通经络、祛风寒，白芍养阴血、和营卫，共为辅药；细辛散血分之寒，通草利九窍、通血脉，共为佐药；大枣、甘草味甘益脾，补虚生血，为使药。主治：厥阴伤寒，风寒中于血脉，手足厥寒，脉细欲绝之证。此为阴血内虚，不能荣于脉。

阳气外虚，不能温于四末，故手足厥寒，脉细欲绝。

刘老将此方去大枣、炙甘草，用于治疗阳气外虚，营血内弱，寒伤经络之皮肤疾患，如：硬皮病、冻疮等，疗效显著。

（八）平胃散

刘老常用的方剂中，平胃散也算一个。

此方出自《太平惠民和剂局方》，原剂型为散剂，今多改为汤剂煎服。其药物组成：苍术、厚朴、陈皮、炙甘草、生姜、大枣。主治：湿滞脾胃证。脾胃属土，土不平，湿邪则可停滞，故用温燥化湿之药，平治中土之不平，故名平胃。

刘老临证应用很广，凡属湿滞脾胃证均用之，常去姜、枣、草，只用苍术、厚朴、陈皮（有时用青皮代陈皮）随证加减。"青皮快膈除膨胀且利脾胃"，一药之易，而功效则大不同矣。

湿滞脾胃证，临床表现：脘腹满闷，宿食不消，不思饮食，口淡乏味，呕逆恶心，大便溏泄，身体倦怠嗜卧，舌苔白厚而黏腻，脉多濡滑或缓。临床凡辨证属湿滞脾胃，均可用之，且疗效确切。

方中重用苍术辛烈温燥，以燥湿强脾为主药；厚朴苦温辛燥，散满消胀为辅药。二药相合，既能强脾又兼疏肝，不但燥湿和胃，而且理气消胀。由于中湿太过，可致胃气阻滞，故又以陈皮行气开胃而化湿痰，以助健脾而为佐药；甘草既益中焦又和百药，而为使药；姜、枣亦有助阳和中之力以为引。

刘老认为，药物治病，即利用其偏性，若与甘草同用，中和药性，则药力减，而疗效差，故弃之不用；另，甘草，味甘，甘味入脾，《素问·病机十九条》云："诸湿肿满，皆属于脾。"恐其有生痰助湿之弊，多不用或少用。

（九）丹栀逍遥散

此方也是刘老最常用的方剂之一，即在"逍遥散"（出自《太平惠民和剂局方》）的基础上去甘草、生姜，加丹皮、炒栀子、益母草而成。

[**药物组成**] 丹皮15g，炒栀子15g，益母草15g，当归15g，杭芍30g，茯苓30g，白术30g，炒柴胡6g，薄荷6g。

[**功效**] 疏肝健脾，和血调经。

[**主治**] 肝脾血虚，化火生热诸证。

[**临床妙用**]

①用治白癜风，加刺蒺藜、煅自然铜、沙苑子、蜈蚣。

②用治斑秃，加炙黄精、炙首乌、天麻、荷叶顶、蜈蚣。

③用治扁平疣，加贯众、板蓝根、生薏苡仁、虎杖、蜈蚣。

④用治黄褐斑，加明玉竹、冬瓜仁、玫瑰花、水蛭。

⑤用治皮肤瘙痒症，加刺蒺藜、炙首乌、生黄芪、蜈蚣等。

[**组方要义**] 方中柴胡疏肝解郁是为君药；当归、白芍养血敛阴而柔肝是为臣药；白术、茯苓健脾利湿，共为臣药；丹皮泻血中伏火，栀子泻三焦郁火，益母草和血调经共为佐药；薄荷辛散郁热，搜消肝风，疏郁调中，助柴胡散肝郁而生之热是为使药。全方配伍精当，用药周到，既疏肝健脾，又和血调经，临床用之效极佳。

注：方中栀子须炒用，恐其寒性伤脾而致泻，故宜炒后用。

（十）五子衍宗丸

此方出自王肯堂之《证治准绳》，原方用作丸剂。

[**方药组成**] 菟丝子、五味子、枸杞子、覆盆子、车前子。

[**功效**] 补肝益肾，填精益髓。

[**传统应用**] 治肾虚遗精，阳痿早泄，小便后余沥不清，久不生育及气血两虚，须发早白。

刘老将其改为汤剂，药物组成及剂量如下：菟丝子、五味子、枸杞子、覆盆子、车前子。

[**临床妙用**]

①用治非淋菌性尿道炎后期，加土茯苓、刘寄奴、生黄芪、水蛭。

②用治男子慢性前列腺炎，加土茯苓、刘寄奴、生黄芪、白花蛇舌草、半枝莲、蜈蚣、玉米须。

③用治尖锐湿疣后期，加贯众、板蓝根、虎杖、生薏苡仁、蜈蚣。

④用治白发，加炙黄精、炙首乌、天麻、荷叶顶、蜈蚣等。

（十一）痛泻要方

此方出自《景岳全书》引刘草窗方，原名白术芍药散，张景岳称为"治痛泻要方"，故有今名。

[**药物组成**] 土炒白术、炒白芍、防风、炒陈皮。

[**功效**] 扶脾疏肝，缓痛止泻。

[**主治**] 因肝郁犯脾而致的腹泻。

刘老用青皮易方中之陈皮，一药之变，止"痛泻"之力更专，甚是妙哉！

陈皮、青皮均能行气化滞，因治气滞证。但陈皮性温而不峻，行气力缓，常用于脾胃气滞证；且质轻上浮，兼入肺经，还有燥湿化痰之功，善治湿痰咳嗽。青皮性较峻烈，行气力猛，苦泄下行，能疏肝破气，散结止痛，主治肝郁诸证；且善消积，食积气滞证亦常用之。故张子和云："陈皮升浮，入脾肺治高而主通，青皮沉降，入肝胆治低而主泻。"

《珍珠囊》："青皮主气滞，破积结，少阳经下药也。陈皮治高，青皮治低。"

《本草纲目》："青橘皮，其色青气烈，味苦而辛，治之以醋，所谓肝欲散，急食辛以散之，以酸泄之，以苦降之也。"

《本草汇言》："青橘皮，破滞气，削坚积之药也。……此剂苦能泄，辛能散，芳香能辟邪消瘴，运行水谷，诚专功也。"

刘老常用方药如下：土炒白术、炒白芍、防风、青皮（用作汤剂）。

[组方要义]《医方考》说："泻责之脾，痛责之肝；肝责之实，脾责之虚，脾虚肝实，故令痛泻。"所以，方中白术健脾燥湿和中为君药；白芍抑肝而扶脾、柔肝缓急止痛为臣药；防风能散肝郁，醒脾气，又有风能胜湿的作用而为佐药；青皮能破滞气，削坚积，气行则痛止，为使药。四药相合，能补脾而泻肝木，调气机以止痛泻。刘老曰："腹痛泄泻之证，成因复杂，治法亦多。本方所主痛泻，是由肝旺脾弱，土虚木乘，脾受克制，升运失常所致。"

临证用之，神效！

（十二）玉屏风散

玉屏风散出自《丹溪心法》。

[药物组成] 生黄芪、防风、炒白术。

[功效] 益气固表止汗。

[主治] 表虚自汗，易感风邪。

[组方要义] 本方以黄芪补气，实卫固表为主药；白术健脾补气而壮肌腠，以助黄芪益气固表之力作为辅药；防风本为风药，善走全身皮表，黄芪得防风而固表之功更为增强，且疏而不留邪，防风得黄芪可祛全身之风邪而不伤正，故用为使药。三药相合，有黄芪固表而外有所卫；有白术固里而内有所据；防风遍行周身既驱已有之风邪，又防再来之风邪。表里皆固，风邪不得入侵，使人体如得屏风之围护，而又珍贵如玉，故以"玉屏风"名之。

［临床妙用］临床常用于治疗白癜风、荨麻疹、寻常疣等属表虚感邪者，根据辨证加味应用。如：治白癜风，常加刺蒺藜、煅自然铜、沙苑子、蜈蚣等；治荨麻疹，常加千里光、昆明山海棠、刺蒺藜、炙首乌、僵蚕等；治寻常疣常加虎杖、贯众、昆明山海棠、板蓝根、生薏苡仁、蜈蚣等。

（十三）三仁汤

本方出自《温病条辨·湿温、寒湿篇》原文如下，头痛恶寒，身重疼痛，舌白不渴，脉弦细而濡，面色淡黄，胸闷不饥，午后身热，状若阴虚，病难速已，名曰湿温，汗之则神昏耳聋，甚则目瞑不欲言，下之则洞泄，润之则病深不解，长夏深秋冬日同法，三仁汤主之。

三仁汤方：杏仁、飞滑石、白通草、白蔻仁、竹叶、厚朴、生薏苡仁、半夏。

甘澜水八碗，煮取三碗，每服一碗，日三服。

三仁汤是治疗湿温的代表方，不仅可用于邪在卫表，对于湿温邪在气分时，只要湿重于热，都能用本方加减治疗。

"肺主皮毛""肺主一身之气"，三仁汤轻开上焦肺气，气化则湿亦化，故此方用治皮肤病之湿邪为患者，效果极佳。

湿除与季节有关外，淋雨涉水，防护不周，久居湿地，水中作业等都易感受湿邪。湿邪重浊黏滞，湿邪致病，喜侵人之下部，多缠绵不愈，反复发作，发病时常有肢体沉重，四肢困倦；若头部有湿，清阳不升，则头重如裹；若侵皮肤则皮肤肿胀，水疱糜烂，或有肥厚浸润，如天疱疮、湿疹等水疱湿烂性皮肤病均与湿有关。临床辨证中，一些慢性顽固性、瘙痒性反复发作的皮肤病多与湿有关。湿气弥漫，本无形质，若以重浊滋味之药治之，愈治愈坏。惟以三仁汤轻开上焦肺气，气化则湿亦化也。

方中以杏仁宣利上焦肺气，盖肺主一身之气，气化则湿亦化；白蔻仁芳香化湿，行气宽中；薏苡仁甘淡性寒，渗利湿热而健脾；加入滑石、通草、竹叶甘寒淡渗，增强利湿清热之功；以半夏、厚朴行气化湿、散结除痞。诸药相合，三仁相伍，宣上畅中渗下，使气畅湿行，暑解热清，脾气健旺，三焦通畅，诸症自除。

因湿邪腻浊，易于胶结，湿热之偏重，化燥化热，变证最多，用药较难，治疗原则难以分解，选用淡渗之品通阳利湿，使湿去热孤则病易愈。而此处之通阳法，并非杂病中采用的温热药以温通阳气方法，乃应用渗利药化气利湿，通利小便，使气机宣通，腻化浊消，阳气因而得通，即叶天士在《外感温热论》中说的"通阳不在温，而在利小便"。

刘老常说："《素问·至真要大论》指出：'湿淫于内，治以苦热，佐以酸淡，以苦燥之，以淡泄之。'而无'以甘补之、缓之'之说，这可以说是我在祛湿的治疗中不用甘草之因。"

（十四）济川煎

济川煎出自《景岳全书》，为润下剂中治疗因肾阳不足，或病后肾虚，关门不利所致肠燥便秘之证的代表方。

[**药物组成**] 肉苁蓉、当归、牛膝、泽泻、枳壳，虚甚者不必用升麻。

[**功用**] 温肾益精，润肠通便。

[**主治**] 老年肾虚。大便秘结，小便清长，头目眩晕，腰膝酸软。

[**方解**] 肾主五液，开窍于二阴而司二便，肾阳虚弱，则下元不温，气化无力，五液失所主，摄纳失司，开合失常，故小便清长而见大便秘结。腰为肾之府，肾虚则腰膝酸软。方中用肉苁蓉温肾益精，暖腰润肠，是为君药；当归养血活血，润肠通便，牛膝补肾强腰，性善下行，共为臣药；枳壳下气宽肠而助通便，泽泻渗利小便而泄肾浊，共为佐药。尤妙在稍加升麻以升清阳，清阳升则浊阴自降，配合诸药，以加强通便之效，为使药。

原书认为："凡病涉虚损而大便秘结不通，则硝、黄攻击等剂必不可用。若势有不得不通者，宜此主之，此用通于补之剂也。"也即《内经·素问·至真要大论篇第七十四》所谓之"塞因塞用"。方后又有加减法云："如气虚者，但加人参无碍；如有火加黄芩；若肾虚加熟地""虚甚者，枳壳不必用"。

总之，本方在温补之中，寓有通便之功，故名济川煎。济，相助也，益也；川，一作水之所聚，此处指肾（肾主水），一指尾窍，此处指后阴。顾名思义，便可知本方旨在温肾益精，以润肠通便。

刘老在临证中，用于治疗肾阳虚弱所致之皮肤病，由于切中病机，用之每每屡获奇效。这正体现了中医"异病同治"之理。以枳实易枳壳，则下气宽肠之力更增，正如《药性赋》所言："宽中下气，枳壳缓而枳实速也。"一药之易，则功效更佳。诚如李东垣所说："善用方者不执方，而未尝不本于方也。"

（十五）五苓散

五苓散出自《伤寒论·辨太阳病脉证并治》，原文如下："太阳病，发汗后，大汗出，胃中干，烦躁不得眠，欲得饮水者，少少与饮之，令胃气和则愈。若脉浮，小便不利，微热消渴者，五苓散主之。"

[**药物组成**] 猪苓、泽泻、白术、茯苓、桂枝。

[**功用**] 利水渗湿，温阳化气。

[**主治**]

①外有表证，内停水湿。

②水湿内停。

③痰饮。

[**方解**] "君泽泻之咸寒，咸走水府，寒胜热邪。佐二苓之淡渗，通调水道，下输膀胱，并泻水热也。用白术之燥湿，健脾助土，为之堤防以制水也。用桂之辛温，宣通阳气，蒸化三焦以行水也。泽泻得二苓下降，利水之功倍，小便利而水不蓄矣。白术须桂上升，通阳之效捷，气腾津化渴自止也"（《医宗金鉴·删补名医方论》）。

刘老常说："湿邪"在皮肤疾患中占有较重的位置。著名中医皮肤病学家赵炳南先生提出："虽无明征亦去湿。"刘老说：" '虽无明征亦去湿'，这句话充分说明了'祛湿法'在治疗皮肤疾患中的重要性。"《医宗金鉴·删补名医方论》吴谦等："是方也，乃太阳邪热入腑，水气不化，膀胱表里药也。一治水逆，水入则吐；一治消渴，水入则消。二证皆小便不利，故均得而主之。然小便利者不可用，恐重伤津液也。由此可知五苓散非治水热之专剂，乃治水热小便不利之主方也"。

刘老按原方比例，配成汤剂，水煎服。临证时，广泛用于多种皮肤病的治疗，收效颇佳。

三、用药心法

（一）逆"十八反""十九畏"而巧妙用药

记得当年上《中药学》，刘老在讲"中药的应用"一节时曾经强调"用药禁忌"，第一条就是"配伍禁忌"即"十八反""十九畏"。《神农本草经》称之为"相恶"和"相反"。如《神农本草经·序例》指出"勿用相恶、相反者""若有毒宜制，可用相畏、相杀者，不尔，勿合用也。"金元时期概括为"十八反""十九畏"并编成歌诀。当然，"十八反""十九畏"诸药，有一部分同实际应用有些出入，历代医家也有所论及，并引古方为据，证明某些药物仍然可以合用。如张仲景《金匮要略·痰饮篇》之甘遂半夏汤中甘遂与甘草并列；陈实功《外科正宗》之海藻玉壶汤中海藻与甘草同用；十香返魂丹中丁香与郁金同用；大活络丹中乌头与犀角同用等等。

刘老在临证中却是当用则用，不受"十八反""十九畏"之类陈规的禁锢，敢于逆"十八反""十九畏"而用药。刘老认为：古人订立的"十八反""十九畏"是在治疗过程中发现问题总结出来的，这一点是不能否认的。但正如一句话所说的一样"神农尝百草，一日而遇七十毒"，有一点就总结一点，这是非常可贵的。但有些情况的发生也可能是第一次，也没有考虑到其他因素，是不是有协同作用，也是限于当时的认识水平。"是药三分毒"，在临床中要注意中病即止。

1. "甘草反海藻"

在刘老自创的海甘散（鹿角霜、蒲公英、海藻、甘草）中即是甘草与海藻同用，用于治疗一切毒结痰凝症，如皮脂腺瘤、脂膜炎、多发性脂肪瘤、汗管瘤、毛周角化症、结节性痒疹、乳腺小叶增生、脉管炎、硬皮病等，应用多年，众多病例，尚未出现明显毒副反应，相反却产生异乎寻常的肯定疗效。刘老认为应用海藻配甘草的运用原则主要有以下几种：①辨证属痰瘀血阻者。②海藻与甘草配比在 1.5∶1 以上则无毒副反应。③外用可按 1∶1 配入方中。刘老指出：河豚鱼喜在藻类（含海藻）上产卵，因此如服食含有河豚鱼卵黏附的海藻必有毒无疑。另，如甘草剂量过大，如 30g，曾出现有药后欲吐不适感，这可能与甘草的"浊腻太甚"有关。

2. "人参最畏五灵脂"

刘老却常用潞党参配五灵脂（师曰："医乃仁术"，治病过程中，既要考虑疗效也要考虑病人的经济承受能力，因而，用潞党参代人参）在辨证遣方中相伍为用，治疗气虚或气滞血瘀重者，每获良效，顿起沉疴。刘老认为：①人参甘平。《本草纲目》载"治男妇一切虚证"，为补虚扶正要药，五灵脂咸温，能散瘀止痛，为治血滞诸痛要药，两药同用，功擅益气祛瘀，不相畏。②临床应用 30 余年，未见不良反应。③古有李中梓，今有姜春华先生用此药对效果颇佳。④瘀血证形成大多与气虚、气滞、血寒、外伤有关，日久不愈之瘀证，正气虚弱无力运血是其关键，用此药对甚为合拍。⑤现代药理研究结果证实人参与五灵脂合用无毒副反应。据报道，现代有人对人参五灵脂合用的毒副作用研究、免疫试验研究及其他一些实验研究，结果表明人参与五灵脂合用非但没有毒副作用，反而疗效更显著。

3. "丁香莫与郁金见"

刘老常用丁香配郁金治疗气滞胃寒诸痛证，验之临床多年，未见毒副反应。刘老指出：丁香辛温，走窜之力速，郁金辛苦寒，《本草旨要》言其"行气解郁，凉血破瘀"，二药配合，功能温中行气止痛。脾胃为后天之本，气血生化之源，气血贵乎流通，气机郁滞，日久及血，血流不畅则为瘀血，丁香辛温，郁金辛苦寒，均入脾胃及肝经，"血得温则行，血寒则凝"，以丁香的辛温走窜佐郁金的辛苦寒则可使气血生化运行流通，"通则不痛"，故可治痛证，丁香与郁金无大毒，合用亦无特殊拮抗作用出现。若属胃热胃痛，则用重楼配郁金。

刘老敢于逆"十八反""十九畏"用药，除对药性的纯熟外，"辨证用药""有斯症，用斯药"是关键。从中可深切体会到刘老在用药方面确实做到了"师古不泥古，创新不离宗"的学术特点。

（二）擅用虫类药

中医学对动物药的应用，始于《内经》。张仲景更是一位善于运用动物药的大师。纵观《内经》《伤寒杂病论》中运用动物药的方剂，可谓理法俱备，法度严谨，寓意良深。主要有以下三个方面：①填精补虚，调理冲任。②攻逐瘀血，荡涤邪热。③缓中补虚，逐瘀生新。刘老对仲景之学有很深之造诣，擅用虫类药治疗沉疴痼疾。据统计，常用的有以下几种：蜈蚣、乌梢蛇、僵蚕、九香虫、全蝎、蝉蜕、露蜂房、地鳖虫、水蛭、守宫、臭壳虫等。现一一介绍如下。

1. 蜈蚣

蜈蚣为蜈蚣科昆虫少棘巨蜈蚣的干燥体。性味辛，温；有毒。归肝经。功效：息风止痉，解毒散结，通络止痛。刘老广泛用于各种皮肤病，如：痤疮、扁平疣、斑秃、慢性湿疹、慢性荨麻疹、带状疱疹、神经性皮炎、进行性色素性紫癜性苔藓样皮炎、结节性红斑、银屑病、白癜风、脂溢性皮炎、前列腺炎、日光性皮炎、天疱疮、生殖器疱疹、皮肤瘙痒症、复发性单纯疱疹、过敏性紫癜、复发性口腔溃疡、皮脂腺囊肿、癣、脂溢性脱发、酒渣鼻、疥疮等等。常用量2条。儿童酌减。乍一看，似乎所有皮肤病都能用蜈蚣，其实不然，有6种情况需慎用或不用：

①过敏性皮肤病急性期不宜用，否则会加重病情。

②对病毒性皮肤病，如带状疱疹初起未破者不宜用。

③天疱疮急性期不宜用。

④用于疥疮时，若渗出明显则慎用。

⑤若舌质红绛，苔黄糙者少用或不用。

⑥红皮症、剥脱性皮炎者慎用。

⑦孕妇慎用。蜈蚣有杀灭孕卵的作用，故孕妇应慎用。

⑧对蜈蚣过敏者禁用。应用本品皮肤痒甚、环形红斑者，禁用蜈蚣。

2. 乌梢蛇

乌梢蛇为游蛇科动物乌梢蛇除去内脏的干燥全体。性味甘平，无毒。入肝、脾经。功效：搜风通络，攻毒定惊。能外达皮肤，内通经络，其搜风透骨之力最强。刘老常用于多种皮肤病的治疗，如：脂溢性皮炎、过敏性紫癜、荨麻疹、进行性色素性紫癜、白癜风、湿疹、鱼鳞病、异位性皮炎等。常用量成人 30g，儿童酌减。

3. 水蛭

水蛭为环节动物水蛭科的蚂蟥和水蛭及柳叶蚂蝗等的全体。性味咸苦，平；有小毒。入肝、膀胱二经。功效：逐恶血瘀血，破血积聚。张锡纯认为，水蛭"破瘀血而不伤新血，专入血分而不损气分"。现代药理研究证明，水蛭主要含有蛋白质，其新鲜唾液中含有水蛭素，水蛭素能阻止凝血酶作用于纤维蛋白原，阻碍血液凝固，每 20mg 水蛭素可阻止 100mg 人血之凝固。水蛭分泌的一种组织胺样物质，能扩张毛细血管，缓解小动脉痉挛，降低血液黏着力。刘老临证多用于黄褐斑、鱼鳞病、黑变病、硬皮病、天疱疮、白癜风、皮肌炎等，常用量成人 15g，儿童一般不用。

4. 僵蚕

僵蚕为蚕蛾科昆虫家蚕的幼虫在未吐丝前，因感染白僵菌而发病致死的僵化虫体。性味咸、辛，平。归肝、心、脾、肺四经。功效：散风泄热，化痰消坚，解毒镇痉，活络通经。刘老常用于治疗银屑病伴咽峡红肿、疼痛者。常用量成人 15g，儿童酌减。

5. 九香虫

九香虫为蝽科昆虫九香虫的干燥全蝎。性味咸，温。归肝、脾、肾三经。功效：补脾肾；壮元阳；疏肝郁；散滞气。《本草纲目》："九香虫，产于贵州永宁卫赤水河中。……治膈脘滞气，脾肾亏损，壮元阳。"《现代实用中药》："适用于神经性胃痛，腰膝疼痛，胸脘郁闷，因精神不快而发胸窝滞痛等症，配合其他强壮药同服有效。"《本草新编》："九香虫，虫中之至佳者，入丸散

当代中医皮肤科临床家丛书（第二辑）

刘复兴

中以扶衰弱最宜。"刘老常用于治疗进行性色素性紫癜、慢性荨麻疹、白塞病、皮肤瘙痒症等。常用量成人15g。儿童一般不用。

6. 全蝎

全蝎为钳蝎科昆虫东亚钳蝎的干燥体。性味辛，平；有毒。归肝经。功效：息风止痉，解毒散结，通络止痛。刘老常用于治疗带状疱疹后遗神经痛等，常用量10g，儿童一般不用。

7. 蝉蜕

蝉蜕为蝉科昆虫黑蚱（蝉）羽化时的蜕壳。性味甘，寒。归肺、肝经。功效：疏风热，透疹，明目退翳，息风止痉。刘老常用于各种皮肤病伴见声音嘶哑、咽痛或目赤、多泪、目翳等证。常用量10g。

8. 露蜂房

露蜂房为胡蜂科昆虫大黄蜂的巢，或连蜂蛹在内的巢。性味甘，平；有毒，归胃经。功效：攻毒，杀虫，祛风。刘老临证时用于治疗皮肤病瘙痒甚者，多与蜈蚣、蝉蜕等配伍，如：慢性荨麻疹、头癣、体癣等，多内服、外用。内服用量15g，外用则至30g。儿童一般不用。

9. 地鳖虫

地鳖虫又名土鳖虫、䗪虫，为鳖蠊科昆虫地鳖或冀地鳖的雌虫体。性味咸，寒；有小毒。归肝经。功效：破血逐瘀，续筋接骨。刘老用于治疗皮肤病伴腰腿痛或经闭或子宫肌瘤等。常用量10g，儿童一般不用。

10. 守宫

守宫为壁虎科动物无蹼壁虎或其他几种壁虎的全体。别名：天龙、壁虎。性味咸，寒；有小毒。功效：散结止痛，祛风定惊。刘老用于治疗硬皮病，每起沉疴。常用量：2条入煎剂。

11. 臭壳虫

臭壳虫为拟步行虫科，琵琶甲属，日本琵琶甲的干燥全蝎或活虫。别名：臭角虫、放屁虫、高脚虫、黑将军。性味咸寒，有小毒。功效：清热解毒，消瘰疬，息风祛湿，止痛。专治无名肿毒，湿疹，惊风，近来试用于治疗癌瘤。刘老用于治疗神经纤维瘤病、皮肤纤维瘤等。常用量：5个入煎剂（内服、外洗均用之）。

（三）擅用花类药

刘老治病用药的特点之一，是擅长用花类药。据统计，常用的有以下几种：玫瑰花、金银花、野菊花、杭菊花、红花、辛夷花、腊梅花、凌霄花、鸡冠花、密蒙花、蜜桶花、丁香、生槐花、生蒲黄等。现一一介绍如下：

1. 玫瑰花

玫瑰花为蔷薇科植物玫瑰的花蕾。性味甘、微苦，温。归肝、脾经。功效：行气解郁，和血散瘀。临床常用于月经不调、肝胃气滞、痈肿疮毒、头痛、风湿痹痛、下痢脓血等。而刘老多用于治疗色素障碍性皮肤病，如：黄褐斑、Riehl 黑变病、雀斑、痤疮后遗色沉斑等，用量一般为 6g，与他药合煮，效佳。

2. 金银花

金银花为忍冬科多年生半常绿缠绕性木质藤本植物忍冬的花蕾。性味甘，寒。归肺、胃、大肠经。功效：清热解毒。刘老常用于治疗聚合性痤疮、毛囊炎、丹毒、脓疱疮、疖、蝼蛄串、酒渣鼻等，多配合蒲公英、野菊花、紫花地丁、天葵子等，即五味消毒饮。用量一般为 30g，儿童酌减。

3. 野菊花

野菊花为同属近缘植物野菊等的头状花序。性味苦、辛，微寒。归肺与肝经。功效：清热解毒。同时多与蒲公英、金银花等配伍，如五味消毒饮，临床应用同金银花。用量一般为 30g，儿童酌减。

4. 杭菊花

杭菊花为菊科多年生草本植物菊的头状花序。性味辛、甘、苦，微寒。归肝、肺经。功效：疏风清热，解毒，明目。刘老常与枸杞配伍以养肝明目。或与杭芍等配伍以平肝息风，用于多种皮肤病伴见肝经风热或肝火上攻或肝风内动之证，随证加减，用量一般为 15g。

5. 红花

红花为菊科二年生草本植物红花的筒状花冠。性味辛，温。归心、肝经。功效：活血祛瘀，通经。刘老常用于治疗白癜风、硬皮病、鱼鳞病、斑秃、黄褐斑等难治性皮肤病。用量一般为 10g，儿童酌减。

6. 辛夷花

辛夷花为木兰科落叶灌木植物辛夷的花蕾。性味辛温。归肺、胃经。功效：散风寒，通鼻窍。刘老常与苍耳子等配伍用于各种皮肤病伴鼻渊头痛、鼻塞、香臭不闻、浊涕常流等症。用量一般为 15g，儿童酌减。

7. 腊梅花

腊梅花为腊梅科植物腊梅的花蕾及花。性味酸、涩，平。归肝、脾、肺

当代中医皮肤科临床家丛书（第二辑） 刘复兴

经。功效：疏肝理气，开胃生津。刘老偶用于各种皮肤病伴咳嗽、妇女郁症等。用量6g。

8. 凌霄花

凌霄花为紫葳科凌霄花属植物凌霄花的花。性味酸，寒。归肝、脾、肺经。功效：凉血祛瘀。《日华子本草》："治酒皶，热毒风、刺风，妇人血膈，游风，崩中，带下。"刘老偶用于治疗酒渣鼻等。用量为10g。

9. 鸡冠花

鸡冠花为苋科植物鸡冠花的花序。性味甘，凉。归肝、肾经。功效：凉血，止血。刘老偶用于治疗妇人崩漏、赤带（用红鸡冠花）、白带用（白或粉红鸡冠花）。常用量9g。

10. 密蒙花

密蒙花为马钱科植物密蒙花的干燥花或花蕾。性味甘，凉。归肝经。功效：祛风，凉血，润肝，明目。刘老常用于各种皮肤病伴目赤肿痛，多泪羞明等症，用量15g。

11. 蜜桶花

蜜桶花为玄参科来江藤属，常绿灌木，高0.5~1.5m。性味苦、甘，凉。功效：消炎，解毒。药用全草或花朵。主治：急慢性骨髓炎、骨膜炎、慢性肝炎，用量1~3两，加红糖适量煎服，每日1剂。

12. 生槐花

槐花为豆科落叶乔木槐树的花蕾。性味苦，微寒。归肝、大肠经。功效：凉血止血，清热。刘老常用于治疗银屑病之血热型，亦用于过敏性紫癜之血热型。据现代药理研究表明：槐花能保持毛细血管正常的抵抗力，减少血管通透性，可使因脆性增加而出血的毛细血管恢复正常的弹性。常用量30g，小儿酌减。

13. 生蒲黄

蒲黄为香蒲科水生草本植物狭叶香蒲或香蒲属其他植物的花粉。性味甘辛，凉。归肝、心经。功效：凉血止血，活血消瘀。刘老常用于带状疱疹后遗神经痛等，常用量15g，多与五灵脂同用，即失笑散。

14. 丁香

丁香为桃金娘科常绿乔木植物丁香的花蕾，称公丁香。性味辛，温。归脾、胃、肾经。功效：温中降逆，温肾助阳。刘老常用于各种皮肤病伴脾胃虚寒者，并逆"十九畏"而用之与郁金配伍，常用量丁香5g、郁金15g。

（四）药对的应用

历代名医均重视药对的使用，北宋徐之才的药对，今人吕景山的《施今墨对药》等等。刘老用药的一大特点是药对的应用，即在辨证处方应用中加入应证药对，以提高疗效。临床运用几十年，确有奇效。现将刘老常用药对介绍如下。

1. 祛风药对

白鲜皮—地肤子：清热利湿止痒（用于风痒轻者）。

蜈蚣—乌梢蛇：祛风通络止痒（用于风痒重者）。

刺蒺藜—茵陈：疏风利湿。

天麻—荷顶：祛风升清。

生黄芪—当归：养血祛风。

秦艽—昆明山海棠：养阴祛风。

代赭石—生石膏：镇肝息风。

"风为百病之长，善行数变"，风为阳邪，其性开泄，为春季的主气，具有升发向上的特点，所以风邪侵入，多犯人体的上部（如头面）和肌表（常指暴露部），并使皮毛腠理开泄，出现汗出、恶风等症状。古人认为风善行数变，善行是指风病的病位常无定处，或游走不定，数变是指病变变化无常，如荨麻疹中医称为隐疹，认为其病因主要是风邪所致。风胜则痒，所以风病的另一特点是瘙痒无度。概括来讲，风邪所致皮肤病，常具有发病急、消失快、发无定处，游走不定，剧烈瘙痒，病程短的特点。一切瘙痒性皮肤病都与风有关。因此，祛风药对的应用也相当广泛。

2. 祛湿药对

辛夷花—苍耳子：温化上焦之湿。

藿香—佩兰：芳化中焦之湿（湿邪轻者）。

苍术—白术：燥化中焦之湿（湿邪重者）。

炒黄柏—生薏苡仁：清利下焦之湿。

土茯苓—茵陈：清利下焦之湿。

绞股蓝—灵芝：扶正利湿。

丹参—土茯苓：活血利湿。

白薇—萹蓄：养阴利湿。

鹿角霜—蒲公英：温阳化湿。

当代中医皮肤科临床家丛书（第二辑）　刘复兴

川芎—威灵仙：活血利湿。

八角枫—昆明山海棠：通络利湿。

海桐皮—生地榆：祛风利湿。

海藻—生甘草：化痰软坚。

"湿性重浊""湿为阴邪，易阻遏气机，损伤阳气""湿性黏滞""湿性趋下，易袭阴位"。皮疾难愈，多见湿邪。刘老常教导我们："湿邪在皮肤疾患中占有较重的位置。'虽无明征亦去湿'（赵炳南语）这句话充分说明了'去湿法'在治疗皮肤疾患中的重要性。"湿邪致病，喜侵人之下部，多缠绵不愈，反复发作。湿邪侵犯皮肤则皮肤肿胀，水疱糜烂，或有肥厚浸润等。一些慢性顽固性、瘙痒性反复发作的皮肤病多与湿有关。若在辨证处方中加入相应的祛湿药对，则可提高疗效。

3. 清热药对

川黄连—黄芩：清心肺。

马勃—青黛：清肺肝。

知母—黄柏：清金水。

蒲公英—重楼：清肺胃。

野菊花—蒲公英：清上焦热。

生石膏—天花粉：清中焦热。

土茯苓—败酱草：清下焦热。

地骨皮—胡黄连：清虚热。

忍冬藤—连翘：清卫分热。

生石膏—知母：清气分热。

水牛角—小红参：清营分热。

紫草—生地榆：清血热。

通草—淡竹叶：清利三焦湿热（轻）。

通草—滑石：清利三焦湿热（中）。

车前子—土茯苓：清利三焦湿热（重）。

"诸痛痒疮，皆属于心"，"心属火"，故皮肤病与火毒之间联系密切。火邪与热邪常互称，二者常是程度上的不同，火为热之极。火热之邪在皮肤常见潮红肿胀、灼热疼痛、出血斑、紫斑，一切急性发炎性皮肤病都与火热之邪有关。临证时，在辨证处方中加入相应药对，则效如桴鼓。

4. 化瘀药对

桃仁—红花：活血化瘀（瘀血轻者）。

三棱—莪术：活血化瘀（瘀血重者）。

丹参—五灵脂：活血化瘀（瘀血最重者）。

三棱—莪术—皂刺—重楼：痰瘀并治。

丹参—五灵脂—海藻—生甘草：痰瘀并治。

川芎—怀牛膝：升降气血。

"怪病多从痰瘀治"，刘老指出："'瘀'是需要认真研究的一种治法。"实践越来越证明，日久不愈，病程较长之诸多慢性疾病无不具有血瘀之症状和体征。在辨证论治基础上，酌情加用化瘀药对，常见奇效。

5. 补虚药对

潞党参—五灵脂：益气生血。

炙黄精—炙首乌：补益肝肾。

补骨脂—煅自然铜：补益肝肾。

附子—细辛：温阳益气。

炒黄柏—补骨脂：养阴益肾。

淮山药—明玉竹：健脾益胃。

明玉竹—冬瓜仁：养阴益肺。

骨碎补—露蜂房：填精补髓。

桑枝—黑芝麻：益肾止痉。

皮肤病虽实多虚少，但沉久疾病需考虑正虚。刘老在治疗一些疑难重症时，辨证处方中常有补虚药对出现，屡起沉疴。

第四章 特色疗法

一、中药熏洗法

中药熏洗法是将药物煎汤，趁热在患部熏蒸、淋洗，通过药物的热辐射作用，使患部血管扩张，血液循环改善，以达到疏通腠理、祛风除湿、清热解毒、杀虫止痒目的的一种外治方法。

[操作方法] 根据证候辨证，选用适当药物打为粗末，把药物粗末装入布袋放入砂锅或搪瓷盆里，将水煮开后，再续煎 20 分钟左右，取袋存汁，放入搪瓷盆中，趁热将患处放在容器内或上，用蒸汽熏蒸患处，待带药液温度降到 40℃ 左右时，加入陈醋、蜂蜜，以药液泡洗患处约 20～30 分钟。每日 2 次，7～10 天为 1 疗程。病情较重者可酌情增加熏洗次数。

[药物组成]

（1）清热止痒散：白头翁、龙胆草、苦参、仙鹤草各 30g。

主治：各种细菌感染引起皮肤病，临床表现红肿、渗液多者，如毛囊炎、丹毒、脓疱疮、溃疡、湿疹并感染、疖等。

（2）润肤止痒散：藿香、香薷、茵陈、透骨草各 30g。

主治：各种真菌引发皮肤病及变态反应性皮肤病中脱屑、干燥、瘙痒者，如体癣、手足癣、股癣、花斑癣、霉菌性包皮龟头炎或阴道炎、霉菌性咽炎、脂溢性皮炎、亚急性期皮炎、银屑病、皮肤瘙痒症等。

（3）祛风止痒散：川椒、茵陈、苦参、透骨草各 30g。

主治：各种变态反应性（瘙痒性）皮肤病，如湿疹、皮炎、药疹、荨麻疹、瘙痒症、结节性痒疹、过敏性紫癜等。

（4）化瘀止痛散：桂枝、透骨草、三棱、莪术、八角枫、昆明山海棠各 30g。

主治：各种皮肤疼痛证及病毒性皮肤病、皮肤包块、肿脓等，如带状疱疹、尖锐湿疣、扁平疣、传染性软疣、苔藓样皮炎、皮肤软组织挫伤、外伤肿胀、腱鞘囊肿等。

（5）洗疣方：败酱草、地肤子、炒香附、木贼草各 30g。

主治：扁平疣、丝状疣、寻常疣、传染性软疣等。

[适应证]

（1）全身中药熏洗：适用于特应性皮炎、荨麻疹、银屑病、皮肤瘙痒症、玫瑰糠疹、泛发性神经性皮炎疥疮等。

（2）局部中药熏洗：适用于手足部湿疹、手足皲裂、斑秃、毛囊炎、脂溢性皮炎、脂溢性脱发、激素依赖性皮炎、肛周湿疹、疣目等。

[禁忌证]

（1）妇女月经和妊娠期、高血压患者不宜使用熏洗和坐浴。

（2）伴有急性传染病、重症心脑血管疾病者禁用。

[注意事项]

（1）熏洗过程中一定要根据病人的耐受程度调节适宜的药液温度，特别是老年患者，由于对温度的敏感性下降，在熏洗时要防止烫伤的发生。合并有传染病的患者应使用单独的浴具，并单独严格消毒。熏洗后皮肤干燥者应外涂黄金万红膏以滋润肌肤。

（2）熏洗时应避风，注意保暖。

二、敷药疗法

中药敷药法是指将新鲜中草药切碎、捣烂，或将中药研末加入适量的调和剂（如鸡蛋清、酒、水、蜜等），调成干湿适当的糊状，敷于患处或穴位的方法。具有舒筋活络、祛瘀生新、消肿止痛、清热解毒、拔毒等功效。

[操作方法] 用棉签、棉球或纱布等蘸取药膏少许、轻搽患处，薄涂局部。每日1～2次；为增强药效或延长局部用药时间，可采用局部用塑料薄膜覆盖（包封）治法。

[药物组成]

（1）黄金万红膏：紫草、黄连、黄芩、虎杖、生地榆、当归、冰片等各30g。

功效：清热解毒，消肿生肌。

主治：水、火、油烫伤，婴儿红臀、毛囊炎、皮肤皲裂、银屑病及各种亚急性皮炎、慢性皮炎等病。

（2）痤疮膏：黄芩、川黄连、生栀子、三棱、莪术、檀香、冰片等各30g。

功效：清热解毒，软坚化瘀。

主治：各型痤疮。

用法：取药膏少许，薄敷皮损之上，保留 20～30 分钟，清水洗净药膏，每日 2 次。根据临床辨证论治，以汤药内服配合药膏疗效更佳。

（3）消核膏：贯众、海藻、甘草、夏枯草、赤芍各 30g。

功效：软坚散结、破滞消核。

主治：皮肤结节、瘢痕疙瘩、淋巴结肿大、乳腺小叶增生等症。

（4）消肿膏：滇重楼、皂角刺、贯众、夏枯草各 30g。

功效：消肿定痛，通络化瘀。

主治：皮肤肿痛、各型囊肿、挫伤血肿、气肿、痛风等症。

[**适应证**] 本法适应证广泛，可应用于急性、亚急性或慢性皮肤病。增生性皮肤病（如慢性皮炎、银屑病、扁平苔藓）皲裂性皮肤病等，应用药膏外敷（包封），可增加局部药物的作用时间、增加透皮吸收的药物量，同时达到润肤、软坚、愈裂的作用。

[**禁忌证**]

（1）急性炎症、皮肤破溃流滋、疮面糜烂处忌用本法。

（2）感冒时忌大面积涂擦。

[**注意事项**]

（1）避免将药物涂抹在正常皮肤上，防止产生刺激。

（2）随时注意药物的反应，一旦发生过敏及时停药。

三、熏蒸疗法

熏蒸疗法属于中医常用的外治方法之一，它是以中医学基本理论为指导，利用中药煮沸后产生的气雾进行熏蒸，借药力热力直接作用于所熏部位，达到扩张局部血管、促进血液循环、温通血脉、祛毒杀菌、止痒、清洁伤口、消肿止痛，最后达到治病、防病、保健、美容的目的。

[**操作方法**]

（1）传统熏蒸法：把药放在器具里（用不锈钢、瓷或瓷砂材质）。然后加些水煮沸，找好合适的姿势，把要蒸熏的部位放在器具以上用蒸汽熏蒸，注意避免烫伤，熏蒸时间大约 20 分钟到半小时，最后关火。

（2）中药熏蒸机（药浴机）：把中药包放在中药煮蒸器中煎煮，使用者只要坐在机器里面享受蒸汽浴 20 分钟。每次 40 分钟，每天 1 次，10 次为一个疗程。

[**药物组成**]

（1）桂枝、透骨草、三棱、莪术、八角枫、昆明山海棠、威灵仙、贯众、川芎等各30克，用于硬皮病。

（2）润肤止痒散：藿香、香薷、茵陈、透骨草各30g。

主治：脂溢性皮炎、亚急性期皮炎、银屑病、皮肤瘙痒症等。

（3）祛风止痒散：川椒、茵陈、苦参、透骨草各30g。

主治：各种变态反应性（瘙痒性）皮肤病，如湿疹、皮炎、药疹、荨麻疹、瘙痒症、结节性痒疹、过敏性紫癜等。

（4）红花、大黄、车前子、芙蓉、芦荟、山栀、白术、当归各30g。

主治：单纯性肥胖。

[**适应证**] 湿疹、皮炎、药疹、荨麻疹、瘙痒症、结节性痒疹、过敏性紫癜、银屑病、硬皮病、皮肤瘙痒症、脂溢性皮炎、冻疮、肥胖等。

[**禁忌证**]

（1）孕妇及月经期妇女。

（2）严重出血者。

（3）心脏病高血压严重病危者。

（4）结核病。

（5）心衰，肾衰病人。

（6）动脉瘤。

（7）温热感觉障碍。

[**注意事项**]

（1）掌握好熏蒸温度，以60°~70°为宜，避免烫伤，年老体弱者防止虚脱。

（2）某些患者在熏蒸过程中，可能发生头晕、恶心、胸闷、气促、心跳加快等不适，应当立即停止熏蒸，卧床休息。

（3）熏蒸后注意保暖，避免着凉受风，治疗期间注意休息，切忌过劳。

（4）空腹与饱食后均不宜熏蒸。

（5）治疗过程中患者适当饮水。

（6）治疗时间不宜超过1小时。

（7）老人和儿童应有专人陪护。

四、艾灸法

灸法是利用艾绒在体表穴位上的烧灼，借助灸火的温和热力和药物的作用、腧穴的功能，通过经络的传导，起到温通气血、扶正祛邪的作用，达到治疗疾病和保健目的的一种外治法。

艾灸具有通经活络、行气活血、去湿逐寒、消肿散结、回阳救逆、防病保健。尤其对皮肤科带状疱疹后遗神经痛、寻常疣、跖疣等病有特效。其次，艾灸具有养生保健的作用。

[操作方法]

（1）隔姜灸疗法：取约2分厚生姜一块，置于选定的穴位上，再将艾炷置姜片上，点燃施灸。艾炷燃尽后，再放置艾炷反复施灸，一般至局部皮肤潮红为止。

（2）艾条灸疗法：施灸时将艾条的一端点燃，对准应灸的腧穴部位或患处，约距皮肤2～3cm左右，进行熏烤。熏烤使患者局部有温热感而无灼痛为宜，一般每处灸5～7分钟，至皮肤红晕为度。

[适应证] 带状疱疹、寻常疣、跖疣、神经性皮炎、银屑病、硬皮病、斑秃、痤疮、白癜风、疖肿。

[禁忌证]

（1）凡暴露在外的部位，如颜面，不要直接灸，以防形成瘢痕，影响美观。

（2）皮薄、肌少、筋肉结聚处，男女的乳头、阴部、睾丸等不要施灸。另外，关节部位不要直接灸。此外，大血管处、心脏部位不要灸，眼球属颜面部，也不要灸。

（3）极度疲劳，过饥、过饱、酒醉、大汗淋漓、情绪不稳，或妇女经期、妇女妊娠期忌灸。

（4）某些传染病、高热、昏迷、抽风期间，或身体极度衰竭、形瘦骨立等忌灸。

（5）无自制能力的人如精神病患者等忌灸。

[注意事项]

（1）艾灸后半小时内不要用冷水洗手或洗澡。

（2）艾灸后要多喝温开水。

（3）饭后1小时内不宜艾灸；过饥、过饱、酒醉禁灸；孕妇禁灸；身体发炎部位禁灸。

（4）手术后在体内埋钢钉或者其他东西的人，不要随便在做过手术的位置艾灸。

[**皮肤病应用**]

1. 艾灸治疗冻疮

方法：在冻疮局部先揉按 5 分钟。选准穴位后，点燃药用艾条，对准已发或将发冻疮处，各悬灸 3～5 分钟，以局部皮肤潮红色为度。若冻疮在上肢或耳朵，必须加灸合谷穴 3～5 分钟；若冻疮在下肢，必须加灸足三里穴 3～5 分钟。艾火与皮肤的距离，以受灸者能忍受的最大热度为佳。注意不可灼伤皮肤。用本法连续艾灸 3 天，冻疮不再复发。

2. 中药熏洗加艾灸治疗寻常疣、跖疣

方法：把中药败酱草、地肤子、炒香附、木贼草各 30g，放入砂锅或搪瓷盆里，加水 2000ml 浸泡 1 小时，煮开后，再续煎 20 分钟左右，取药汁，待药液温度降到 40℃ 左右时，加入陈醋 20ml，以药液泡洗患处约 20～30 分钟。擦干患处，取艾条或蚊烟香一段，点燃后距离皮损 0.5～1.0cm 温灸，灸至痛则移灸他处，待肤温如常则再灸，每次治疗 5～10 分钟，每日 2 次，15 日为一疗程，据我们观察，多数患者 1～2 个疗程可愈。究其理，"虚则生疣""血得温则行""气行则血行"，通过温灸，使局部气血通畅，"气主煦之，血主濡之"，其疾自瘥。

五、敷脐疗法

敷脐疗法简称"脐疗"，是将药物放在脐中（神阙穴），上面用胶布或纱布等覆盖固定，以防治疾病的一种方法。

[**操作方法**]

（1）根据病情选定方药。

（2）将选定的药物研细末，或作散剂用，或用调和剂调匀作膏剂用。如为新鲜湿润药物，可直接捣如泥，作膏剂用。

（3）将患者脐部洗净擦干，然后将配制好的药粉或药膏置入脐中，然后用脐布或纱布垫敷盖固定。

（4）根据病情，或 1～2 天换药 1 次，或 3～5 天换药 1 次。

[**适应证**] 黄褐斑、荨麻疹、银屑病、皮肤瘙痒症、玫瑰糠疹、神经性皮炎、湿疹、带状疱疹、斑秃、毛囊炎、脂溢性皮炎、脂溢性脱发、激素依赖

性皮炎、疣目、过敏性紫癜等，除严重过敏体质外，所有皮肤病均可适用。

[**禁忌证**] 本法无绝对禁忌证，但敷脐的药物一定要与疾病相符合。

[**注意事项**]

（1）明确疾病，辨证施治，正确选用和配制敷脐药物。

（2）敷脐后如局部有皮疹痒痛，应暂停3~5天；如出现局部溃疡，应停止敷脐，改用其他疗法。

（3）敷脐疗法主要靠局部吸收产生治疗作用，治疗效果较慢，对于一些全身性疾病如免疫疾病的调节则更慢，需治疗一段方可产生治疗效果，早期更换治疗方案是不科学的。

（4）此法对有些病收效较慢，可配合药物内服、针灸、推拿等疗法同时治疗，以提高疗效。

[**皮肤病应用**] 脐灸加敷脐疗法治疗黄褐斑：方法：先将选定的药物研细末，用蜂蜜调成膏状，放在肚脐上，将燃烧的艾炷直接悬在脐中上方（1cm左右）施灸，以觉得有温热感为度。每次灸15~30分钟，然后用脐布或纱布垫敷盖固定。每3日换药1次。此法利用肚脐皮肤薄、敏感度高、吸收快的特点，借助艾火的纯阳热力，透入肌肤，刺激组织，以调和气血，疏通经络；冲为血海，任主胞胎，冲任督带与生殖及妇人的经带、胎、产息息相关，故药物温脐可以调理冲任，理气养血，祛斑养颜。

六、拔罐疗法

拔罐法又名"火罐气""吸筒疗法"，古称"角法"。这是一种以杯罐作工具，借热力排去其中的空气产生负压，使吸着于皮肤，造成瘀血现象的一种疗法。古代医家在治疗疮疡脓肿时用它来吸血排脓，现代皮肤科用于治疗聚合性痤疮、银屑病等顽固性皮肤疾患。

[**操作方法**]

（1）准备材料：玻璃火罐2个（备用1个），根据部位，选择号型，镊子1把，95%酒精1小瓶（大口的），棉花球1瓶，火柴1合，新毛巾1条，香皂1块，脸盆一个。

（2）术前检查：检查病情，明确诊断，是否合乎适应证。检查拔罐的部位和患者体位是否合适。检查罐口是否光滑和有无残角破口。

（3）操作方法：先用干净毛巾，蘸热水将拔罐部位擦洗干净，然后用镊子镊紧棉球稍蘸酒精，火柴燃着，用闪火法，往玻璃火罐里一闪，迅速将罐子扣住在皮肤上。

（4）留罐时间：根据身体强弱的浅层毛细血管渗出血液情况，可以考虑留3分钟到6分钟比较合适。实践证明，短时间留罐比长时间留罐好处多。严重瘀血减为轻微渗出血或充血，便于吸收，增强抗病能力；不留斑痕；防止吸过度，造成水泡伤引起感染；时间虽短，疗效较高。

（5）起罐：左手轻按罐子，向左倾斜，右手食、中二指按准倾斜对方罐口的肌肉处，轻轻下按，使罐口漏出空隙，透入空气，吸力消失，罐子自然脱落。

（6）火力大小：火力大小，也要掌握好。酒精多，火力大则吸拔力大；酒精少，火力小则吸拔力小。还有罐子叩得快则吸力大；叩得慢则吸力小。这些都可临时掌握。

（7）间隔时间：可根据病情来决定。一般讲来，慢性病或病情缓和的，可隔日1次。病情急的可每日1次，例如发高烧，急性类风湿，或急性胃肠炎等病，每卧1次、2次，甚至3次，皆不为过，但留罐时间却不可过长。

（8）疗程：一般以12次为一疗程，如病情需要，可再继续几个疗程。

［**适应证**］银屑病、神经性皮炎、慢性湿疹、带状疱疹、带状疱疹后遗神经痛、毛囊炎、寻常痤疮、硬皮病等。

［**禁忌证**］

（1）患有出血倾向疾病（例如血小板减少症、白血病、过敏性紫癜等）的患者禁用。

（2）新鲜骨折部位、瘢痕部位、恶性肿瘤局部、静脉曲张部位、体表大血管处，禁止拔罐。局部皮肤弹性差者，禁止拔罐。

（3）妇女月经期下腹部慎用，妊娠期下腹部、腰骶部、乳房处禁用。

（4）患心、肾、肝严重疾病者以及高热抽搐者，禁用。

（5）皮肤过敏、外伤及溃疡处，前后二阴部位禁用。

（6）酒醉、过饱、过饥、过劳、大渴、大汗、大出血者禁用。

［**注意事项**］

（1）拔罐时应保持室内空气清新，冬季做好室内保暖，避免感受风寒。

（2）拔罐前消除受术者恐惧心理。

（3）拔罐可使皮肤局部出现小水泡、小水珠、出血点、瘀血现象，有时局部出现瘙痒，均属正常反应。

（4）一般拔罐后，3小时之内不宜洗澡。

（5）拔罐过程中，若出现晕罐，应立即停止拔罐，让患者平卧，休息片刻，多能好转。严重者，应送入医院进行急救。

七、火针疗法

火针疗法是指将特制的针具用火烧红后，迅速灼刺人体一定的穴位或部位，从而达到治疗疾病的一种针刺方法。

［操作方法］

（1）器械准备，常规火针、酒精灯、碘伏、医用棉签、一次性手套。

（2）施针前告知患者针疗法的操作过程，火针作用在操作部位处的感受，使患者有心理准备，抛弃恐惧心理，使患者配合医者操作。

（3）选择火针治疗的部位，充分暴露其处，固定好体位，对施术部位进行常规无菌消毒。

（4）左手持灯并靠近针刺部位（10～15cm），右手持针，针尖方向指向施术部位，置针于火的外焰处，先加热针体，再加热针尖，将针烧至发红，可施针于患者，进针达到合适深度后迅速出针，急进急出，不留针。

（5）出针后针刺处出血，一般先不做止血处理，让瘀血尽出，24小时内操作部位禁用水冲洗或沐浴，避免流汗等会造成局部污染的行为，保持针孔清洁、干燥，以免针孔发生感染。

［适应证］火针疗法多用于外科的治疗如疮疡痈肿、瘰疬痰核、慢性湿疮、白疕、蛇串疮、痤疮、扁平疣、白癜风、神经性皮炎、斑秃等，火针疗法均直接用在局部肿物或病变处，以收直达病所之功。

［禁忌证］

（1）禁用于治疗不明原因的肿块部位。

（2）患有传染病，及心脑血管病变患者禁用火针疗法。

（3）惧针者，不宜施用火针。

（4）酒后，过度饥饿，过度劳累，精神过度紧张暂不施用火针。

（5）糖尿病患者或皮肤抵抗力低下的患者，容易发生感染，慎用火针治疗。

（6）血友病患者，凝血机制障碍者或有出血倾向的患者禁用火针疗法。

（7）大血管，重要脏腑器官周围慎用火针。

［注意事项］火针加热时务必要加热到针体通红，医者与患者都处于适合操作的位置，当火针针体离开火焰后要疾速刺入操作部位，操作时尽量将火

源与操作部位的距离减至最短，以减慢火针冷却的速度。若发生晕针，则停止治疗，嘱其平卧休息，发生滞针者，可施捻转法，缓慢将针取出。操作时避免火源灼伤患者。

[皮肤病应用]

1. 火针治疗痤疮（脓疱型）

方法：首先于操作部位给予常规消毒处理，治疗前选择大小适合的火罐对治疗区的皮损部位进行拔罐，以固定范围；然后将针烧至发红，施针于患者脓疱、炎性丘疹，进针达到合适深度后迅速出针，出针后给予施针区域拔火罐，吸出脓血、脓液后拔下火罐，反复3次，至脓血流尽，无瘀血，见新鲜血液流出为止。

本方法对于脓疱、囊肿、炎性丘疹型的痤疮效果明显，治疗后24小时内有轻微炎症反应，但大部分3天后炎症消退，基本痊愈，无瘢痕及反复现象，治疗后24小时内禁止洗澡。

2. 火针治疗带状疱疹

方法：首先给予患病部位常规消毒处理，于最先开始出现皮疹部位（蛇头）给予火罐闪罐，大概30次左右，至闪罐部分出现皮肤紫红为止，然后将针烧至发红，施针于闪罐部位，进针达到合适深度后迅速出针，以散刺为主，施针范围视皮损大小而定，施针完后给予火罐拔罐，留罐5分钟左右，于拔罐部位出现渗出液，出血时拔下火罐，擦干渗出液及血液；其次找出患者最后出现皮疹部位（蛇尾），给予同样操作；最后于蛇头与蛇为之间选择一部位进行同样操作。治疗后患者疼痛会明显减轻，皮损大部分消退，一般3天治疗一次，3次为一疗程，治疗后24小时内禁止洗澡。

此种方法适合于带状疱疹任何时期，对带状疱疹后遗神经痛效果明显，一般在两个疗程后大部分疼痛基本好转，临床治疗未见明显不良反应。

3. 患者治疗白癜风

方法：对患病部位常规消毒后，予火罐闪罐30次左右，至闪罐部分出现皮肤紫红为止，然后将针烧至发红，施针于闪罐部位，进针达到合适深度后迅速出针，以散刺为主，施针范围视皮损大小而定，施针完后给予火罐拔罐，留罐5分钟左右，于拔罐部位出现渗出液、出血等，擦干渗出液及血液，治疗结束，治疗后24小时内禁止洗澡。

此种方法治疗白癜风效果明显，但所需疗程较长，需配合中药内服，治疗时针刺以浅刺为主。

4. 火针治疗扁平疣

方法：嘱火针固定好体位，常规消毒后，将针烧至发红，施针于疣体部位，进针达到疣体底部后迅速出针，每个疣体针刺次数视大小而定，一般1~3针，针刺后见疣体发红高起皮肤，于3天后隆起消退，可见疣体部分萎缩；治疗后24小时内避免接触水等，一周治疗1次，3次为一疗程，治疗一疗程后大部分扁平疣基本消退，留色素沉着。

本方法适合于四肢躯干部位的扁平疣，疗效显著，消退后无复发现象，要求操作快、准。

5. 火针治疗寻常型银屑病

方法：充分暴露皮损部位，沿皮损分布选择一肌肉分布丰富直线，涂上润滑剂（如凡士林等），对这一区域皮损进行走罐，20次左右，至皮损发红为度，走罐完成后将针烧至发红，施针于皮损部位，进针达到合适深度后迅速出针，以散刺为主，施针范围视皮损大小而定，对所有皮损进行同样操作后治疗结束，嘱其24小时内禁止洗澡。

本方法适合于寻常型银屑病任何时期，治疗后大部分皮损鳞屑减小，皮损变平，大部分在2个疗程后皮损消失，疗效显著。

6. 火针治疗慢性湿疹

方法：充分暴露皮损部位，沿皮损分布选择一肌肉丰富直线，并涂上润滑剂（如凡士林等），对这一区域皮损进行走罐，20次左右，至皮损发红为度，走罐完成后将针烧至发红，施针于皮损部位，进针达到合适深度后迅速出针，以散刺为主，施针范围视皮损大小而定，对所有皮损进行同样操作后治疗结束，嘱其24小时内禁止洗澡。

此操作适合于慢性湿疹，可针刺后会出现淡黄色渗液，棉签擦净渗液即可，治疗3天后皮损部位出现结痂，痂皮脱落后部分皮损消退，瘙痒基本消失，但本病容易反复，需每周治疗两次，一月为一疗程，一个疗程后本病基本痊愈。

八、面膜疗法

中药面膜疗法，是在祖国中医学理论指导下，根据体质特点辨证施治不同的中药配方，磨成极细的粉末，调成糊状在面部进行敷贴治疗的特色疗法。有美白、祛斑、祛痘、祛皱、嫩肤等功效。

［操作方法］

先清洁面部，根据病变部位范围大小，取适量药物，用温开水调成糊状，均匀涂敷于患部 1～2cm 厚，上覆熟料薄膜，约 30 分钟后轻轻刮去，洗净面部即可。每两日 1 次，1 个月为 1 个疗程，一般治疗 2～3 个疗程。

[药物组成]

（1）润肤止痒面膜：藿香、香薷、茵陈、透骨草各等份。

主治：脂溢性皮炎、激素依赖性皮炎、口周皮炎、化妆品皮炎等。

（2）黄金万红膏：紫草、黄连、黄芩、虎杖、牛地榆、当归、冰片等各等份。

功效：清热解毒，消肿生肌。

主治：毛囊炎、皮肤皲裂、银屑病及各种亚急性皮炎、慢性皮炎等病。

（3）痤疮膏：黄芩、川黄连、生栀子、三棱、莪术、檀香、冰片等各 30g。

功效：清热解毒，软坚化瘀。

主治：各型痤疮、毛囊炎等。

（4）醒肤保湿面膜：当归 9 克、甘草 3 克、白芷 9 克、蛋清 1 个、姜黄 3 克、蒸馏水。

主治：具有活血醒肤、润肤保湿的效果。

（5）保湿美白面膜：白芷粉 1 茶匙、白茯苓粉 2 茶匙、白及粉 1 茶匙、芦荟鲜汁、蜂蜜或牛奶适量。

（6）美白遮瑕面膜：白附子、珍珠粉、白芷、密陀僧各适量，一起研磨成末放入羊奶里面混合，需加热 1 个小时，等待成面膜膏状的时候放凉后，敷在脸部 20 分钟用清水洗去即可。

功效：遮掩皮肤缺陷，美化面容，消除面部黑暗。

（7）紧致肌肤面膜：将杏仁捣成泥加入到鸡蛋清里面均匀搅拌，敷在面部，等待十几分钟用温水清洗。

功效：使能去除败坏皮肤，淡化黑斑，使肌肤紧绷，润肤除皱，让肌肤白皙亮丽。

（8）莹润滋养面膜：杏仁粉、白果粉、珍珠粉、天门冬粉各等份，用牛奶均匀搅拌在一起加入适量蜂蜜，敷于面上，敷 15 分钟后洗去。

功效：保湿润肤，尤其适合春季的敏感皮肤。

（9）芦祛斑美白面膜：取厚肉片的芦荟叶捣成汁，放入面粉和蜂蜜，搅拌均匀。敷在洁净的脸部，等待 15 分钟用清水清洁。

功效：淡斑保湿。

[适应证] 黄褐斑、黑变病、雀斑、脂溢性皮炎，激素依赖性皮炎、口周

皮炎、化妆品皮炎、毛囊炎、痤疮；皮肤老化、皮肤干燥等。

[禁忌证] 颜面皮肤对面膜的药物成分过敏者以及皮肤有渗出倾向者。

[注意事项]

（1）中药面膜次数一般1~2周1次，不需要天天敷，除非极个别治疗性中药祛痘面膜明确标示连续用药的要求。因为过度清洁面部，新长出的角质反而会导致皮肤保护功能下降，容易激惹。

（2）通常的敷面时间不宜过长，面膜盖住面部过长时间，会影响面部皮肤细胞的正常代谢功能，不利于皮肤的正常分泌物排出。而且，面膜一旦干燥，其中的营养成分扩散进皮肤的速度就会大大下降。干燥的面膜反而会吸收皮肤中的水分。揭除面膜的时间因种类不同而不尽相同，一般在15分钟左右。

（3）中药面膜别太"单薄"，优质的面膜，能够紧紧吸附、锁住最大剂量的营养成分。面膜较厚既保证营养成分不会"单薄"，又可敷脸时，让肌肤温度会有效上升，促进血液循环，使渗入的中药祛痘养分在组织间更好地扩散开来。温热效应还会使皮肤角质软化，毛孔扩张，让堆积在里面的污垢更好地排出。

（4）敷面前先洁净面部，最好用温水清洗面部，使毛孔打开，令深层皮脂和污垢易于排出，以保证在敷面过程中面膜营养成分能更多地被吸收。

九、埋线疗法

穴位埋线是将羊肠线等埋入穴位，一方面利用肠线作为异性蛋白埋入穴位可提高机体应激、抗炎能力；同时，肠线在组织中被分解吸收对穴位起到持续刺激作用，以达到治病的目的。埋线疗法适应广泛，一般来说，凡能用针刺疗法治疗的疾病，均可应用穴位植入疗法治疗，尤其对疼痛性疾患、功能性疾患、慢性疾病疗效显著。

[操作方法]

（1）辨证选穴后，以患者舒适、术者便于操作为原则指导患者摆正体位。

（2）以施术点为中心，向外环形涂擦消毒2遍。

（3）术者手部清洁消毒，戴无菌手套。

（4）左手持针并将针芯上提约2cm，右手将一段外科可吸收线沿针尖穿入针筒内。

（5）以普通针刺手法将埋线针刺入所选穴位的一定深度，迅速按下针芯，注入可吸收线。

（6）出针后，以无菌棉签压迫针孔防止出血，再以无菌辅料贴敷，保护创口，2 小时后自行去掉辅料，2 日内保持针孔处干燥。

（7）根据可吸收线的吸收周期选择埋线间期长短，3 个月 1 疗程。

［适应证］

（1）多种损容性皮肤病，如：痤疮、激素依赖性皮炎、黄褐斑等。

（2）各种慢性过敏性疾病，如：慢性荨麻疹、慢性湿疹等。

（3）其他，如：皮肤瘙痒症、带状疱疹后遗神经痛、寻常型银屑病等。

［禁忌证］

（1）过敏体质或瘢痕体质。

（2）关节型、脓疱型、红皮病型银屑病。

（3）糖尿病或其他影响皮肤及皮下组织愈合的系统性疾病。

（4）有出血倾向者。

（5）患有严重精神疾病者。

（6）妊娠期及月经期。

［注意事项］

（1）严格无菌操作。

（2）严格掌握埋线深度，避免伤及内脏。

（3）避免伤及脊髓、神经干及大血管。

（4）应避开溃疡及严重皮损处。

（5）如发生晕针，应立即停止操作并做对症处理。

（6）操作应避开患者紧张、劳累、过饥过饱状态。

十、刺血疗法

刺血疗法，古代又称为放血疗法，或称刺络法。是以经络学说为指导，用三棱针、毫针、梅花针或用刀具刺破身体一定穴位或浅表血络，放出少量血液以治疗疾病的方法。

［操作方法］

（1）辨证分型，选择穴位。

（2）在所选穴位周围用推挤等手法使局部充血，以增加局部血供。

（3）施术点为中心，向外环形涂擦消毒 2 遍。

（4）常规手部消毒后，用左手固定被刺部位，右手持三棱针，迅速刺入皮肤 3~5cm，出血即可，必要时可增加刺入点，轻轻挤压，直到基本无出血，也可配合局部火罐，强化治疗效果。

［适应证］以热邪或瘀滞为主证的银屑病、急性湿疹、痤疮、荨麻疹、带状疱疹、脂溢性皮炎、皮肤瘙痒症、急性咽炎、上呼吸道感染等疾病。

［禁忌证］

（1）有出血倾向者。

（2）严重心脑血管疾病者。

（3）严重感染部位。

（4）孕妇腹部及腰骶部。

（5）严重精神疾患者。

［注意事项］

（1）严格消毒。

（2）当天针刺部位保持干燥。

（3）有瘀青时不要紧张，嘱患者放松心情，24 小时后热敷即可。

第五章　验案撷英

一、蛇串疮（带状疱疹）

医案1　王某某，男，52 岁，因"左头皮、前额疼痛伴水疱 7 天"于 2003 年 3 月 6 日初诊。

患者平素体健，7 天前，无明显诱因，左侧头皮，前额皮肤出现疼痛，继之沿疼痛部位相继出现丘疹、水疱，在外院就诊，诊为"带状疱疹"，予西药抗病毒、止痛，营养神经治疗后，水疱虽有所干涸，但疼痛不减，而来诊。

证候：左侧头皮、前额散在小片状成簇水疱，部分水疱干涸，皮疹颜色暗红，伴疼痛，口干苦，小便黄，大便干，舌质红，苔薄黄腻，脉弦。

西医诊断：带状疱疹。

中医诊断：蛇串疮。

中医辨证：肝胆湿热。

治法：清热利湿，通络止痛。

方药：龙胆泻肝汤加减。龙胆草 10g，川木通 12g，车前子（另包）30g，炒黄芩 15g，生栀子 15g，当归 15g，生地黄 30g，泽泻 30g，炒柴胡 15g，川芎 30g，怀牛膝 60g，菊花 15g，蜈蚣 2 条。3 剂，日服 2 次，2 日 1 剂。忌鱼腥发物，慎起居，勿劳累。

二诊：2003 年 3 月 13 日。服药后疼痛明显减轻，二便正常，口干苦好转，水疱干涸结痂，舌质红，苔薄黄，脉弦。上方见效，但湿热未清，守方改生栀子为炒栀子，以防过寒伤脾，继服 3 剂。

三诊：2003 年 3 月 20 日。疼痛消失，水疱结痂脱落见色沉，纳眠可，二便调。舌质红，苔薄黄，脉弦。患者要求巩固疗效，再予 3 剂。

[**按语**]　蛇串疮相当于西医的带状疱疹，为水痘–带状疱疹病毒感染导致的神经末梢的炎症反应，治疗主要是减轻疼痛。中医学有"蛇串疮""缠腰火丹"之称。刘老认为本病急性期与火毒炽盛、湿热内蕴有关。治疗当以除湿为基本法则。但必须注意患者体质、发病部位、病程长短等因素选方用药。本案特点：①病发于前额、头部，为肝经循行之地，舌质红，苔薄黄，脉弦。

证属肝胆湿热。故拟清利肝胆湿热之龙胆泻肝汤加味。②注意调畅气机：药对以川芎、怀牛膝的配伍使用：川芎活血通络、上达巅顶，怀牛膝滋补肝肾，下行血海，气血上行下降无碍，二药相配升降气血，活络舒筋，治疗头痛，疗效颇佳。③虫类药蜈蚣的应用，取其解毒通络止痛之功。④饮食宜忌，勿食鱼腥发物；起居有节，勿过劳，是保证疾病康复的重要因素。

医案2 何某，女，68岁，2004年5月24日初诊。

左额头部刺痛3天，起红斑、水疱2天。患者3天前突觉左额头部刺痛不适，次日清晨局部出现红斑，密集小水疱，伴左眼干涩、刺痛。为求中医治疗来诊。现证候：左额头部簇集红斑，密集米粒大小水疱，疱液澄清，疱壁紧张，单侧带状分布，针刺样疼痛，左眼干涩、刺痛，口干苦，纳可，眠差，二便调。舌红，舌苔薄黄腻，脉弦滑。

西医诊断：带状疱疹。

中医诊断：蛇串疮。

中医辨证：肝胆湿热。

治法：清热利湿，解毒通络止痛。

方药："龙胆泻肝汤"加减。龙胆草10g，川木通12g，车前子（另包）30g，炒黄芩15g，生栀子15g，当归15g，生地黄30g，泽泻30g，炒柴胡15g，八角枫15g，泽泻15g，密蒙花15g，川芎15g，菊花15g，加蜈蚣2条。3剂，口服。

外用自拟消炎止痛散加味：外用方药：白头翁30g，龙胆草30g，仙鹤草30g，苦参30g，大黄30g，黄芩30g，黄连30g。水煎冷敷患处，每日多次。

复诊：2004年5月30日。患者经上诉治疗后，疼痛程度减轻，红斑较前变暗，水疱干燥结痂，部分痂皮脱落，留色素沉着斑，无新起疹，纳眠可，二便调。舌暗红，舌苔薄白，脉弦。治疗有效，效不更方，继服上方3剂并配合外用消炎止痒散3剂继续外洗。半月后皮疹全部消退，局部轻微疼痛，留淡褐色色素沉着斑。

[**按语**] 本案湿热阻于肝经，致气血不畅，清阳不升，左侧头部疼痛；舌红，舌苔薄黄腻，脉弦滑为湿热中阻之象。治拟清热利湿、通络止痛，方用龙胆泻肝汤加减。方中龙胆草、川木通、车前子、炒黄芩、泽泻清热利湿解毒；当归、生地黄凉血活血；柴胡疏肝解郁；川芎、怀牛膝活血止痛，滋养肝肾，上达巅顶，下行血海以引气血入经；蜈蚣开瘀通络止痛，密蒙花、菊

花清肝明目，引药直达病所，诸药相伍而奏效。同时内外合治，以达到迅速控制病情，减轻局部症状的作用。外治之法与内治法同理。刘老自拟消炎止痒散。方药为：白头翁、龙胆草、苦参、仙鹤草各30g。白头翁清热，解毒，凉血；龙胆草清热燥湿，泻肝火；仙鹤草收敛止血，杀虫；苦参清热燥湿，还可祛风杀虫。全方共奏清热燥湿、解毒之功效。消炎止痒散是刘老自拟方，常用于治疗局部出现红斑、水疱等湿热证候的皮肤病。如：如带状疱疹、毛囊炎、丹毒、脓疱疮、溃疡、湿疹并感染、疖等各种感染疾病，临床表现红肿、渗液多者，临证配合内服药共用，可起到事半功倍之效。全方四药，共奏清热解毒、消炎止痒之效。本案患者疱疹较多，疼痛剧烈，本案刘老于消炎止痒散中加入大黄、黄芩、黄连以加强清热除湿、解毒之功，疗效更佳。

医案3 李某，女，29岁，因"左颈肩、上肢疼痛伴水疱5天"于2003年1月14日初诊。

患者诉5天前，不慎受凉，感右颈肩、上肢疼痛，自用"布洛芬乳膏"外搽，痛不减，继之出现红斑、水疱而来诊。症见：右侧肩颈、上肢伸侧皮肤散在成簇水疱，周围色红，伴疼痛，口干，纳眠可，二便调，畏寒、怕冷、舌红苔薄白，脉浮数。

西医诊断：带状疱疹。

中医诊断：蛇串疮。

中医辨证：外感风热。

治法：辛凉解表，通络止痛。

方药：自拟贯防汤加减：贯众30g，防风15g，前胡15g，滇重楼30g，粉葛根15g，桑枝15g，姜黄15g，炒柴胡15g，八角枫15g，昆明山海棠30g，蜈蚣2条。3剂，日服2次，2日1剂。

外洗方：皮外1号（白头翁、龙胆草、仙鹤草、苦参）加蒲公英、千里光、昆明山海棠各30g，水煎开待温，取药液湿敷患处，日2次，2日每剂，3剂。

医嘱：忌鱼腥发物，慎起居，勿劳累。

二诊：2003年2月21日。药后皮疹结痂，色变淡，疼痛明显减轻，舌红苔薄白，脉浮数，效不更方，守方继服3剂。外洗停用，局部外搽院内黄金万红膏。

三诊：2003年2月28日。皮疹消退见色沉，已无疼痛。舌红苔薄白，脉浮数。达临床痊愈。

[按语] 刘老认为该患者发于躯干、颈部者，多为外感风热，致气血不畅，郁于肌肤而发。故治疗以辛凉解表、通络止痛为法。以自拟贯防汤加减为要。方中贯众清热解毒；粉葛、前胡疏散风热；滇重楼解毒消痈；防风辛凉解表而入血分，以防他药过凉，影响气血运行；蜈蚣解毒、祛风通络止痛，引药达病所，共奏辛凉解表、通络之功。辛凉平剂的自拟贯防汤是治疗带状疱疹风热型的良方。

本案患者体健年轻，缘于起居不慎，风热外感，故病发于机体上部（颈肩、上肢见水疱、疼痛），一诊施予自拟贯防汤加减，方中贯众、防风、前胡、滇重楼、粉葛、蜈蚣辛凉解表、解毒通络；炒柴胡辛凉解表、疏肝柔肝；八角枫、昆明山海棠祛风通络止痛；桑枝、姜黄辛温解表，引药达病所。配合皮外1号消炎止痛局部治疗，使水疱干涸结痂，疼痛减轻。一诊后皮疹结痂，疼痛减轻，故效不更方，二诊守方，致治病痊愈。贯防汤药精量重，是刘老治疗病毒性皮肤病之专方，用之屡效。

医案4 王某某，男，65岁，因"左胸背疼痛伴水疱半月余"于2003年8月12日初诊。

患者半月前，因劳累，休息欠佳，左胸背部疼痛不适，继之出现丘疹、水疱，到医院就诊，诊断为"带状疱疹"，予西药抗病毒及对症治疗，水疱已结痂脱落，但仍疼痛，为求治疗，而来诊。

证候：左胸背约5～6肋间见褐色色沉斑，疼痛，如针刺样，伴神疲乏力，纳眠可，二便调，舌质淡红，苔薄白，脉细。

西医诊断：带状疱疹。

中医诊断：蛇串疮。

中医辨证：气虚血瘀。

治法：益气活血，通络止痛。

方药：补阳还五汤加减：生黄芪45g，当归15g，川芎15g，赤芍30g，桃仁15g，红花10g，八角枫15g，昆明山海棠15g，制乳香10g，制没药10g，蜈蚣2条。3剂，日服2次，2日1剂。

外洗方：消炎止痛散（皮外4号方：主要药物：桂枝、三棱、莪术、透骨草）加川芎、威灵仙、杏仁、桃仁各30g，水煎待温，取药液湿敷患处，日2次，2日1剂，3剂。

医嘱：忌鱼腥发物，慎起居，勿过劳。

二诊：2003 年 8 月 19 日。服药后疼痛减轻，神疲乏力改善，但感胃脘不适，舌淡苔薄白，脉细。守方去制乳香、制没药以防破气败胃，加全蝎6g以增强解痉止痛之功，外洗方不变，各再予3剂。

三诊：2003 年 8 月 26 日。疼痛已不明显，仅局部见褐色色沉斑，舌淡苔薄白，脉细，停内服药，给外洗方3剂以收其功。

[按语] 刘老认为本案患者年过花甲，病前劳累，致气虚血瘀，经脉受阻，血循不畅，而见丘疹、水疱、疼痛，伴神疲乏力，舌淡苔薄白，脉细。依舌脉症辨为气虚血瘀，治以益气活血、通络止痛，首诊给予补阳还五汤加减，方中重用生黄芪补气生血活血；桃仁、红花、当归、川芎、赤芍补血活血；八角枫、昆明山海棠通络止痛；制乳香、制没药理气活血止痛；蜈蚣开瘀解毒，通络止痛。配合消炎止痛散热敷。二诊时，疼痛减轻，胃脘不适，去制没药、制乳香以防耗气败胃，加全蝎增强解痉止痛之功。内外合治，切中病机，病可速愈。补阳还五汤是治疗带状疱疹气虚血瘀证的良方。另外，中药止痛，补虚化瘀是特色。本案体现了刘老"辨清虚实，巧用补泻"的学术思想。

同时，对于带状疱疹后期局部疼痛固定不移，刘老认为多是由于瘀血阻络，气血筋脉不通所致。除了内服药物，常配以外用活血通络之品外用热敷。根据刘老多年经验，自拟消炎止痛散用于治疗各种皮肤疼痛证、皮肤包块、肿脓等，如带状疱疹后遗神经痛、皮肤软组织挫伤、外伤肿胀、腱鞘囊肿等。组成：桂枝、透骨草、三棱、莪术、八角枫、昆明山海棠各30g。方中桂枝为君药，有温通经脉作用，透骨草为臣药，其甘、辛、温，有祛风、除湿、舒筋、活血、止痛之功，可加强桂枝作用，三棱、莪术为佐药，活血祛瘀、行气止痛；莪术性温，味苦、性辛能行气破血、消积止痛。八角枫、昆明山海棠共为使药，八角枫起风除湿、通络止痛；昆明山海棠祛风除湿、消肿止痛，引药直达病灶。血温则行，气行则血行，通则不痛，诸药配伍，而达消炎止痛之力。痛因寒甚者加川乌、草乌、川芎、威灵仙；痛因热甚加生大黄、生栀子、冰片；水疱多者加苦参、紫草；丘疹多者加贯众、滇重楼、皂角刺；囊肿或皮疹厚者加海藻、生甘草、乌梅、蜈蚣；热肿明显加生大黄、冰片、千里光、毛冬青等。

医案5 刘某某，女，77 岁，因"右下肢皮疹伴疼痛1月余"于 2003 年

2 月 4 日初诊。

患者 1 个月前因劳累后，右下肢疼痛，自服止痛药药后无明显好转，后疼痛部位出现簇集性水疱，疼痛加剧。在当地某医院诊为"带状疱疹"，给予静脉滴注阿昔洛韦、维生素 B_1、维生素 B_{12}、外用炉甘石洗剂等治疗，病情好转，局部水疱干瘪，但疼痛日益加重，夜不能寐。为求中医治疗，今日来诊。刻下证：右下肢色素沉着，局部皮温稍高，触痛明显。体质瘦弱，口干苦、大便干结，小便黄赤，纳差，眠差。专科检查：右下肢无原发皮疹，大腿内侧至外侧到臀部可见数片色素沉着斑，少许结痂及脱屑。舌质暗红，舌下络脉迂曲，苔薄白，脉弦滑。

西医诊断：带状疱疹后遗神经痛。

中医诊断：蛇串疮。

中医辨证：气滞血瘀，毒热未尽。

治法：解毒活血，行气止痛。

方药：自拟八角定痛散加减：生黄芪 45g，八角枫 15g，板蓝根 30g，大青叶 30g，生地 30g，生蒲黄（布包煎）15g，五灵脂 15g，当归 15g，川芎 15g，制乳香、制没药各 10g，全瓜蒌 15g，酒大黄 10g，薏苡仁 30g，土牛膝 15g，冰片 1g，蜈蚣 2 条。3 剂水煎服，日服 2 次，2 日 1 剂。

外用方：皮外 4 号方（消炎止痛散）加减：制川乌、制草乌、桂枝、透骨草、三棱、莪术、八角枫、昆明山海棠各 30g，水煎外洗，频敷患处。

二诊：2003 年 2 月 11 日。服上方 3 剂，患者诉疼痛有所减轻，可自主活动患侧肢体，右下肢色素沉着，残留部分痂皮全部脱落，大便好转，小便略黄，口干苦减轻。寐安，舌质暗红，舌下静脉迂曲，苔薄白，脉弦滑。治疗有效，效不更方，上方继服 6 剂。外用原外洗方不变。

三诊：2003 年 2 月 25 日。患者诉病情好转明显，疼痛大部分消失，局部皮肤微痒。触痛不明显，大便可，口干消失，口略苦，舌质暗，苔白，脉弦滑。患者要求继续服药，以巩固疗效。原方去蜈蚣、冰片，加入绞股蓝、灵芝各 30g，继服 6 剂，随访 1 个月，症状全部消失。病情无反复。

[按语] 刘老认为，《医宗金鉴》"痈疽原是火毒生，经络阻隔气血凝"是辨治带状疱疹（蛇串疮）的经典论述，而气血辨治是皮肤科医生诊病的基础。本病可因情志内伤，以致肝胆火盛、外受毒邪诱发。毒邪化火与肝火搏结，阻于经络致气血不通，不通则痛。肝火脾湿郁于内，毒邪乘之郁于外，气血瘀阻为其果。气血阻滞经络，致使经气不宣，经脉失疏，则疼痛不休。

本例患者年事已高，体质虚弱，病程迁延，以致气血瘀滞，故皮疹消退后遗留神经痛。因此，方中以板蓝根、大青叶、丹参、制乳香、制没药、瓜蒌壳解毒活血；生黄芪益气固本补气行血，以郁金、冰片行气止痛。既抓住气滞血瘀这一主症，同时又重视高龄患者气血两虚的实质，在活血化瘀同时，重用黄芪、当归、川芎、生地等益气养阴、养血活血，既用制乳香、制没药行气止痛，八角枫是云南特有定痛草药，用蜈蚣祛风解毒，同时还用板蓝根、大青叶清解余毒，从而做到了益气固本与活血化瘀，行气止痛并重，诸药协同，共奏奇效。中医辨证论治，辨病与辨体结合，既要辨"人的病"，又要辨"病的人"。

医案6 马某某，女，72岁，因"左胸胁、背部、上肢疼痛1周，起疱疹3天"于2004年10月26日初诊。

患者诉1周前，无明显诱因，突感左胸胁部疼痛不适，自服"舒肝冲剂"后，疼痛无明显缓解。继之左背部、左上肢也出现疼痛，自服"阿莫西林"无效。3天前局部出现红斑、小水疱，疼痛加重。遂到"昆华医院"就诊，诊为"带状疱疹"，给予口服盐酸伐昔洛韦胶囊，静点小牛血清和干扰素等治疗，效果不理想。为求中医治疗，今日来诊，刻下症见：左胸胁、背部、上肢内侧起红斑，小水疱，疼痛，夜间尤甚，纳少，眠差，口干苦，小便调，大便干。既往史：血小板减少病史20余年，现服药治疗尚可；"十二指肠溃疡"病史4年，近期未服药；专科检查：左侧胸胁、背部、上肢内侧簇集性红斑，密集小水疱，疱液澄清，部分水疱破溃结痂，皮疹单侧带状分布。舌红，舌苔黄，脉弦滑。

西医诊断：带状疱疹。

中医诊断：蛇串疮。

中医辨证：肝胆湿热。

治法：清热利湿，活血止痛。

方药：龙胆泻肝汤加减：龙胆草10g，当归15g，炒柴胡15g，炒栀子15g，炒黄芩15g，通草6g，八角枫15g，泽泻15g，车前子（包）30g，昆明山海棠15g，生地30g，郁金15g，重楼30g，生蒲黄（包）15g，五灵脂15g，蜈蚣2条。3剂内服。

二诊：2004年11月1日。患者经上方治疗后，疼痛减轻，无新起疹，水疱干燥结痂，口干苦减轻，纳、眠可，大便仍干。舌红，舌苔薄白，脉弦。

当代中医皮肤科临床家丛书（第二辑）

刘复兴

以清热利湿、活血止痛为法治疗见效，效不更方，继服上方3剂。

三诊：2004年11月7日。患者诉经上诉治疗后，疼痛明显减轻，水疱干燥结痂，皮疹部分消退，纳、眠可，二便调。舌红干，舌苔薄白，脉弦。四诊合参，目前辨证为气阴两伤，肝郁气滞。以益气养阴、通络止痛为法，以一贯煎加减口服。

方药：沙参15g，当归15g，生地30g，枸杞30g，麦冬30g，川楝子12g，八角枫15g，昆明山海棠15g，炒黄芩15g，炒栀子15g，生蒲黄（包）15g，五灵脂15g，制乳香15g，制没药15g。3剂内服。

[按语] 本案根据患者左胸胁、背部、上肢起红斑、水疱，伴疼痛，皮疹单侧带状分布，符合中医"蛇串疮"范畴。患者年逾古稀，素体脾虚湿盛，加之外感湿热毒邪，湿热之邪阻于肝胆二经，发于肌肤，则见左胸胁、背部、上肢起红斑、水疱；气血瘀滞不通，不通则痛，故见疼痛；湿热伤津，则见口干苦，大便干；舌红，舌苔黄，脉弦滑均为肝胆湿热之征。但病情好转后，热邪已除，正气亏虚，加之患者年老体虚，故后期宜养阴清热。故改用一贯煎调理善后。充分体现了刘老"中病即止"、注意调理患者脾胃、保护气血津液的学术思想。

医案7 张某，男性，70岁。因左手臂带状疱疹后遗神经疼痛2年余，于1996年12月4日收住院。

症见：舌质暗红边见瘀点，舌下络脉迂曲，苔白厚腻，脉沉弦。

中医辨证：湿热夹瘀。

方药：内服"愈疱汤"加黄芪45g、桂枝5g，每日1剂，配合外洗4号方治疗，16天后病愈出院。

医案8 马某，女性，73岁。因右胁皮肤红斑、带状成簇水疱伴剧烈疼痛8天，于1997年1月16日以"带状疱疹"收住院。

症见：舌质红绛，苔黄厚腻，脉弦滑数。

中医辨证：肝胆湿热。

方药：内服"愈疱汤"配合外敷4号方，4天后病愈出院。

[按语]《素问》指出："诸痛痒疮，皆属于心""诸湿肿满，皆属于脾"，在带状疱疹的治疗当中，应以"湿""热"论治，以清热利湿止痛为原则。愈疱汤就是在此指导思想下，将《医宗金鉴》中"龙胆泻肝汤"化裁而得，去除原方中泽泻、甘草等碍胃生湿之药，加入八角枫、雷公藤除湿通络以止

痛，尤妙在方中蜈蚣，"性有微毒，而专善解毒，凡一切疮疡诸毒皆能消之"。全方用药精专，效若桴鼓。

医案9 邹某，女，54岁，昆明本地人，于2014年12月29日就诊。

患者右侧头部、眼部色沉斑，结痂伴疼痛20天，于外院住院治疗1周后，疱消疼不止，遂至我科就诊。诊见右侧头部大片状色沉斑，上覆大量结痂，右眼红肿无法睁开，因疼痛剧烈难寐，情绪焦虑，恐病毙命。舌淡苔薄黄，脉弦细。

西医诊断：带状疱疹。

中医诊断：蛇串疮。

方药：小柴胡汤全方加川芎30g，怀牛膝60g，桔梗30g，制乳香10g，制没药10g，紫草30g，蔓荆子15g，蚕沙10g，蜈蚣2条（研末吞服），全蝎5g（研末吞服）。3剂，每剂服用2天。

二诊：2015年1月4日。诉疼痛较前缓解，眼睛可适当睁开，仍眠差，恐病不愈。于原方基础上加龙骨20g，牡蛎20g，栀子15g，仍3剂。

三诊：诉疼痛缓解明显，偶有刺痛，夜睡4～5小时，眼睛恢复正常。改方为补阳还五汤加川芎30g，怀牛膝60g，桔梗30g，柴胡15g，天麻10g，蔓荆子15g，元胡15g，蜈蚣2条（研末吞服），全蝎5g（研末吞服）。

四诊：无明显疼痛，寐安，守方3剂巩固疗效。

［按语］患者为老年人，脏腑之气已渐衰，中气不足，外卫不固，邪气侵袭，郁于肌肤，血行不畅，凝而为瘀，其病机应属本虚标实。初诊时根据发病部位循经选方小柴胡汤，加入刘老治疗头痛常用药对川芎、怀牛膝以上引下行气血；《神农本草经》载桔梗"主胸胁痛如刀刺，腹满肠鸣幽幽，惊恐惊气"，方中重用30g取其安心神以止痛；制乳香、制没药行气化瘀以止痛；因患者焦虑劳神太过，暗耗心阴，恐虚火上炎，心失所养予紫草凉血宁心，从"心火"调治。蔓荆子辅助引药归经，蚕沙针对眼疾，蜈蚣、全蝎通络解毒相伍为用。又因心主神明，神明宜静，带状疱疹患者疼痛剧烈，情志多不调，或烦躁或抑郁，甚者夜不能寐，故在复诊时加入龙骨、牡蛎、栀子解郁除烦、重镇安神，从"心血"和"心神"来论治痛症；三诊时患者刺痛明显，考虑其多虚多瘀，即所谓"不通则痛、不荣则痛"。更方补阳还五汤加减，重用黄芪补气以生血活血，符合《内经》"虚则补之"，通过泻实补虚而调畅气血，疼痛自止。

当代中医皮肤科临床家丛书（第二辑）　刘复兴

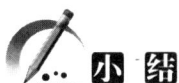

小 结

带状疱疹是由水痘带状疱疹病毒引起的急性炎症性皮肤病，中医称为"蛇串疮"。其主要特点为簇集水疱，沿一侧周围神经作群集带状分布，伴有明显神经痛。初次感染表现为水痘，以后病毒可长期潜伏在脊髓后根神经节，免疫功能减弱可诱发水痘带状疱疹病毒可再度活动，生长繁殖，沿周围神经波及皮肤，发生带状疱疹。多年来刘复兴教授将带状疱疹分为 4 型进行辨证论治：

1. 肝胆湿热型

症见：皮肤潮红，疱壁紧张，疼痛剧烈，伴有口苦咽干，烦躁易怒，小便黄，大便干，舌质红，苔黄，脉弦滑。

治法：清热利湿，活血止痛。

方药：龙胆泻肝汤加减。

龙胆草 10g	当归 15g	炒柴胡 15g	炒栀子 15g
炒黄芩 15g	川木通 12g	车前子 30g	赤芍 30g
川芎 15g	蒲公英 30g	全蝎 10g	蜈蚣 2 条
八角枫 15g			

2. 脾虚湿盛型

症见：皮肤淡红，疱壁松弛，疼痛较轻，纳差或腹胀，大便溏，舌质淡，苔白厚或白腻，脉沉缓。

治法：健脾利湿，活血止痛。

方药：三仁化湿汤加减。

杏仁 15g	生薏仁 60g	白蔻仁 15g	厚朴 15g
法半夏 15g	通草 10g	淡竹叶 10g	土茯苓 30g
生蒲黄（包）15g	五灵脂 15g	川芎 15g	蜈蚣 2 条
八角枫 15g			

3. 气滞血瘀型

症见：皮疹减轻或消退后，局部疼痛不止，难以忍受，舌暗红，苔薄白，脉弦涩。

治法：益气活血，通络止痛。

方药：补阳还五汤加减。

生黄芪 45g	当归 12g	白芍 60g	赤芍 30g
生地 15g	炒黄芩 15g	川芎 30g	制乳香 15g
制没药 15g	全蝎 10g	蜈蚣 2 条	甘草 10g
八角枫 15g			

4. 肝阴不足型

症见：皮疹减轻或消退后，留色素沉着斑，感疼痛难忍，口干，舌淡红干，苔薄少津，脉弦细。

治法：益气养阴，通络止痛。

方药：一贯煎加减。

沙参 15g	当归 15g	生地 30g	枸杞 30g
麦冬 30g	川楝子 12g	川芎 15g	炒黄芩 15g
生蒲黄（包）15g	五灵脂 15g	制乳香 15g	制没药 15g
八角枫 15g			

刘老认为带状疱疹的发生常与湿热毒邪蕴阻肌肤有关。辨治此类疾病，早期以"除湿"为根本法则。根据患者正气及脾胃情况分为肝胆湿热及脾虚湿盛。在具体临证中，刘老也根据患者的具体情况辨证用药。例如，在带状疱疹初期外感症状较重者，也常用自拟贯防汤进行加减用药。疾病后期，邪气已除，正气亏虚，气血津液受损。此期治疗多从气血调理入手，故应当根据患者的具体情况，或补气活血或养阴清热。对于气滞血瘀患者多以补阳还五汤补气养血；对气阴两虚患者常用一贯煎进行善后。如损伤经络严重，疼痛较重，同时正气不虚的患者，常使用自拟八角定痛散进行加减。在各类主方的基础上，灵活地随证加减。

刘老用药追求少而精，对于每一味药物都熟知其性。在治疗疼痛类疾病中，特别是带状疱疹中刘老常用的止痛药对有：

（1）活血止痛药：如桃仁、红花、川芎等，适用于刺痛，疼痛固定不移，疼痛较轻者。

（2）通络止痛药：如乳香、没药、蒲黄、五灵脂，适用于病位较深、疼痛较重者。

（3）重镇止痛药：如牡蛎、龙骨、代赭石、珍珠母，适用于疼痛较重，严重影响睡眠及引起血压波动者。

（4）毒麻止痛药：如蜈蚣、全蝎、地龙，适用于损伤较重，疼痛严重者。

（5）缓急止痛药：如白芍、甘草，取其酸甘化阴，适用于阴液损伤失于濡养，不荣则痛者。

外治法也是刘老惯用的方法，刘复兴主任指出，外洗之法是中医传统治疗方法，也是中医外科（包括中医皮肤科）的优势疗法之一，可尽快减轻患者痛苦对于带状疱疹刘老常用中药煎水外洗：急性期炎症明显时，以院内消炎止痒散（外1号）为主（白头翁、龙胆草、苦参、仙鹤草）；炎症消退或后期，皮疹结痂，疼痛为主时，消炎止痛散（外4号）为主（三棱、莪术、桂枝、川芎、威灵仙）加桃仁、杏仁等。

二、酒渣鼻

医案1 何某某，女，33岁，因"鼻部潮红、起丘疹3年，加重1个月"于2001年11月16日初诊。

患者平素喜食香燥、油腻之品，3年前无明显诱因鼻部及面颊部皮肤出现轻度潮红，进食辛辣刺激食物及饮酒后加重。未予重视，未进行治疗。1个月前因食烧烤后鼻部出现红斑、丘疹、脓疱，伴有痒痛。遂到当地医院就诊，诊断为"酒渣鼻"，给"四环素"口服，外搽"甲硝唑凝胶"，病情无明显变化，为求中医治疗今日来诊。

证候：鼻部及面颊部皮肤潮红，轻度肿胀，并伴红色丘疹、脓疱，自觉微痒，心烦易怒，口干口苦喜冷饮，月经先期，大便干，数日一行，小便黄。

诊查：鼻部、双面颊、下颌部潮红，有红色丘疹及小脓疱，伴毛细血管扩张，皮肤油腻，毛囊口扩张。舌红苔白，脉弦滑。

西医诊断：酒渣鼻Ⅱ期。

中医诊断：鼻皻。

中医辨证：肺胃蕴热，血热郁结。

治法：清肺胃热，凉血活血。

方药：自拟枇杷清肺饮（皮内1号）方加减：桑白皮30g，生枇杷叶15g，黄芩15g，黄连10g，玫瑰花15g，丹皮15g、丹参30g、忍冬藤30g、生地30g，酒大黄10g，连翘30g，土茯苓30g，蜈蚣2条。3剂水煎服，日服2次，2日1剂。配合我院痤疮膏（院内制剂）外用，每日取适量敷于患处，每日2次，每次20分钟。

二诊：2001年11月23日。服药3剂，患者诉红色丘疹及小脓疱渐消，潮红减轻，瘙痒消失。口干，口苦好转明显，大便已通，纳可，眠可。舌红苔白，脉弦滑，考虑患者热邪已除大半，月经将至，故上方去忍冬藤、连翘、酒大黄，加女贞子30g、益母草30g调经养颜。6剂内服。继续外用痤疮膏。

三诊：2001年12月7日。患者诉面部潮红减退明显，月经正常，月经量正常，口干、口苦消失，大便可，舌红苔白，脉弦滑。中病即止，上方去蜈蚣，续服3剂以巩固疗效。

[**按语**] 酒渣鼻好发于中年妇女，根据病情发展，可分为红斑期、丘疹脓疱期、鼻赘期。本例患者即属丘疹脓疱期。患者中年女性，素体火热偏盛，平素喜食辛辣刺激食物，日久损伤肺胃，运化失常；脾主运化水湿、肺主通调水道，水液运化不利则湿邪积于肺胃，感受外界酒食热邪，热邪与湿邪相合。肺开窍于鼻、脾开窍于口，肺主皮毛。故见鼻部、口周出现红斑、丘疹。湿为阴邪，其性重浊，故病情缠绵不愈。心烦易怒，口干口苦、小便黄、大便干为肺胃蕴热，血热郁结之征。方中以桑白皮、生枇杷叶、黄芩、黄连清肺胃热。生地、酒大黄通腑泻热，使邪去而热无所依，为釜底抽薪之法，忍冬藤、连翘、土茯苓清热利湿解毒，丹皮、丹参、玫瑰花活血理气，引药上行，蜈蚣解毒祛风。全方配伍精巧，且内外合治，故而收效明显。《内经》中"劳汗当风，寒薄为皶""肺与大肠相表里"都指明了本病的病因病机，论治当遵经旨则验。

医案2　赵某某，女，27岁。因"鼻部红斑、痒1个月"于2003年5月13日前来就诊。

患者诉1个月前，因过食辛辣香燥食物，自觉鼻头部皮肤瘙痒、灼热不适，自服"清火栀麦片"后，症稍减。此后此症常反复发作，并出现红斑，外搽"红霉素乳膏"，无缓解。现为求进一步中医治疗，今日来诊，刻下症见：鼻部皮肤油腻、发红，伴瘙痒、灼热，口干苦，纳、眠可，二便调。专科检查：面油脂，鼻准部皮肤弥漫性发红，少许皮屑，无萎缩及毛囊口扩张，舌红，苔薄白，脉浮数。

西医诊断：酒渣鼻。

中医诊断：鼻皶。

中医证属：肺经风热。

治法：清热泻肺，疏风止痒。

方药：枇杷清肺饮加减：生枇杷叶15g，生桑白皮30g，炒黄芩15g，川连10g，生地30g，丹皮15g，泽泻30g，生山楂15g，白花蛇舌草15g，麦冬30g，蜈蚣2条。3剂内服，以痤疮膏外用，每日1次，每次20分钟。

二诊：经上述治疗后，鼻部瘙痒、灼热症状改善，红斑变淡，皮肤油腻减少，纳、眠可，二便调。舌红，苔薄白，脉浮数，治疗有效，效不更方，继续服用上方3剂。

[按语] 刘老认为酒渣鼻的发生与肺胃蕴热、血热血瘀有关。他在治疗红斑期酒渣鼻时，用清宣肺胃蕴热、凉血活血的枇杷清肺饮加减，本案患者素喜辛辣、香甜食物，日久热毒内生，疏泄不畅，伏于肺经；外受风邪，内外相杂，疏泄不畅，而"肺开窍于鼻"，故见鼻部发红，伴瘙痒、灼热；水湿运化不畅，泛滥肌肤，故见皮肤油腻，舌红，苔薄白，脉浮数，为肺经风热之象。方药中既有清肺胃热的药物生枇杷叶、生桑白皮；也有凉血活血清热的药物炒黄芩、川连、生地；还有理气活血、化瘀的药物丹皮、生山楂；刘老使用蜈蚣，开瘀解毒，刘老认为"凡疮疡诸毒皆能消之"，因蜈蚣有消炎解毒之效，对疮疡痈毒、肿瘤、久治不愈之皮肤病，刘老都善用之，并提出"皮疾起沉疴，必用蜈蚣"。同时寒热并用，以蜈蚣辛温走窜之性佐制诸药寒凉之性，以防过用寒凉损伤脾胃。

医案3 患者何某某，女，33岁，2001年11月16日初诊。

主诉：鼻部红斑、丘疹3年，加重1个月。

病史：3年前无明显诱因，鼻部及面颊部出现轻度潮红，进食辛辣刺激食物及饮酒后加重，未予重视，未进行治疗，病情时轻时重，反复发作。1个月前因食烧烤后鼻部出现红斑、丘疹、脓疱，伴有痒痛。遂到当地医院就诊，诊断为"酒渣鼻"，给"四环素"口服，外搽"甲硝唑凝胶"，病情无明显变化，为求中医治疗今日来诊。患者平素喜食香燥、油腻之品。

证候：鼻部及面颊部皮肤潮红，轻度肿胀，并伴红色丘疹、脓疱，自觉微痒，心烦易怒，口干口苦喜冷饮，月经先期，小便黄，大便干，数日一行。专科检查：鼻部、双面颊、下颌部潮红，有红色丘疹及小脓疱，伴毛细血管扩张，皮肤油腻，毛囊口扩张。舌红苔白，脉弦滑。

西医诊断：酒渣鼻。

中医诊断：玫瑰痤疮。

中医辨证：肺胃蕴热，血热郁结。

治法：清肺胃热，凉血活血。

方药：自拟皮内1号方加减：桑白皮30g，生枇杷叶15g，黄芩15g，黄连10g，丹皮15g，丹参30g，忍冬藤30g，生地30g，酒大黄10g，连翘30g，土茯苓 30g，蜈蚣 2 条。3 剂水煎服，日服 2 次，2 日 1 剂。配合我院痤疮膏外用，每日取适量敷于患处，每日 1 次，每次 20 分钟。

二诊：2001 年 11 月 23 日。服药 3 剂后，患者炎性丘疹及小脓疱渐消，潮红减轻，瘙痒消失。口干、口苦好转明显，大便已通，纳眠可。舌红苔白，脉弦滑，考虑患者热邪已除大半，月经将至，故上方去忍冬藤、连翘、酒大黄，加女贞子 30g、益母草 30g 调经养颜。6 剂内服。继续外用痤疮膏。

三诊：2001 年 12 月 7 日。患者治疗后，患者面部潮红减退明显，月经正常，口干、口苦消失，大便可，舌红苔白，脉弦滑。中病即止，上方去蜈蚣，续服 3 剂以巩固疗效。

[按语] 酒渣鼻根据病情发展，可分为红斑期、丘疹脓疱期、鼻赘期。本例患者即属丘疹脓疱期，其面部潮红、丘疹、脓疱，口干苦喜冷饮，大便干，小便黄均为肺胃蕴热之象。选用枇杷清肺饮进行治疗，方中以桑白皮、生枇杷叶、黄芩、黄连清肺胃热。生地、酒大黄通腑泻热，使邪去而热无所依，为釜底抽薪之法，忍冬藤、连翘、土茯苓清热利湿解毒，丹皮、丹参、活血凉血，蜈蚣解毒散结祛风。二诊时，病情好转明显，患者月经将至，大便已通。恐久用寒凉药物损伤脾胃，当中病即止。原方去冬藤、连翘、酒大黄，加女贞子 30g、益母草 30g 调经。蜈蚣辛温，通行十二经脉，但久服易耗伤气血，故去蜈蚣。配合外治，内外合治，故收效明显。

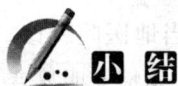

小 结

酒渣鼻又名玫瑰痤疮，是一种主要发生于面部的红斑和毛细血管扩张的慢性皮肤病。因鼻色紫红如酒渣而得名。以颜面部中央的持续性红斑和毛细血管扩张，伴有丘疹、脓疱和水肿等局部皮损为临床特征。中医称酒皶鼻。刘老认为本病的发生多由胃肠湿热上熏于肺，或由于饮酒，热气上熏，复遇风寒外束，以致血瘀凝结而成。如《诸病源候论·酒皶候》记载为："此由饮酒，热势冲面，而遇风冷之气相搏所生，故令鼻面生渣皮……"《外科大成》云："酒皶鼻者，先由肺经血热内蒸，次遇风寒外束，血瘀凝结而成。"《医宗金鉴·外科心法》指出酒渣鼻"生鼻准头及鼻两侧，由胃火熏肺，更因风寒外束，血瘀凝结，故先红后紫，久变为黑，最为缠绵"。本病是临床常见的治疗上的一种难治性疾病。基于对本病病机的认识，刘老在治疗本病时主要以清宣肺胃、凉血活血为主。刘老常用自拟枇杷清肺饮加减。同时刘老还喜用蜈蚣。刘老认为蜈蚣性善走窜，凡气血凝聚之处，皆能开之，可引药直达病所，同时可缓解君药苦寒峻烈之性，另有反佐之意。同时，外治常常配合痤疮膏（院内制剂）外敷。内外合治以达到迅速缓解病情的目的。

三、硬皮病

医案 1 韩某某，女，30 岁，因"双手肿胀，皮肤发红变硬 5 月加重 2 个月"于 2002 年 3 月 20 日初诊。

患者因长期从事水产生意，双手时常接触凉水，5 个月前无明显诱因，每到傍晚双手肿胀明显，双手受凉后出现苍白、变紫暗，几分钟后逐渐恢复。症状逐渐加重，2 个月前左手小指及无名指伸侧面大片发红，略肿胀变硬伴有麻木感。遂至昆明某医院就诊，病理诊断为"符合硬皮病改变"，给予"激素治疗"，病情有所缓解，但自觉明显发胖，同时出现乏力，双下肢沉重，便溏，一日三行，月经后错，经量少，白带色白清稀量多。为求中医治疗，今日来诊。刻下症见：四肢末梢不温，双手紫红，左手小指及无名指伸侧面触之较硬，皮肤难以提起，肿胀而光亮，无弹性。舌尖红，苔白，脉弦微数。

西医诊断：局限性硬皮病。

中医诊断：皮痹。

中医辨证：寒湿痹阻，气血瘀滞。

治法：温经散寒，活血通络。

方药：阳和汤加减：鹿角霜 30g，麻黄 15g，生黄芪 30g，熟地 15g，白术 10g，茯苓 15g，肉桂 10g，白芥子 10g，当归 10g，丹参 15g，蜈蚣 2 条，鸡血藤 30g。3 剂水煎服，日服 2 次，2 日 1 剂。

二诊：2002 年 3 月 27 日。症状有所好转，皮肤略软，白带减少，乏力消失。大便有所改善，一日二行，基本成形，手部温度渐转暖，舌尖红，苔白，脉弦微数，治疗有效，继服前方 6 剂。

三诊：2002 年 4 月 10 日。左手小指及无名指伸侧面触之较硬，但较前好转。患者诉症状继续好转，皮肤变软明显，白带减少，乏力消失，时感口干、喘气发热，大便偏干。舌质红，苔白，脉弦微数，考虑药性偏热，故前方去肉桂，熟地改为生地，加丹皮、赤芍、黄芩，守方坚持服药 2 月余。随访半年手部皮损已基本变软，可以捏起，

[**按语**] 皮痹（硬皮病）是一种自身免疫性疾病，临床上一般分为系统性硬皮病和局限性硬皮病，对于局限性硬皮病。刘老认为本病的发生多为脾

肾阳虚，气血不足，卫外不固，腠理不密，风寒湿之邪侵袭，阻于皮肤肌肉之间，以致营卫不和，气血凝滞，经络阻隔，痹塞不通。本例为明显受到寒湿之邪，日久而造成气滞血瘀，经络阻隔，寒湿不化，浸渍于肌肉骨节，血凝气滞，不通则痛；四肢为诸阳之本，阳虚不能温煦四肢，故手脚发凉，治以温阳散寒、活血通脉，故用阳和汤。方中以阳和汤为基础方温阳化湿、散寒通经；加鸡血藤养血活血；黄芪、白术、茯苓益气和中，使病情迅速得到改善。"温阳化瘀"是治疗局限硬皮病的主要治法。

医案 2 朱某某，女，14 岁，因"右下肢皮肤变硬、萎缩 1 年"于 2003 年 7 月 8 日就诊。

患者诉 1 年前，无明显诱因，右下肢内侧皮肤出现肿胀，无痒痛，未引起注意。2 个月后，上述症状加重，范围扩大，局部皮肤变硬，萎缩，遂到"昆明医学院第一附属医院"就诊，经皮肤组织病检为："局限性硬皮病"，给予"维生素 E、雷公藤片"，口服治疗半年余，病情稳定，无扩大，但皮肤变硬，萎缩改善不明显。为求进一步中医治疗，今日来诊，刻下症见：右下肢内侧皮肤变硬，萎缩，呈深褐色，无痒痛，纳、眠可，二便调。专科检查：右下肢大腿中段至小腿中段内侧见条状皮肤变硬，萎缩，呈深褐色，触之较硬。舌质暗红，舌苔薄黄，舌底脉络迂曲，脉细涩。辅助检查：2003 年 2 月 12 日外院病检示：表皮角化过度及角化不全，真皮纤维组织增生，玻璃样变性，真皮深层及脂肪组织中见炎性细胞浸润及出血。

西医诊断：局限性硬皮病。

中医诊断：皮痹。

中医辨证：气虚血瘀。

治则治法：益气活血，软坚散结。

方药：补阳还五汤加减：生黄芪 60g，当归 15g，桃仁 15g，红花 15g，川芎 15g，赤芍 30g，生地榆 30g，昆明山海棠 15g，海藻 15g，甘草 9g，土茯苓 30g，水蛭 15g，守宫 2 条。5 剂内服。

二诊：患者经上诉治疗后，皮色变淡，部分皮疹有所变软，纳可，二便调，舌质暗红，舌苔薄黄，脉细涩。益气活血，软坚散结之法见效，效不更方，继续服药。连续服药 3 个月余患者病情好转明显，皮肤变软。

[**按语**] 患者素体禀赋不强，脾胃功能不佳，日久气血生化不足，致气滞血瘀，阻于皮肤肌肉，局部失去温煦濡养，故变硬、萎缩、色沉；舌质暗红，

当代中医皮肤科临床家丛书（第二辑）

刘复兴

舌苔薄黄，舌底脉络迂曲，脉细涩为气虚血瘀之征。刘老认为局限型硬皮病多为气滞血瘀，卫外不固，腠理不密，风寒之邪乘隙外侵，阻于皮肤肌肉，以致经络阻隔，气血凝滞，营卫不和，而痹塞不通脾主肌肉，脾主运化水谷之精微，以营养肌肉、四肢。若脾运失职，则肌肉失养，卫外不固，腠理不密，则易感受外邪而得病。本病的治疗，刘复兴教授多以健脾助阳、温经通络，佐以软坚为法。本案刘老以补阳还五汤加味，以调补气血。原方中用原用地龙，本意是借地龙潜降以通络化瘀，但刘老认为用于治疗皮肤病，则欠妥，故改用水蛭代之，以祛瘀不伤正，则祛瘀通络之效更甚。同时刘老还善于使用守宫。守宫性味咸，寒；有小毒。功效：散结止痛，祛风定惊。刘老用于治疗硬皮病，每起沉疴。

医案 3 周某某，男，37 岁，因"腰骶部及左髋皮疹伴关节活动不利 15 年，加重 3 年"于 2004 年 1 月 9 日就诊。

患者诉 1989 年，因野外作业时不慎感受寒湿后，觉腰骶部及左髋关节活动不利。到长春某医院就诊，未做明确诊断。自行外搽"酸痛灵喷剂"，症状明显改善。后病情反复发作。后腰骶部皮肤逐渐出现色素脱失，局部萎缩，至"云南省第一人民医院"经过病理检查诊断为：局限性硬皮病。口服维生素 E 及雷公藤片，病情有所好转，但病情反复发作。3 年前，因工作受凉后，皮疹再次加重，面积扩大，关节活动不利加重。服药后，病情缓解不明显。今为求进一步中医治疗，今日来诊，刻下症见：腰骶部及左股外侧皮肤色素脱失或加深，腰骶部及左髋关节活动不利，屈伸受限，纳、眠可，小便调，大便溏，双膝部发冷。皮肤专科检查：腰骶部正中及左股外侧近髋部皮肤较硬，可见黄豆至五分硬币大小，白色的簇集性斑块，部分稍有凹陷，色淡红，周围皮肤可见色素沉着。

西医诊断：局限性硬皮病。

中医诊断：皮痹。

中医辨证：寒湿阻络，脾肾阳虚型。

治法：温阳益气，化湿通络。

方药：阳和汤和三仁化湿汤加减：鹿角霜 20g，白芥子 15g，熟地 30g，杏仁 15g，桂枝 15g，炮姜 15g，麻黄 15g，薏苡仁 30g，白蔻 12g（后下），通草 6g，厚朴 15g，蜈蚣 2 条。5 剂内服。

医嘱：慎起居、避风寒、忌食辛辣、鱼腥发物；劳逸结合。

二诊：患者经上诉治疗后，部分皮疹有所变软，腰骶部及左髋关节活动不利，屈伸受限情况改善，纳可，二便调，舌质淡，舌苔白腻，脉濡。温阳益气，化湿通络之法见效。原方加生黄芪、丹参，以增强益气、活血化瘀之效，继续服药：鹿角霜20g，白芥子15g，熟地30g，杏仁15g，桂枝15g，炮姜15g，麻黄15g，薏苡仁30g，白蔻12g（后下），通草6g，厚朴15g，蜈蚣2条，生黄芪45g，丹参30g。5剂内服。

[按语]　患者素体禀赋不耐，加之不慎感受寒湿，致寒湿阻滞经络，日久致脾肾阳虚而致本病。"寒性收引"，故关节屈伸不利；"湿性黏滞"，故病情缠绵难愈；寒湿阻滞经络，肌肤失养，故肌肤变硬；气血凝滞，经脉痹阻，故见皮肤色素沉着或脱失；日久脾肾阳虚，故见大便溏，双膝部发冷。舌质淡，舌苔白腻，脉濡细为寒湿阻络，脾肾阳虚之征。故治疗时刘老紧扣"寒"与"湿"二邪。以"阳和汤"温经通络以"三仁化湿汤"健脾除湿，后期还辅以丹参、黄芪以益气活血。刘老善于将运用五行相生原理认为水是濡润形体的物质，肾气充足，水才能蒸化为气，运行不息，以成其用。只有人的肾气充足，气化有常，体内所含废水才能排出体外，不致停蓄为患。所以刘老在温肾阳的同时常佐以利水之品。以促进气血津液的生化转输及升降出入。刘老善于使用蜈蚣治疗各类疑难杂症。本案中，刘老以蜈蚣通行十二经脉，引药直达病所。同时运用蜈蚣攻坚破积加强活血祛瘀之功效，故顽疾得除。

医案4　王某某，男，62岁，因"面、前胸、四肢肿胀、变硬，萎缩4年"于2003年5月29日就诊。

患者诉4年前，无明显诱因，面、前胸、四肢皮肤出现肿胀、麻木，伴四肢大关节疼痛、无力，上肢上举，双下肢下蹲困难，无发热，到单位医务室就诊，诊断为"风湿性关节炎"，给予"泼尼松片2片口服，日3次"，服完1瓶后，自觉上症明显改善，未再引起注意。半年后，上症再发作，并逐渐出现四肢皮肤变硬，四肢末端苍白，发紫，遇冷尤甚。后到"昆明医学院第一附属医院"就诊，诊断不详，对症治疗，症状缓解不明显。此后到多家医院就诊，中西医内服治疗，但皮肤变硬，萎缩改善不明显。且出现吞咽困难，进食后感胸骨下疼痛，遂于去年到"43医院皮肤科"住院治疗，经相关检查，诊断为"系统性硬皮病"，经治疗后（具体用药不详），皮肤变硬改善，吞咽症状困难改善后出院。出院后长期服药，现口服"泼尼松片2片，日1次；雷公藤多苷片2片，日1次；钙片1片，日1次；氯化钾片1片，日

1 次"。为求进一步中医治疗,今日来诊,刻下症见:面、前胸、四肢末端皮肤变硬,萎缩,四肢末端麻木,发紫,时有刺痛,遇寒加剧,伴声嘶,纳差,眠可,二便调。皮肤专科检查:全身皮肤干燥,弹性差,黏膜无黄染,肤温如常。面部双颊无皱纹,张口受限,口周纹呈放射状。鼻准部变尖,颈前、上胸部皮肤萎缩见色减、色沉斑,见毛细血管扩张。四肢下段皮肤变硬如皮革,光亮;四肢末端指(趾)变硬,萎缩,呈腊肠状,肤温低,指(趾)端发紫,个别指端见轻度血管炎改变,雷诺征阳性。舌质淡红,舌苔薄白,脉沉细。

第五章 验案撷英

西医诊断:系统性硬皮病。

中医诊断:皮痹。

中医辨证:脾肾阳虚,气虚血瘀型。

治法:温阳益肾,健脾,活血通络祛瘀。

方药:附子理中汤和当归四逆汤加减。川附片 30g(开水先煎 2 小时),炒白术 15g,潞党参 30g,茯苓 30g,杏仁 15g,薏苡仁 30g,蔻仁 15g,当归 15g,通草 10g,桂枝 15g,杭芍 30g,细辛 5g,蜈蚣 2 条。3 剂内服。

二诊:患者经上诉治疗后,皮色变淡,部分皮疹有所变软,纳可,二便调,舌质淡红,舌苔薄白,脉沉细。温阳益肾,健脾,活血通络祛瘀之法见效,效不更方,继续服药 3 个月病情好转明显。

[按语] 患者素体禀赋不强,脾胃功能不佳,加之曾患肾病,致肾阳不足,卫外不固,风寒之邪乘隙侵入,阻于皮肤、肌肉,痹塞不通,故初期见肿胀、疼痛;发病日久,损伤脾胃,日久气血生化不足,致气滞血瘀,阻于皮肤肌肉,局部失去温煦濡养,故变硬、萎缩,末端麻木,发紫;遇寒,血凝更甚,不通则痛,故见指(趾)端刺痛;舌质淡红,舌苔薄白,脉沉细为脾肾阳虚之征。本案以附子理中汤和当归四逆汤合用,针对本病发病的病机,重用附片,以温肾助阳,逐风寒湿邪;以桂枝、芍药同用调和营卫。脾主肌肉,主运化水谷之精微,以营养肌肉、四肢,营卫之气生于脾胃,若脾虚运化功能失职,营卫不足,卫外不固,腠理不密,易发本病。故刘老配以炒白术、潞党参、茯苓、薏苡仁、蔻仁、通草健脾除湿。以细辛、蜈蚣辛温走窜引药直达病所。故顽疾可治。

医案 5 严某,女,64 岁,于 2006 年 11 月 2 日初诊。

主诉:左足皮肤变硬萎缩 4 年。

病史：患者4年前无明显诱因于左足胫前皮肤红斑肿胀，疼痛时作，在昆明多家医院就诊，系统化验及病理检查确定为"局限性硬皮病"，经"泼尼松每日口服6片""局部注射曲安缩松、艾洛松针"治疗8个月，皮肤红肿消退，但皮肤发紧变硬，出现15cm×2cm条索状萎缩状。舌脉象：舌质红，苔薄白，脉细弦。

西医诊断：局限性硬皮病。

中医诊断：皮痹。

中医辨证：阳虚血瘀，气虚络阻。

治法：温阳解毒，益气化瘀通络。

方药：阳和汤合补阳还五汤加减：鹿角霜30g，白芥子15g，炮姜20g，麻黄10g，生黄芪60g，当归12g，桃仁15g，红花6g，赤芍30g，地龙10g，蜈蚣2g，土牛膝15g。2日1剂，水煎服，每次服药汁兑服大黄䗪虫丸15粒。嘱其减泼尼松片为每日4片。

二诊：2007年12月1日。肤温如常，局部皮肤变软，肤色由暗滞变为正常，萎缩纹如前。舌脉较前无变化，药已见效，去上方中桃仁、红花，加三棱15g，莪术15g，昆明琵琶甲3只，再减泼尼松2片，服大黄䗪虫丸每次20粒。

三诊：2008年2月2日。患者服上方30剂，自行停服泼尼松片，现皮肤萎缩已减至3cm×2cm，其余皮肤正常。效不更方，嘱其坚持服药。

四诊：2008年11月7日。患者诉间断服用中药，现皮肤恢复正常，嘱其间断服用大黄䗪虫丸以善后。

医案6 李某，女，37岁，于2007年11月6日初诊。

主诉：腹左侧皮肤硬化7年。

现病史：患者7年前无明显诱因发现脐部左侧皮肤出现指甲壳大小硬化斑，未治疗。1年前硬化斑扩展为10cm×4cm大小，急到昆明两家省级医院皮肤科就诊，经皮肤病理检查确诊为：局限性硬皮病。经服"泼尼松片每日6片，雷公藤片每日6片"治疗，病情变化不明显，经朋友介绍到本科就诊。兼见纳差多梦，胃痛时作，体倦乏力便溏。专科检查：腹部脐左侧皮肤触及12cm×6cm硬化斑，皮纹消失，肤温稍低，提捏试验阳性，针刺试验阴性。舌脉象：舌质淡白，苔薄白水滑，舌下络脉迂曲，脉细弦滑。

西医诊断：局限性硬皮病。

中医诊断：皮痹。

中医辨证：脾虚湿困，瘀血阻络证。

治法：健脾运湿，解毒化瘀通络。

方药：平胃散加减：苍术 15g，陈皮 10g，厚朴 15g，通草 6g，鹿角霜 30g，蒲公英 20g，海藻 15g，甘草 9g，三棱 15g，莪术 15g，重楼 30g，郁金 15g，蜈蚣 2 条，昆明琵琶甲 3 只。2 日 1 剂，每次兑服大黄䗪虫丸 20 粒。嘱其停服西药。

二诊：2007 年 11 月 22 日。硬斑变软，便溏消失，仍感乏力多梦，苔转润，方药见效，嘱其加服玉屏风胶囊每次 3 粒，每日 2 次。

三诊：2008 年 7 月 20 日。患者诉间断服用中药，现硬斑斑变小为 1.5cm×0.5cm，纳寐如常，余无不适，予更方茵陈五苓散加重楼 30g，郁金 15g，威灵仙 15g，地龙 10g，砂仁 10g，昆明琵琶甲 3 只，配合每日服大黄䗪虫丸每次 15 粒以善后。

[按语] 硬皮病的治疗需紧扣温阳化瘀，化湿、解毒、通络进行治疗。硬皮病的中药治疗离不开动物药的应用。如鹿角霜、蜈蚣、地龙、水蛭、守宫、昆明琵琶甲等，这类药物所具有的温经通络、搜剔经络、善走奇经等特性是矿物类、植物类药物所不具备的，值得深入研究。硬皮病的治愈是一个较长的过程，医患保持信心与配合是非常重要的，在治疗过程中医者还要重视患者正气的培养，如病例 1 重视气血和阳气，病例 2 则先健运脾胃以生气血。疑难皮肤病的诊治离不开对中医经典的学习理解。学习应用经典，针药结合是捷径，也可采取经方、时方合自拟方药并用以提高疗效。正如《灵枢·九针十二原第一》所言"言不可治者，未得其术也"。系统性硬皮病的治疗可配合参附注射液、丹参注射液静滴以及温阳通络之中药（如制川乌、制草乌、透骨草、昆明山海棠等）熏洗，局限性硬皮病患者可配合皮损周围注射丹参注射液、温灸等方法以提高疗效。

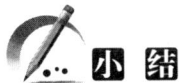

小　结

硬皮病是一种以皮肤及内脏器官发生纤维硬化，最后发生萎缩为特征的结缔组织病。临床上根据病变是否累及内脏，将其分为局限性硬皮病及系统性硬皮病。硬皮病至今病因不明，可能和遗传、内分泌障碍、免疫功能失调、外伤及感染等因素有关。以皮肤初期浮肿、中期硬化、后期萎缩为临床特点。

刘老认为系统性硬皮病也可归于"虚劳"范畴。对于系统性硬皮病多由于脾肾阳虚，气血不足，卫外不固，同时风寒湿之邪乘隙侵袭，阻于皮肤肌肉之间，以致营卫不和，气血凝滞，经络阻隔，痹塞不通，久则耗伤阴血，脏腑失调所致。刘老治疗本病时一般以健脾益肾和活血化瘀两大法则。他认为硬皮病虽然临床表现多种多样，但整个病程中都存在脾肾阳虚，同时可伴有肺虚、气虚、血虚。脾主肌肉，主运化水谷之精微，以营养肌肉、四肢；若脾运失职，水湿停滞则肌肉失养，卫外不固，腠理不密，则易感外邪而得病。而皮肤发硬，关节酸痛，张口伸舌困难，肢端青紫，月经不调或停滞等，均为气滞血瘀之征。

具体用药上，刘老常用的药物有：

（1）温阳通痹药：桂枝、细辛、附片、秦艽、威灵仙、鹿角霜。

（2）补益气血药：黄芪、党参、当归、鸡血藤等。

（3）活血化瘀药：桃仁、红花、当归、川芎、赤芍、丹参、三棱、莪术等。

（4）软坚散结药：守宫、蜈蚣等。

（5）十八反药物：海藻、甘草。

刘老在治疗疑难病例时，特别是考虑有"痰瘀"证候时常应用海藻、甘草两味药物。"海藻、甘草"是十八反，有些医家视为药物的绝对配伍禁忌，刘老在尊重前人经验的同时，又不拘泥于前人之说，临床上常用"海藻配甘草"药对，治疗"痰瘀"之证，运用时无明显不良反应反而能产生异乎寻常的肯定疗效，应用海藻配甘草的运用原则主要有：①辨证属痰瘀互阻者；②海藻与甘草配比在1.5:1以上则无毒性和不良反应。

四、进行性色素性紫癜性皮病

某某，女，37岁，2003年7月10日初诊。

主诉：双小腿红斑、瘀点伴微痒反复发作7个月，加重半月。

初诊：患者素体偏胖，7个月前，双小腿皮肤出现小片状红斑、瘀点，伴微痒，当时未给予治疗，皮疹渐增多、扩大，呈大片状，遂到外院就诊，诊为"进行性色素性紫癜性皮病"，给"氯雷他定片、复方丹参片、芦丁片"口服，外搽"复方肝素钠乳膏、维生素E乳膏"，症状好转不明显，为求中医药治疗而来诊。诊见：双小腿伸侧为主，泛发针尖至绿豆大瘀点，部分密集成片状，色淡红，对称分布，伴微痒，口干，纳、眠可，二便调，舌淡红苔薄黄，脉弦。

西医诊断：进行性色素性紫癜性苔藓样皮病。

中医诊断：葡萄疫。

中医辨证：水湿内阻。

治法：利水化湿，通络祛瘀。

方药：自拟三妙四草汤加减：焦柏15g，生薏苡仁30g，土牛膝15g，忍冬藤30g，土茯苓30g，紫草30g，茜草30g，仙鹤草30g，旱莲草15g，千里光30g，昆明山海棠30g，乌梢蛇30g。3剂内服，日服2次，2日1剂。避免久站久行及过度刺激。

二诊：2003年7月17日。双小腿红斑、瘀点仍存，但颜色变淡，瘙痒消失，大便稀，日行3次，舌淡苔白，脉浮。考虑患者热象已消，素体偏胖，水湿内阻，拟化湿利水，更方五苓散加减：茯苓30g，猪苓15g，白术15g，泽泻30g，桂枝10g，忍冬藤30g，千里光30g，昆明山海棠30g，绞股蓝30g，灵芝30g，乌梢蛇30g。3剂。

三诊：2003年7月24日。双小腿红斑、瘀点大部分消退，无瘙痒，大便正常，舌淡苔薄白，脉细。守方续服6剂。

2个月后，随访，双小腿皮疹已消，仅外踝前隐约可见约小指甲盖大小的浅褐色的色沉斑。

[按语] 进行性色素性紫癜性皮病目前病因不明，属毛细血管炎，重力和静脉压升高是重要的局部诱发因素。相当于中医"血风疮"。本案患者素体偏胖，胖人多水湿，湿性下趋，阻于经络，故见双小腿红斑、瘀点，微痒，舌淡苔白，脉细。证属水湿内阻，治宜利湿化水，通络祛瘀，佐以清热，一诊以三妙四草加减，待热退后，二、三诊拟五苓散外解风邪、内化水饮；忍冬藤通络，引药入经；千里光、昆明山海棠、乌梢蛇祛风除湿通络；绞股蓝、灵芝平补肝肾，以扶正祛邪。刘氏认为本病好发于下肢，多因湿热下注，气血不畅而发病，治疗多拟清热利湿，通络祛瘀，自创方三妙四草汤加减。病程后期，热邪已除，故"中病即止"，刘老便抓住患者病机变化，首诊以清热利湿，通络祛瘀，待患者热象已退，调整治疗重点，故二、三诊拟利水化湿，通络祛瘀法，使水湿得利，气血调和，而病愈。

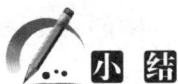 小 结

刘老认为，进行性色素性紫癜性皮病是由于禀赋不耐，血不循经，流溢脉外皮下而成。应属于《医宗金鉴·外科心法要诀》中所说的"血风疮"和"葡萄疫"范围。本病初期以血热蕴盛，兼感风邪，风热与血热相搏，蕴盛聚毒，迫血妄行以致血溢脉外，瘀滞凝聚而发斑。本病后期以脾虚脾不统血为本。故治疗本病之初起时，刘老常用自拟四草汤以凉血活血，止血消斑而切中病机，方中君药紫草：性味甘、寒，归心、肝经，功效：凉血活血，解毒透疹消斑；茜草为臣：性味苦、寒，归肝经，功效：凉血止血，活血祛瘀；佐以旱莲草：性味酸、寒，归肝、肾经，功效：滋阴益肾，凉血止血；仙鹤草：性味苦、涩，平，归肺、肝、脾经，功效：补气化瘀、收敛止血。全方性寒，正切中"血热"病机，方中既有凉血之品，又有益气之药，共奏凉血活血、止血消斑之效。刘老常用"四草汤"治疗各种血管炎型皮肤病。临床上常用于各型紫癜、网状青斑、毛细血管扩张症等见血热蕴肤，迫血妄行证候者，疗效甚佳。

五、皮肌炎

患者王某某，男，62岁，因"肌痛、肌无力反复发作1年余"于2000年3月10日初诊。

患者1年前无明显病因出现轻微肌痛，肌无力，逐渐加重，以致不能正常生活，时有发热（T：38℃左右）。曾到某西医院就诊，经系统检查，诊断为"皮肌炎"，予"泼尼松片、雷公藤多苷片"口服及对症治疗1个月后，症状减轻出院。3个月后，泼尼松减量至10mg/天时，症状有所反复，患者不愿激素加量治疗，而来就诊。

诊见：满月脸，慢性病容貌，行走困难，需要搀扶，语声低微，纳差，乏力，便溏。舌淡，苔白腻，脉濡细。实验室检查：胸片示：心肺无异常。肝功能：谷丙转氨酶：65U/L，谷草转氨酶：57U/L，肌酸磷酸肌酶：346U/L，三酰甘油：2.4mmol/L，低密度脂蛋白5.4mmol/L。血、尿、大便常规均正常。

西医诊断：皮肌炎。

中医诊断：痿证。

中医辨证：湿邪内阻。

治法：宣畅气机，芳化湿邪。

方药：三仁化湿汤加减：杏仁15g，生薏苡仁30g，白蔻仁15g，厚朴15g，通草6g，滑石（布包煎）10g，淡竹叶10g，法半夏15g，藿香15g，佩兰15g，木香10g，砂仁15g，潞党参30g，蜈蚣2条。6剂，日服2次，2日1剂。

二诊：服上方后，纳食有增，大便成形，乏力微减，肌痛、肌无力改善不明显，舌淡，苔白，脉细。予1方守上方，2方用阳和汤加减：鹿角霜30g，麻黄15g，熟地30g，干姜10g，肉桂10g，白芥子15g，八角枫15g，昆明山海棠15g，威灵仙30g，生黄芪45g，蜈蚣2条。两方各3剂，交替服用。

三诊：肌痛、肌无力有所减轻，纳食好转，乏力仍存，舌淡，苔白，脉细。1方、2方同前，再予3方补阳还五汤加减：生黄芪60g，桃仁15g，红花10g，当归15g，川芎15g，白芍30g，八角枫15g，昆明山海棠15g，威灵仙30g，生黄芪45g，蜈蚣2条。三方各5剂，交替服用。如此治疗1年余，患者肌痛、肌无力消失，行走已如常人，面色转红润，各项化验指标已趋正常，且已停服泼尼松片。随访半年，病情稳定。

[按语] 痿证（皮肌炎）是自身免疫性结缔组织疾病之一，主要侵犯皮肤、肌肉（横纹肌为主）及血管，损害以肌肉发炎及变性而引起的肌肉酸痛和触痛为主，并伴有肌肉软弱乏力，同时皮肤发生毛细血管扩张，对称性充血，色素沉着等皮炎症状，伴有程度不同的全身不适。在中医学文献中尚无与本病相类似的记载，刘老认为皮肌炎属中医"痿证"范畴。本病病机错综复杂，湿浊内蕴是根本，阴湿内盛，日久阳气被扼，气血运行不畅，而致气虚血瘀。治宜芳香化湿，宣畅气机为主，辅以温补扶阳，散寒通滞，益气活血，开瘀通络。根据《素问·至真要大论》："奇之不去则偶之，是谓重方。偶之不去，则反佐以取之，所谓寒温凉反其从病也。"主张合方用药，中西结合。因此类顽疾重症，单纯西医治疗，易致"虚虚实实"之诫，单纯中药治疗又不能让病情尽快控制。中西医结合治疗，"急则治其标、缓则治其本"，可取长补短，缩短病程，中医辨证治疗大大降低了西药（激素、免疫抑制剂）的副反应，同时为激素的减量甚至停用创造了条件。

本例初期湿邪较甚，治当芳香化湿，宣畅气机，以三仁汤加藿香、佩兰、木香、砂仁、党参、蜈蚣；二诊湿邪有所减轻，辅以温补扶阳，散寒通滞，1

方不变，2方以阳和汤加八角枫、昆明山海棠、威灵仙、生黄芪、蜈蚣；症状改善后，又辅以益气活血，三诊1方、2方同前，再予3方补阳还五汤加八角枫、昆明山海棠、威灵仙、蜈蚣。三方巧用补泻，标本兼治，交替服用而奏效。《内经》有"言不可治者，未得其术也"，是我们的目标。

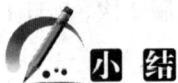

小 结

皮肌炎是一种以皮肤、肌肉为主要病变的结缔组织性疾病，临床上可见眼睑有水肿性紫红色斑片，皮肤红斑，水肿，肌肉炎症和变性引起肌肉乏力、酸痛、触痛，伴有毛细血管扩张，皮肤异色病样改变，关节、心肌损害等。本病的发生，多由脏气不足，外感风热、湿热、寒湿之邪，痹阻于肌肉，气血运行不畅，筋肉失去濡养所致。本病后期病程迁延，伤及肺脾，表现出皮肤、肌肉的病变。故本病涉及脾、肾二脏。肾阳虚衰，命门之火不足，少火不生，则消瘦无力；治疗时应健脾益肾，养血通络。刘老治疗本病时，主张抓住主要病机，疾病早期应当急则治其标，以清热解毒或散寒化湿为主。后期病久脾肾两虚。故当健脾益肾，待湿邪去除、脾胃运化功能恢复，常用阳和汤、补阳还五汤两方温经通络、补气养血。注意本病的治疗中，需标本兼治，主次分明，辨清主次。

六、痤疮

医案1 患者黄某，女，33岁。因"面部起皮疹2月余"于1999年7月10日初诊。

主诉：患者诉素喜食辛辣食物，2个月前面部出现红丘疹，无痒痛，后皮疹逐渐增多，自购药膏外搽无效。

诊见：面部油腻，前额、双颊、下颏泛发散在粉刺，炎性丘疹，纳、眠可，大便干，舌红苔薄白，脉数。

西医诊断：痤疮。

中医诊断：粉刺。

中医辨证：肺胃蕴热。

治法：清泄肺胃之热。

方药：自拟皮内1号方加减：生枇杷叶15g，生桑白皮30g，炒黄芩15g，黄连10g，生地30g，丹皮15g，野菊花30g，蒲公英30g，泽泻15g，焦楂

15g, 蜈蚣 2 条。3 剂, 日服 2 次, 2 日 1 剂。外搽自制痤疮膏, 保留 20 分钟后洗去, 日 1 次。忌食辛辣、油腻、肥甘。不用滋养类护肤品。

二诊: 无新皮疹出现, 原皮疹缩小。内服外用同前。

三诊: 经前 1 周, 时有烦躁易怒, 口苦, 以丹栀逍遥散加减清泄肝经郁热。药用: 丹皮 15g, 炒栀子 15g, 益母草 15g, 炒柴胡 15g, 当归 15g, 白芍 30g, 白术 15g, 茯苓 30g, 薄荷 6g, 野菊花 30g, 蒲公英 30g。3 剂, 日服 2 次, 2 日 1 剂。外用及饮食宜忌同前。如此治疗 3 个月, 诸症消失。

[**按语**] 刘老认为, 痤疮多因饮食不节, 过食辛辣油腻之物, 致脾胃湿热, 复受风邪, 蕴滞肌肤, 搏结于面而成, 治宜清泄肺胃, 凉血化瘀。自创方皮内 1 号方, 药用生枇杷叶、生桑白皮、炒黄芩、黄连、生地、丹皮、蜈蚣组成。临床以基本方随证加减, 疗效肯定。自创外用痤疮膏, 清热解毒, 消炎祛脂, 效果确切。

本例肺胃蕴热, 治当清泄肺胃, 凉血化瘀。患者面面炎性丘疹多, 热毒较重, 故加野菊花、蒲公英清热解毒; 面部油腻较重, 乃湿浊较重, 故加泽泻、焦楂利湿活血而不伤阴。经前烦躁易怒、口苦, 此因肝经郁热, 以丹栀逍遥散加减疏肝解郁泄热, 据现代药理研究, 该方有温和的类雌激素样作用, 对 30 岁以后发病的痤疮患者尤为适宜。外用痤疮膏消炎祛脂, 使药物直达病灶, 加速皮损修复。同时应注意饮食宜忌及化妆品的选用。多环节配合而使病愈。

医案 2 刘某, 男, 18 岁, 主因: "面部起疹反复发作 1 年, 加重 1 个月" 于 2002 年 3 月 12 日就诊。

患者诉自幼喜食辛辣刺激食物。半年前, 因饮食不慎, 过食辛辣香燥, 面部出现红色丘疹。无明显自觉症状, 未重视, 自服 "牛黄解毒片" 病情好转不明显。后皮疹逐渐增多, 尤以饮食不慎及熬夜后, 皮疹发作加重, 曾到西医院就诊, 诊为 "痤疮", 给予 "丹参酮" 口服, "多西环素" 等药物口服, 症状有所缓解, 近 1 个月来, 再次因饮食不慎、生活起居不规律。皮疹发作加重, 面部散在红色丘疹, 少量脓疱。今日为求中医治疗, 前来就诊, 刻下证候: 面部油腻, 泛发粉刺、红色丘疹、少量结节, 轻度疼痛, 压痛明显。纳、眠可, 小便调, 大便干。舌质红、苔薄白, 脉数。

西医诊断: 痤疮。

中医诊断: 肺风粉刺。

中医辨证：肺胃热盛。

治法：清热解毒，消肿散结。

方用：枇杷清肺饮加减：生枇杷叶 15g，生桑白皮 30g，枯黄芩 15g，川黄连 10g，生地 30g，丹皮 15g，野菊花 30g，蒲公英 30g，郁金 15g，滇重楼 30g，蜈蚣 2 条。3 剂内服。外用：痤疮膏取药膏少许，薄敷皮损之上，保留 20~30 分钟，清水洗净药膏，每日 2 次。并嘱患者忌食辛辣、甜食、油腻食物，避免不恰当挤压。

二诊：患者经上述治疗后，面部油腻明显减轻，无新发皮疹，原有皮疹缩小，纳、眠可，二便调。舌质红，苔薄白。脉数，治疗有效，效不更方，继续服用上方 6 剂。继续配合痤疮膏外用。1 个月后，电话随访病情好转显著，大部分皮疹消退，遗留少量瘢痕及色素沉着。

[按语] 患者素体热盛，过食辛辣刺激之品，过食油腻辛辣之品，使脾胃蕴湿积热，而脾主肌肉，故湿热外蒸肌肤，发生本病。刘老抓住患者肺胃热盛之病机根本。以枇杷清肺饮清宣肺胃之热邪。同时配以清热解毒的"痤疮膏"以消肿散结，内外合治。刘老在治疗痤疮过程中，还发现食用油腻、甜食、辛辣、海腥食物及精神紧张、疲劳过度等均可使痤疮加重。故临症强调生活调摄。患者必须少吃脂肪、糖类；忌食辛辣、海腥等刺激物；多食蔬菜水果，经常保持大便通畅；宜经常用温水清洗；局部避免用手挤压；忌用油脂类。

医案 3 杨某某，男，27 岁，因"头、面、胸、背部皮肤起疹伴疼痛，反复发作 4 年"于 2003 年 4 月 10 日初诊。

患者诉 4 年前，因饮食不慎，过食辛辣香燥，头、面、胸、背部皮肤出现大量粉刺、丘疹、脓疱、囊肿，伴疼痛。自服"清热解毒中药"（具体药名、用量不详），外搽"红霉素软膏"后好转。但此后常反复发作，尤以饮酒及过食辛辣之品后加重。现为求进一步中医治疗，今日来诊，刻下症见：头皮、面、颈、前胸、背部粉刺、丘疹、脓疱、囊肿，伴疼痛，口干苦，纳、眠可，小便黄，大便干。皮肤专科检查：头皮、面、颈、前胸、背部粉刺、丘疹、脓疱、囊肿，双面颊部出现虫蚀状疱痕，面油脂，舌苔薄黄，脉滑数。

西医诊断：聚合型痤疮。

中医诊断：肺风粉刺。

中医辨证：热毒内盛。

治法：清热解毒，消肿散结。

方药：五味消毒饮加减：金银花 20g，紫花地丁 15g，蒲公英 30g，野菊花 15g，天葵子 15g，重楼 30g，郁金 15g，浙贝母 15g，丹参 30g，土茯苓 30g，茵陈 15g，泽泻 15g，连翘 15g，蜈蚣 2 条。3 剂内服。外用痤疮膏，每天 2 次。

二诊：经上述治疗后，面部油腻减轻，丘疹、脓疱、囊肿较前减少，纳、眠可，二便调。舌质红，舌苔薄黄，脉滑数，治疗有效，效不更方，守方加三棱、莪术继续服用上方 6 剂。外用痤疮膏，每天 2 次。

[按语] 患者素喜辛辣，香甜食物，日久热毒内生，疏泄不畅，阻于肌肤；血热火毒，郁于肌肤，失于疏泄，则见面、颈、前胸、背部粉刺、丘疹、脓疱；热郁肌肤，毒瘀痰阻，故见结节、囊肿、疤痕，舌质红，舌苔薄黄，脉滑数。为热毒内盛之象。本案由热毒壅滞于肌肤所致，治疗以清热解毒、消散疗疮为主。方中金银花、野菊花清热解毒散结，野菊花入肝经，专清肝胆之火，二药相配，善清气分热结；蒲公英、紫花地丁均具清热解毒之功，为痈疮疗毒之要药；蒲公英兼能利水通淋，泻下焦之湿热，与紫花地丁相配，善清血分之热结；紫背天葵能入三焦，善除三焦之火。患者病情反复发作，除热邪外，"湿""痰"也是重要原因。故以土茯苓、茵陈、泽泻清热除湿，去除湿邪则热邪无所依靠，以重楼、郁金、浙贝母化痰散结。故顽疾得除。

医案 4 方某某，男，19 岁，因"面、胸、背部皮肤起疹 2 个月"于 2003 年 5 月 13 日初诊。

患者诉 2 个月前，因熬夜，加之饮食不慎，过食辛辣香燥，面、胸、背部相继出现粉刺、丘疹，无明显不适症状，局部外用"硫黄香皂"，皮疹无消退。皮损逐渐增多。现为求进一步中医治疗，今日来诊，刻下症见：面、前胸、后背部泛发粉刺、丘疹、脓疱，口干苦，纳眠可，小便黄，大便调。皮肤专科检查：面部、双颊、前胸、后背部泛发白头粉刺，其间部分炎性丘疹，舌红绛，苔薄黄，脉数。

西医诊断：寻常型痤疮。

中医诊断：粉刺。

中医辨证：热毒内盛。

治法：清热解毒，消肿散结。

方药：五味消毒饮加减：金银花 20g，紫花地丁 15g，蒲公英 30g，野菊花 15g，天葵子 15g，重楼 30g，皂角刺 30g，蜈蚣 2 条，三棱 15g，莪术 15g。3 剂内服。

医嘱：慎起居、避风寒；忌食辛辣、甜食、油腻食物，避免不恰当挤压。

二诊：2003 年 5 月 20 日。经上述治疗后，无新疹出现，原炎性丘疹、脓疱部分消退，纳、眠可，二便调。舌红，苔薄黄，脉数，治疗有效，效不更方，继续服用上方 3 剂。

[按语] 患者素喜辛辣，香甜食物，日久热毒内生，疏泄不畅，阻于肌肤；血热火毒，郁于肌肤，失于疏泄，则见面、颈、前胸、背部粉刺、丘疹、脓疱；热郁肌肤，毒瘀痰阻，故见结节，舌红，苔薄黄，脉数，为热毒内盛之象。刘老认为热邪为患为本病重要病机，尤其以青年男性常见。治疗上常以清热凉血解毒之法为主。凡是痤疮出现红色丘疹、脓疱、疖肿或脓肿，均可辨证为血热或热毒，五味消毒饮是刘老常用处方，常用于治疗痤疮热毒炽盛患者。故本案以五味消毒饮为主，清热解毒。刘老认本案患者皮损泛发粉刺、丘疹及脓疱除"热毒"外还要考虑"痰"和"瘀"等病邪的存在。故重用重楼、皂角刺软坚散结，以三棱、莪术活血化瘀。标本兼顾，故病情得以好转。

医案 5 王某，女性，26 岁，2000 年 8 月 4 日初诊。

自诉面部痤疮反复发作 2 年余。症见面部额头、双颊、下颌、前胸、后背上部泛发红斑、丘疹、粉刺、脓疱，部分脓疱融合，伴口干、便结、舌红、苔薄黄，脉弦滑。

中医诊断：肺风粉刺。

中医辨证：心肺郁热。

治法：清泻心肺。

方药：枇杷清肺饮加生首乌 45g、皂刺 15g、蒲公英 30g、野菊花 30g，水煎服，2 日 1 剂，外涂痤疮膏，治疗 1 个月，诸症尽失。

[按语] 痤疮为皮肤科常见多发病，刘老认为该病病机在于心肺郁热，在《医宗金鉴》枇杷清肺饮基础上，去原方中人参、甘草、黄柏，改炙枇杷叶、炙桑白皮为生品，加用黄芩以增强清心泻肺之力，生地、丹皮以清热凉血，蜈蚣功专攻毒散结，全方具有清泻心肺、凉血解毒之功，为治痤疮效方。辅以大剂量生首乌滋阴润肠通便；皂刺、蒲公英、野菊花清热解毒消结，以仿五味消毒饮之功。

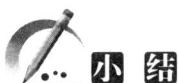

小 结

痤疮是青春期常见的一种皮肤病，是毛囊皮脂腺的慢性炎症，好发于颜面、胸背等处，因生丘疹如刺，可挤出白色碎米样粉汁，故中医又名粉刺。刘老认为痤疮发病主要机制在于肺胃积热、血瘀凝滞肌肤。"热毒"为本病最基本最关键的病理机制，治宜清肺泻火、解毒燥湿、凉血活血。在治疗上，刘老将本病分为 3 型进行辨证论治。

1. 肺胃蕴热型

《医宗金鉴·外科心法》中说："此症由肺经血热而成，每发于面鼻，起碎疙瘩，形如粟屑，色赤肿痛，破出白粉汁"，此型皮损以炎性丘疹、脓疱为主。多因外感风热，或嗜食辛辣之品，致肺胃蕴热，上蒸头面，熏蒸肌肤，热盛肉腐，而为脓。症见面赤，粉刺焮热疼痛，口干渴，便干，舌红或边尖红，苔薄黄，脉浮数。治宜清泄肺胃湿热，佐以疏风。以枇清饮加减为主。本方中用性味苦寒的枯芩、黄连为君药以泻火解毒、清热燥湿，泻肺心之火；用既能泻降肺热、又可清降胃热的生枇杷叶、生桑白皮和清热解毒、消肿散结的蒲公英及清郁热、消痈肿的滇重楼为臣药，以协助和加强君药的功效。佐以滋阴清热、凉血散瘀的生地、丹皮，二药可减缓君药伤阴之弊。辛散温通、性锐力利的皂角刺能攻走血脉、直达经络，蜈蚣性善走窜，凡气血凝聚之处，皆能开之，可引药直达病所，共为使药，此二药性温，可缓解君药苦寒峻烈之性，另有反佐之意。加减：热毒炽盛者加栀子、黄柏；湿热重者加忍冬藤、连翘、土茯苓；囊肿多者加海藻、生甘草；结节多者加三棱、莪术或贯众、水蛭；大便干结者加生首乌、秦艽或生大黄；月经期用药加炒栀子、益母草；经期腹痛者加马蹄香、制香附；药后胃痛者加郁金、丁香；咽痛红肿者加马勃、青黛。

2. 热毒炽盛型

此型皮损以囊肿、结节、瘢痕为主。治宜清热解毒，行气活血化瘀。方选五味消毒饮加连翘、土茯苓、三棱、莪术、昆明山海棠、蜈蚣。其中五味消毒饮（野菊花、金银花、蒲公英、天葵、紫花地丁）清热解毒、凉血散结；连翘、土茯苓配合加强清热解毒利湿之效；三棱、莪术活血化瘀散结；昆明山海棠增强免疫力。加减：以结节、瘢痕为主的加海藻、甘草，此种配合虽然属十八反，但临床证实其配合能加强化瘀软坚散结之力。

3. 肝经郁热型

此类患者以青年女性为多。多因平素性情急躁，或妇女经期前后，肝经郁热，血热上壅所致。症见面色潮红，胁痛，口苦，易怒，舌红苔黄，脉弦数。治宜疏肝解郁散结为先。方选丹栀逍遥散加大红袍、马蹄香、制香附。其中丹栀逍遥散（牡丹皮、生栀子、柴胡、赤芍、当归、白术、茯苓）疏肝理气；大红袍、马蹄香、制香附活血化瘀行气止痛。

外用药物刘老常选用痤疮膏，内外合治，往往收到良好疗效。痤疮膏组成：黄芩、川黄连、生栀子、三棱、莪术、檀香、冰片等各30g。功效：清热解毒，软坚化瘀。主治：各型痤疮。刘老认为：肺主皮毛，热郁则生痤疮，方中黄芩入肺经，苦寒泻热，为君药；川黄连善清中焦之火，助黄芩泻热于中；黄柏苦寒，趋下焦，使热从下泻，共为臣药；栀子通泻三焦火热；"营气不从，逆于肉里，则生痈脓""血寒则泣"，故得温则行，故用三棱、莪术温经行气以化瘀，檀香行气以活血，冰片透皮通络，四药共为佐使药。全方合用共达清热解毒、软坚化瘀之效，因本药主治痤疮，故名痤疮膏。用法：取药膏少许，薄敷皮损之上，保留20～30分钟，清水洗净药膏，每日2次。

用药方面，刘老常用蒲公英配滇重楼清肺胃之热邪；清上焦热喜用野菊花与蒲公英，对于病情反复不愈者或皮疹以结节和囊肿为主的刘老认为应从"痰""瘀"论治，刘老在继承前贤化瘀药对中有以下经验：瘀血轻者用桃仁配红花，较重者用三棱配莪术，若瘀痰并治：轻者用三棱、莪术、皂角刺、贯众，重者选海藻、生甘草，不必拘泥于"十八反"古人之说。

七、疖病

雷某，女，19岁，因"右颧部皮疹反复发作2年，伴加重伴疼痛1周"于2003年5月13日来诊。

患者诉2年前，因过食辛辣香燥之品后，右颧部皮肤出现红丘疹、肿胀、发硬，中央有孔，如梅子大。到某诊所治疗（具体用药不详）后，肿胀变软，丘疹缩小，疼痛有所减轻。但经常反复发作。现为求进一步中医治疗，今日来诊，刻下症见：右颧部皮肤可见梅子大小红色丘疹，色暗红，肿胀，发硬，纳可，眠差，小便黄，大便干，舌红苔白腻，脉滑数。专科检查：右颧部皮肤可见暗红色丘疹，梅子大，肿胀发硬，中央有孔，无渗出。

西医诊断：疖病。

中医诊断：疖。

中医辨证：热毒炽盛。

治法：清热解毒，消肿止痛。

方药：五味消毒饮加减：金银花 20g，紫花地丁 15g，蒲公英 30g，野菊花 15g，天葵子 15g，重楼 30g，皂角刺 30g，蜈蚣 2 条，荆芥 15g，防风 15g，天花粉 30g。3 剂内服。外用：鲜仙人掌加少许食盐，捣烂为泥，外敷患处，中央留小孔，1 日更换 1 次。

医嘱：慎起居、避风寒；忌食辛辣、甜食、油腻食物，避免不恰当挤压。

二诊：2003 年 5 月 20 日。经上述治疗后，无新疹出现，原炎性丘疹、脓疱消退，纳眠可，二便调。舌红，苔薄黄，脉数，治疗有效，效不更方，继续服用上方 3 剂。外用药可不用。随访 2 个月皮疹未发作。

[按语] 患者素喜辛辣，香甜食物，日久热毒内生，疏泄不畅，阻于肌肤；血热火毒，郁于肌肤，失于疏泄，则见右颧部皮肤有暗红色丘疹；"热盛肉腐"，经络阻滞，故肿胀、发硬、疼痛；热扰心神，故眠差；热盛伤津，故小便黄，大便干。舌红苔白腻，脉滑数为热毒炽盛之象。刘老认为本病多由于内蕴湿热，外感毒热之邪，热毒不得外泄，阻于肌肤而发；湿热毒邪不去，治疗以五味消毒饮以清热解毒，方中加重楼、皂角刺软坚散结；加荆芥、防风疏风清热，引药直达颜面部；加天花粉养阴清热，化痰，补充阴液，同时抑制蜈蚣温燥之性。

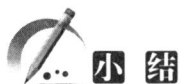

小 结

　疖与疖病是指由葡萄球菌侵入毛囊深部和毛囊周围的急性化脓性感染。多发于炎热季节，以皮肤局部出现红肿热痛硬结为特点，成熟的疖肿中央顶端有白色的坏死脓栓，严重者可出现发热、头痛等全身症状，其多发及反复发作者称为疖病。刘老认为疖病易反复发生，多年不愈，很难根治，刘老认为"邪之所凑，其气必虚"，临床上若大量使用抗生素对于患者正气损伤明显，不能达到根本治疗的目的。故本病当以中医治疗为主。本病临床表现虽以"热毒"为主要表现。但是单纯使用清热解毒药也只能收一时之功，还是不能完全根治。刘老后来在多年临床中发现，疖病患者多因年老，或有慢性病，或因体弱久病，应以阴虚内热或气阴两虚为本，热毒炽盛为标。所以治疗时应标本兼治。早期以清热解毒为主，辅以益气养阴。后期当中病即止，扶正祛邪，以求标本兼治，防止复发。

另外用药方面，上焦疾病，刘老常常选用花类药物。并认为花类药物质轻，易到达上焦。颜面部感染性疾病中，刘老常常使用金银花和野菊花。

金银花为忍冬科多年生半常绿缠绕性木质藤本植物忍冬的花蕾。性味甘，寒。归肺、胃、大肠经。功效：清热解毒。刘老常用于治疗聚合性痤疮、毛囊炎、丹毒、脓疱疮、疖、蝼蛄串、酒渣鼻等，多配合蒲公英、野菊花、紫花地丁、天葵子等，即五味消毒饮。用量一般为30g，儿童酌减。野菊花为同属近缘植物野菊等的头状花序。性味苦、辛，微寒，归肺与肝经。功效清热解毒。用量一般为30g，儿童酌减。

八、疣

医案1 何某某，女，25岁，因"面部丘疹反复发作1年"于2003年8月15日初诊。

患者诉1年前，无明显诱因，面双颊皮肤出现少许扁平丘疹，无痒痛，当时未注意，后皮疹渐增多，遂到"昆医附一院皮肤科"就诊，诊断为"扁平疣"，给予"干扰素100万U"肌内注射10次及外用"肤坦软膏"，皮疹有所缩小，部分消退，停药后，又发，皮疹渐增多至前额、双颊，今日到我科就诊，现症见：面部泛发扁平丘疹，无痒痛，纳、眠可，二便调。皮肤专科检查：面部前额、双颊、下颏为主泛发密集绿豆大扁平丘疹，孤立不融合，皮疹呈皮色，部分可见线性损害。舌红绛，苔薄白，脉数。

西医诊断：扁平疣。

中医诊断：扁瘊。

中医辨证：热毒炽盛。

治法：清热解毒，软坚散结。

方药：黄连解毒汤加减：黄连15g，炒栀子15g，炒黄芩15g，炒黄柏15g，贯众30g，板蓝根30g，薏苡仁60g，蜈蚣2条，虎杖30g。3剂内服。

二诊：2003年8月22日。患者经上诉治疗后，部分皮疹消退，部分缩小，二便调。舌红绛，苔薄白，脉微数。清热解毒，软坚散结之法见效，效不更方，原方继续服用6剂。

三诊：2003年9月5日。患者大部分皮疹消退，皮损面积缩小，舌淡红，苔薄白，脉微数。治疗有效，法宗前法，前方去蜈蚣，加柴胡、郁金，以清热平肝。方药：黄连15g，炒栀子15g，炒黄芩15g，炒黄柏15g，贯众30g，板蓝根30g，薏苡仁60g，柴胡15g，虎杖30g，郁金15g。3剂内服。随访2

个月病情稳定无复发。

[**按语**] 扁平疣是由于腠理失于固密，风热夹毒乘隙侵袭，日久毒热蕴结于皮肤腠理，导致丘疹丛生。患者素体热盛，饮食不慎，助热于内，内外疏泄不畅，发于肌肤，故见面部丘疹泛发；舌红绛，苔薄白，脉数为热毒炽盛之征。故刘老抓住患者病机大胆使用黄连解毒汤以清热凉血解毒。同时加贯众、板蓝根、虎杖加强清热解毒之功。重用薏苡仁60g健脾除湿，保护患者脾胃、佐以蜈蚣辛温走窜，引药直达病所，蜈蚣开瘀解毒："凡疮疡诸毒皆能消之"，同时以蜈蚣温燥之性，反佐黄连解毒汤苦寒之性，寒热并用。故可收到奇效。病程后期，疾病好转，三诊时病情好转明显。故中病即止。以防过用蜈蚣辛温之品，损伤阴液。故去蜈蚣，改用柴胡、郁金清热平肝，调理善后。

医案2 刘某某，男，21岁，主因"面部丘疹伴瘙痒反复发作2年，加重半年"于2001年5月15日，前来就诊。

患者诉2年前，无明显诱因，面双颊皮肤出现少许扁平丘疹，轻度瘙痒，当时未注意，后皮疹渐增多，瘙痒加重，遂到"昆明某医院"就诊，诊断为"扁平疣"，给予"干扰素外用"口服"胸腺肽"提高免疫，皮疹有所缩小，但停药后又发。后又多次肌内注射"干扰素""卡介菌多糖核酸注射液"等药物，皮损有所好转，但皮损不能完全消退，近半年来皮疹渐增多至前额、双颊，刻下症：面部泛发扁平丘疹，轻度瘙痒，纳、眠可，二便调，时有口干。舌质淡红、苔薄白，脉浮数。

西医诊断：扁平疣。

中医诊断：扁瘊。

中医辨证：风热犯表。

治法：辛凉解表，去疣平瘢。

方药：贯防汤加减：贯众30g，防风30g，粉葛15g，前胡15g，滇重楼30g，麻黄10g，桃仁15g，薏苡仁60g，白芷15g，蜈蚣2条。3剂内服。

外用：自拟洗疣方：败酱草、地肤子、炒香附、木贼草各30g，水煎后用棉签取药液轻轻在皮损上摩擦，每次5~10分钟，每日数次。

二诊：2001年5月23日。病情好转明显，皮损消退明显，瘙痒减轻。予上方6剂，继续外用皮疹完全消退。随访1个月，未再发。

[**按语**] 本案患者皮疹多发于颜面部，瘙痒明显，皮损以淡红色为主，舌

边尖红、苔薄白，脉浮而数，属上焦风热之证。患者因外感风热毒邪，侵袭肝经，搏于肌肤，发于筋脉，聚而成疣。故有瘙痒不适。刘老投以自拟贯防汤，以疏风清热。方中贯众：性味苦、微寒，功效清热解毒。防风：性味辛、苦、微温。功效祛风解表，胜湿，止痛，解痉。粉葛：性味甘、辛、凉。功效发表解肌，升阳透疹，解热生津。三药为君，辛凉解表。滇重楼：性味苦、微寒。功效清热解毒，消肿止痛，息风定惊。重楼为臣，与君药相彰，辛开苦降；前胡：苦、辛、微寒。功效降气祛痰，宣散风热。佐以前胡化痰降气，蜈蚣：辛、温；有毒。功效息风止痉，解毒散结，通络止痛。使以蜈蚣防苦寒太过，有解毒止痉之效。为辛凉解表之平剂。刘老常以贯防汤治疗皮肤病属风热犯表证。同时配以自拟洗疣方外用以内外合治，故收奇效。

医案 3 患者，刘某某，男 5 岁，主因"双手丘疹伴瘙痒反复发作 1 年"于 2002 年 1 月 9 日，前来就诊。

患者诉 1 年前，无明显诱因，双手出现散在圆形丘疹，轻度瘙痒，未进行治疗，皮疹渐增多，遂到当地医院就诊，诊断为"寻常疣"，给予"干扰素软膏"，外用，皮损好转不明显，皮疹渐增多，现证候：双手部泛发米粒至黄豆大小丘疹，轻度瘙痒，纳、眠可，二便调。舌质淡红、苔薄白，脉浮数。

西医诊断：寻常疣。

中医诊断：疣目。

中医辨证：风热血燥。

治法：去疣平赘。

方药：败酱草 30g，地肤子 30g，炒香附 30g，木贼草 30g，莪术 30g，三棱 30g，马齿苋 30g，水煎后，用棉签取药液轻轻在皮损上摩擦，每次 5～10 分钟，每日数次，5 剂外洗。

二诊：2002 年 1 月 23 日。皮损好转明显，无新发皮疹，原有皮疹有所消退。治疗有效，予上方继续使用。2002 年 2 月 20 日，复诊用药 1 个月，皮疹完全消退。

[**按语**] 本案患者为儿童，无法内服药物，故以外治为主。刘老认为外治之法与内治之法相同。故投以自拟洗疣方，方药组成为败酱草、地肤子、炒香附、木贼草各 30g。刘老认为该方中君药败酱草清热解毒，消痈排脓，祛瘀止痛；臣药地肤子清热利水，止痒；佐药炒香附理气解郁，通行十二经络；使药木贼草祛风除湿。该案中，患者发病时间较长，故原方中加入莪术、三

棱以活血散瘀，加入马齿苋以清热解毒。刘老常用该方外用治疗扁平疣、丝状疣、寻常疣、传染性软疣等病毒感染性皮肤病。经过长期临床实践，该方疗效确切，副作用小，价格便宜。

小 结

扁平疣为常见的病毒感染性皮肤病，相当于中医的"扁瘊"。刘老认为本病的发生不外正虚邪盛二因，其正虚者，脾肺气虚，肌表不固，腠理疏松，气血失和；其邪盛者，外感风热化毒，或肝阳偏亢，阻于经络，毒热搏结于肌腠，气血瘀滞。其病机的关键在于热毒和气血瘀滞。治疗上邪盛为主者，清热解毒，活血化瘀；正虚为主者，益气固表，调和气血，活血解毒。对于风热表证为主要表现者，刘老自创贯防汤，以辛凉解表，解毒通络。贯防汤组成：贯众30g，防风15g，粉葛15g，滇重楼30g，前胡15g，蜈蚣2条。刘老认为贯众性味苦，微寒。功效清热解毒。防风：辛、苦、微温。功效祛风解表，胜湿，止痛，解痉。粉葛：甘、辛、凉。功效发表解肌，升阳透疹，解热生津。三药为君，辛凉解表。滇重楼：苦、微寒。功效清热解毒，消肿止痛，息风定惊。重楼为臣，与君药相彰，辛开苦降；前胡：苦、辛、微寒。功效降气祛痰，宣散风热。佐以前胡化痰降气防咳，蜈蚣：辛、温；有毒。功效息风止痉，解毒散结，通络止痛。使以蜈蚣防苦寒太过，有解毒止痉之效。对于本病治疗，刘老还主张内服与外用药物共同使用，以达到迅速消除疣体，缩短病程的目的。对于某些不便服药的患者如孕妇或儿童，单纯使用外用药物也可起到良好的疗效。刘老常用外用方剂为祛疣方，该方组成为败酱草、地肤子、炒香附、木贼草各30g。用法：水煎后，用棉签取药液轻轻在皮损上摩擦，每次5～10分钟，每日数次。刘老认为君药败酱草清热解毒，消痈排脓，祛瘀止痛；臣药地肤子清热利水，止痒；佐药炒香附理气解郁，通行十二经络；使药木贼草祛风除湿。

九、结节性红斑

医案1　王某某，女，74岁，因"双小腿红斑、结节伴疼痛1个月"于2003年12月9日前来就诊。

患者1个月前，因外感咽痛，双小腿出现红斑、结节，微痛，当时未注意。皮疹逐渐增多，遂至当地医院就诊，诊断不详，经治疗后（具体治疗不详），症状缓解不明显。为求中医治疗，今日来诊，刻下症见：双小腿散在红斑、结节、疼痛伴咽喉疼痛，纳、眠可，二便调。既往史："高血压病"病史10余年。长期服用降压药，现病情稳定。皮肤专科检查：双小腿中下段、踝周散在数个约蚕豆大暗红色结节，红斑、触痛，孤立不融合，无破溃，对称分布。舌质暗红，苔薄白。脉弦。

西医诊断：结节性红斑。

中医诊断：瓜藤缠。

中医辨证：湿热瘀阻。

治法：清热利湿，通络止痛。

方药：三妙散加减：炒黄柏15g，薏苡仁30g，土牛膝15g，昆明山海棠30g，生地榆30g，三棱15g，莪术15g，王不留行30g，水蛭15g，3剂内服。

二诊：2003年12月16日。经上述治疗后，红斑结节颜色变淡，疼痛明显减轻，咽痛好转，纳食可，夜眠安，二便调。舌质红，苔薄白，脉弦。治以清热利湿、通络止痛，见效，效不更方，原方继续服用3剂。

三诊：2003年12月23日。病情继续好转，皮疹继续缩小，变淡，咽痛消失。纳食可，夜眠安，二便调，舌质红，苔薄白，脉弦。考虑患者年逾花甲，素体不强，有气虚之象，热邪已尽，加强补益正气，活血祛瘀。去王不留行、水蛭加党参、生黄芪。方药：炒黄柏15g，薏苡仁30g，土牛膝15g，昆明山海棠30g，生地榆30g，三棱15g，莪术15g，生黄芪45g，党参30g，3剂内服。

[**按语**] 根据患者双小腿中下段、踝周散在数个约蚕豆大暗红色结节，红斑、触痛，孤立不融合，无破溃，对称分布，符合中医"瓜藤缠"范畴。患者素体偏胖，脾胃不足，水湿运化不利，痰湿内蕴，发病前，外感风热邪气入里化热，内外相挟，疏泄不畅，阻于肌肤，故见双下肢小腿出现红斑、结节，湿热阻于脉络，"不通则痛"故疼痛不适，舌质暗红，苔薄白。脉弦，均为湿热瘀阻之征。故刘老治疗时"除湿"与"祛瘀"并用。以三妙散清热除湿，以三棱、莪术、王不留行、水蛭活血破瘀。紧抓住病机要点，用药少而精。水蛭破血而不伤新血故对于各种疾病伴有"瘀血阻络"者常常配伍使用。同时本案还体现了刘老"中病即止"的学术思想，对于老年患者，病情好转后及时去除可能损伤正气的王不留行、水蛭，改用党参、生黄芪健脾益气，调理善后。

医案 2　秦某某，男，42 岁。患者因"双小腿红斑、结节、疼痛，反复发作 2 个月"于 2003 年 4 月 8 日前来就诊。

患者诉 2 个月前，因饮酒。加之过食辛辣后，感咽痛，自服"板蓝根片"无好转，3 天后，双小腿出现数个红斑、结节，伴肿胀疼痛，自服"阿莫西林胶囊"5 天后，咽痛有所好转，皮疹颜色变淡，未在给予治疗。约 10 天后，上述皮疹消退见色素沉着。半月后，又因饮食不慎，上症再发，如此反复 2 个月。现为求中医治疗，今日来诊，刻下症见：双小腿下段散在红斑、结节，伴灼热疼痛，纳眠可，口干、小便黄、二便调。个人史：出生于浙江温州市，未到过疫区。10 年前到昆明做生意至今。平素喜食辛辣食物。否认食物及药物过敏史。皮肤专科检查：双小腿下段、踝周散在数个钱币大小红斑、结节，触痛，质硬，孤立不融合，无破溃，对称分布，双小腿踝周稍肿胀。舌质红，苔薄黄。脉数。

西医诊断：结节性红斑。

中医诊断：瓜藤缠。

中医辨证：湿热毒瘀型。

治法：清热利湿，通络止痛。

方药：黄连解毒汤合三妙散加减：炒黄柏 15g，炒黄芩 15g，炒栀子 15g，川连 10g，薏苡仁 30g，土牛膝 15g，土茯苓 30g，茵陈 30g，三棱 15g，莪术 15g，蜈蚣 2 条。3 剂内服。

二诊：2003 年 4 月 15 日。经上述治疗后，双小腿肿胀有所减轻，红斑结节颜色变暗，压痛不明显，纳眠可，二便调。舌质红，苔薄黄。脉数。治以清热利湿、通络止痛之法见效，效不更方，原方继续服用 3 剂。

三诊：2003 年 4 月 22 日。病情稳定，双小腿未见新发皮疹，原皮疹变暗，肿胀已消，纳食可，夜眠安，二便调，舌质红，苔薄白，脉弦。前方加党参、生黄芪以益气活血通络祛瘀，以善后调理。方药：炒黄柏 15g，炒黄芩 15g，炒栀子 15g，川连 10g，薏苡仁 30g，土牛膝 15g，土茯苓 30g，茵陈 30g，三棱 15g，莪术 15g，蜈蚣 2 条，黄芪 45g，党参 30g。3 剂内服。

[**按语**] 患者饮酒，嗜辛辣之品，故湿热内生，日久热盛毒瘀，而"湿性趋下"，故见双小腿下段、踝周散在数个钱币大小红斑、结节；湿热下注，阻于脉络，气血运行受滞，"不通则痛"故见双下肢小腿出现肿胀、疼痛不适；热邪灼津，故口干、小便黄；舌质红，苔薄黄。脉数，为湿热毒瘀之征。皮疾难愈，多见湿邪。刘老常教导我们："湿邪在皮肤疾患中占有较重的位置"。

在许多皮肤病中，刘老认为湿邪是一个重要的致病因素，故治疗常常以清热利湿为主要治法。本案就是一个典型例子。本案中患者湿热之象明显。故刘老以三妙散加茵陈、土茯苓清热祛湿，湿邪去除，才能使热邪无以为附，故以黄连解毒汤清热解毒，去除热邪。根据结节性红斑的特点，除了"湿热"意外，还要考虑"血瘀"，故刘老以三棱、莪术破血除瘀。本案中加入蜈蚣。意义有三。一则运用蜈蚣通行十二经络走窜之性，引药直达病所。其二，佐制其他药物寒凉之性。避免方药过于苦寒损伤脾胃。其三，加强三棱、莪术破血逐瘀之功效。整个处方主次明确、组方合理，用药少而精。

医案3 魏某某，女，61 岁，因"双小腿红斑、结节伴疼痛 1 个月"于 2004 年 8 月 24 日初诊。

患者诉 1 个月前，因外感咽痛，双小腿出现红斑、结节，微痛，当时未注意。皮疹逐渐增多，遂至当地医院就诊，诊断不详，经治疗后（具体治疗不详），症状缓解不明显。为求中医治疗，今日来诊，刻下症见：双小腿散在红斑、结节、疼痛伴咽喉疼痛，纳眠可，二便调。皮肤专科检查：双小腿中下段为主散在暗红色结节，红斑、触痛，蚕豆至葡萄大小，无破溃，对称分布。舌质红，苔薄白。脉弦。舌底脉络迂曲。

西医诊断：结节性红斑。

中医诊断：瓜藤缠。

中医辨证：湿热下注。

治法：清热利湿，通络止痛。

方药：三妙四草汤加减：炒黄柏 15g，薏苡仁 30g，土牛膝 15g，紫草 30g，茜草 30g，旱莲草 30g，仙鹤草 15g，忍冬藤 30g，连翘 30g，土茯苓 30g，桑寄生 30g，粉葛 30g，水蛭 15g。3 剂，水煎服，日服 2 次，2 日 1 剂。

医嘱：慎起居、避风寒、忌食辛辣、鱼腥发物；避免劳累，久站久行，抬高患肢休息。

二诊：2004 年 8 月 31 日。经上述治疗后，红斑结节颜色变淡，疼痛明显减轻，咽痛好转，纳食可，夜眠安，二便调。舌质红，苔薄白，脉弦。治以清热利湿、通络止痛之法见效，效不更方，原方继续服用 3 剂。

三诊：2004 年 9 月 7 日。病情继续好转，皮疹继续缩小，变淡，咽痛消失。纳食可，夜眠安，二便调，舌质红，苔薄白，脉弦。去四草加三棱 15g、莪术 15g、生黄芪 45g。

[**按语**] 皮肤血管炎是皮肤科临床常见的一组皮肤病。其基本病理损害为血管壁变性或坏死，血管壁及其周围炎症细胞浸润。受累血管以皮肤浅层及中层的小静脉为主，临床常见的皮肤血管炎以变应性血管炎、结节性血管炎、结节性红斑等为多见。中医古籍无相应病名，皮肤血管炎大致属于中医"瘀血流注""瓜缠藤""梅核火丹"等范畴。《医宗金鉴·外科心法要诀》中记载："此证生于腿胫，流行不定或收一、二处，疮顶形似牛眼，根脚漫肿，若绕胫而发，即名瓜藤缠，结核数枚，日久肿痛。"刘老认为，结节性皮损多为热毒、血瘀、痰湿及风邪等实邪阻于经络所致，而下肢实邪之所以产生，往往由于湿热阻滞下肢、湿热下注所致。本病初期多实证，血热或湿热者居多，治以祛邪为主，日久多由实转虚，或虚中夹实。治以扶正为主，佐以祛邪，攻补兼施。气滞血瘀，经络阻滞为本病的基本病机，因此活血化瘀通络应贯穿于本病治疗的始末。"四草汤"为刘老自创新方。可用于治疗各种血管炎型皮肤病。方中紫草为君药，性味甘、寒，归心、肝经，功效凉血活血、解毒透疹消斑；茜草为臣药，性味苦寒，归肝经，功效凉血止血，活血祛瘀；佐以旱莲草，性味酸寒，归肝肾经，功效滋阴益肾，凉血止血；仙鹤草，性味苦、涩、平，归肺、肝、脾经，功效补气化瘀，收敛止血。全方性寒，既有凉血之品，又有益气之药，共奏凉血活血、止血消斑之效。本案发于下肢，兼夹湿邪为患，合用三妙散以清热利湿。三诊时，刘老考虑到患者年逾花甲，素体不强，有气虚之象，热邪已尽，加强补益正气，活血祛瘀。去四草加三棱 15g、莪术 15g、生黄芪 45g。

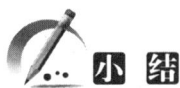

小 结

结节性红斑相当于中医文献中所记载的"瓜藤缠"。刘老认为该病多由于本病为素体血分有热，外受湿邪，湿热下注于血脉经络之中，致气血运行不畅，气滞则血瘀，瘀阻经络，不通则痛。结节新起鲜红，热甚则灼热而肿，湿甚则腿踝浮肿，瘀久则结节趋于暗紫。故治疗本病一定要抓住"湿"与"瘀"为本病的治疗要点。湿滞于下肢，以渗利为不二之法，一般刘老常用三妙散进行加味。该方药少力专，专治下焦湿热为患的疾病。刘老根据患者情况还常用土茯苓配茵陈加强清热除湿之功效；气血瘀滞不行，则湿热伏结愈甚，活血祛瘀刘老常用三棱、莪术两味中药。三棱为黑三棱科水生草本植物黑三棱干燥块茎，性苦，平，归肝、脾经。莪术为姜科草本植物莪术的根茎，性苦、辛，温，归肝、脾经。三棱、莪术都有较强的破血祛瘀功能，二者常相须而用。刘老常用二药治疗瘀滞经闭、癥结块或瘀血较重等症状，临床收到较好的效果。但刘老也强调"中病即止"，过用苦寒或活血破瘀之药物可能损伤人体正气，故在使用时应注意其副作用。病程后期，病邪去除之后刘老往往用黄芪、党参配伍调理善后，防止损伤脾胃与促进正气恢复。

十、生殖器疱疹

患者黄某某，男，40岁。因"外阴部丘疹、水疱伴疼痛反复发作1年，再发加重3天"于2004年7月10日前来就诊。

患者诉1年前，因饮酒加之饮食不慎，外阴部出现丘疹、水疱伴疼痛，到某西医院就诊，诊断为"生殖器疱疹"，给予口服"阿昔洛韦"及外用药后，症状消失。但此后1年间皮疹经常发作，尤其饮食不慎时明显，有时短时间内多次发作。3天前，饮食不慎，加之劳累，前症再发。为求进一步中医治疗，今日来诊，刻下症见：外阴龟头、包皮处散在水疱，结痂，伴灼热疼痛，口苦，纳眠可，二便调。既往史：体健无特殊。否认肝炎、结核等传染病病史，曾进行HIV检查，结果为阴性；皮肤专科检查：外阴龟头、包皮处散在粟粒大水疱，疱液清晰，上覆黄痂。舌质红，舌苔黄，脉弦。

西医诊断：生殖器疱疹。

中医诊断：热疮。

中医辨证：湿热下注。

治以：清热除湿，解毒活血。

方药：龙胆汤加减：龙胆草10g，通草6g，炒黄芩15g，车前子15g（另包），苦参15g，土茯苓30g，刘寄奴30g，黄芪45g，蜈蚣2条，败酱草15g。3剂内服。

二诊：2004年7月17日。患者经上诉治疗后，灼热疼痛程度减轻，水疱已干涸结痂，夜眠稍差，纳可，小便调。舌质红，舌苔黄，脉弦。清热除湿，解毒活血，之法见效，原方继服3剂。

三诊：2004年7月24日。服完上方后，皮疹完全消退，无疼痛，夜眠改善，纳可，二便调。舌淡红，舌苔薄黄，脉弦。考虑目前热毒已除，以三仁汤加减，以继续除湿，巩固疗效。方药：杏仁15g，薏苡仁30g，厚朴15g，法夏15g，泽泻30g，滑石30g（另包），川木通12g，淡竹叶6g，茵陈20g，蜈蚣2条，白豆蔻10g（后下）。

[按语] 根据患者外阴部丘疹、水疱伴疼痛反复发作，符合中医"热疮"范畴。患者年轻男性，平素喜食辛辣，日久损伤脾胃，水湿运化不利，湿浊内生，平素性急，肝经火盛，"湿性趋下，黏腻"，故见外阴部水疱，结痂，反复发作；湿热内阻，气血不畅，故见灼热疼痛。舌质红，舌苔黄，脉弦，为湿热下注之征。故刘老以自拟龙胆汤加味，清热除湿，为加强清热解毒之效，刘老为加强疗效还加入了刘寄奴、败酱草。刘寄奴为菊科植物奇蒿的全草，具有破血通经、敛疮消肿之功效。败酱草为菊科植物山苦荬的全草或根。具有清热解毒、消肿排脓、凉血止血之功效。二药合用，清热解毒，消肿散结。为佐制其他药物寒凉之性，保护脾胃，驱邪同时不忘扶正，刘老加入生黄芪以补气、健脾，同时黄芪还有收口生肌，治疗痈疽久不愈者的作用，一举两得。病程后期，为了进一步巩固疗效，同时避免过用苦寒药物损伤脾胃，中病即止，故刘老改用三仁汤清热化湿，调理善后。

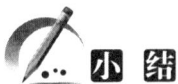

小 结

生殖器疱疹（GH）是由疱疹Ⅱ型病毒（HSV－2）感染引起的疾病，属于性传播疾病。由于该病的发病率较高、易复发，对于生殖器疱疹的病因病机，刘老认为该病的发生是因不洁性交后，湿热淫毒搏结于阴部，下注二阴而生疱疹。本病的实质为本虚标实，且本虚在发病中至关重要。初起往往表现为肝经湿热下注或淫邪湿毒化热导致热毒炽盛，久则耗气伤阴，气阴两伤，邪气留恋，反复发作。"湿、毒、虚"为发病的主要方面。对于本病急性期治疗，刘老常用自拟龙胆汤加味。方中龙胆草，大苦大寒，既能泻肝胆实火，又能清利下焦湿热。黄芩苦寒，功效清热燥湿，泻火解毒，以加强君药清热、燥湿、泻火之功。湿热壅滞，故用渗湿泻热之车前子、通草清热利湿、导湿热下行，使其从小便而去，即邪有去路，则湿热不留。苦参，功效清热燥湿，祛风杀虫，通利小便解毒止痒；土茯苓，性味淡平，功效渗利导泄，能利湿清热，清血解毒，对湿热蕴结之无名毒气、红、肿、痛、痒等皮肤病有独特疗效。刘老结合皮肤病临床实际，将龙胆泻肝汤去掉原方中生地、当归、柴胡、甘草、泽泻，加入苦参，重用车前子30g。利湿不伤阴，苦参燥湿、凉血、解毒、坚阴，本方较之原方清泄肝胆湿热之力未减，而清热解毒之力更甚，药味更少而价更廉，更适合于各种湿热型皮肤病。对于本病缓解期，虽皮疹消退，但是病情仍会反复发作，故也要考虑"湿热"为患。但过用苦寒药物易损伤脾胃，不利于患者恢复。故刘老常用三仁汤进行加味，调理善后。刘老认为因湿邪腻浊，易于胶结，湿热之偏重，化燥化热，变证最多，用药较难，治疗原则难以分解，选用淡渗之品通阳利湿，使湿去热孤则病易愈。而此处之通阳法，并非杂病中采用的温热药以温通阳气方法，乃应用渗利药化气利湿，通利小便，使气机宣通，腻化浊消，阳气因而得通。三仁汤是治疗湿温的代表方，不仅可用于邪在卫表，对于湿温邪在气分时，只要湿重于热，都能用本方加减治疗。

十一、血管炎

患者杨某某，女，61岁。因"双足起疹伴疼痛1周"于2003年5月5日前来就诊。

患者平素性急，喜食辛辣食物，1周前，由于饮食不慎并劳累后双足足背部出现红肿、轻度疼痛，自行局部外搽"醋酸氟轻松乳膏"，使用4天后，病情缓解不明显。伴有轻度乏力，关节肌肉疼痛，双足背两侧出现肿胀更明显，并出现少量丘疱疹、血疱、疼痛，伴有少许渗液自觉灼热不适，遂自行外搽"莫匹罗星软膏"，症状减轻不明显。3天后又到区卫生院就诊，给予抗生素静脉滴注（具体用药不详），渗液有所减轻但疼痛状况缓解不明显、局部丘疱疹、血疱较前增多，自觉灼热不适。为求进一步中医治疗，今日来诊，刻下症见：左足背两侧为主，及双足足趾散在点片状结痂、坏死，红肿明显，无渗液，自觉灼热、疼痛，行走不便，纳眠可，二便调。既往体健，否认肝炎、结核等传染病病史；否认手术外伤及输血史。否认接触有毒物质。否认食物及药物过敏史。皮肤专科检查：左足背两侧，内外踝下，散在暗红色红斑，左第二趾背侧，趾腹、前掌处可见多处点片状坏死、结痂。相关检查结果：血常规、尿常规、肝功能、肾功能未见明显异常。

西医诊断：血管炎。

中医诊断：脉痹。

中医辨证：湿热瘀阻。

治法：清热除湿，凉血解毒。

方药：

①内服方：三妙五味消毒饮加减：炒黄柏15g，薏苡仁30g，土牛膝15g，忍冬藤30g，蒲公英30g，紫花地丁15g，天葵子15g，野菊花15g，皂刺30g，贯众30g，茵陈30g，水蛭15g，3剂内服。

当代中医皮肤科临床家丛书（第二辑）

刘复兴

②外洗方：消炎止痒散加减：白头翁 30g，龙胆草 30g，仙鹤草 30g，苦参 30g，马尾黄连 30g，千里光 30g，昆明山海棠 30g，海桐皮 30g。3 剂外洗。

医嘱：慎起居、避风寒；忌食鱼腥发物，避免劳累，抬高下肢。

二诊：2003 年 5 月 12 日。患者经上诉治疗后，灼热、疼痛症状缓解，纳眠可，二便调。舌质红，苔薄黄，脉数，治以清热除湿，凉血解毒之法见效，效不更方，原方继续服用 6 剂。

三诊：2003 年 5 月 26 日。病情稳定，坏死范围缩小，结痂脱落，灼热、疼痛症状明显缓解，纳眠可，二便调，舌质淡红，苔薄黄，脉数。前方加生黄芪、白术辅以益气。方药：炒黄柏 15g，薏苡仁 30g，土牛膝 15g，忍冬藤 30g，蒲公英 30g，紫花地丁 15g，天葵子 15g，野菊花 15g，皂刺 30g，贯众 30g，茵陈 30g，水蛭 15g，黄芪 40g，白术 20g。3 剂内服。外洗方药不变，3 剂外洗。

[**按语**] 根据患者双足背起疹、灼热、疼痛，符合中医"脉痹"范畴。患者为老年女性，平素性急，喜食辛辣食物，日久脾胃蕴热，致湿热内生；"湿性下趋"，加之本次发病前，饮食不慎、劳累过度，故正气不足而外感湿热致毒邪入侵，与内之湿热相杂，阻于肌肤脉络，疏泄不畅，则见红斑、丘疹、结痂、灼热；"不通则痛"，脉络痹阻，故见疼痛，行走不便；舌质红，苔薄黄，脉数，为湿热瘀阻之征。刘老以五味消毒饮清热凉血，以三妙散清热除湿，同时引药下行，以水蛭活血破瘀。从整个方药来看思路清晰，主谓分明。为了能够引药直达病所，刘老还将五味消毒饮中金银花改为了忍冬藤。刘老认为花类药物升散，常用于治疗颜面部及上焦的疾病；而藤类药"能循经络，无微不到"，故用藤类药物治疗下肢之疾患。本案中刘老在运用五味消毒饮时常常将金银花改为忍冬藤，体现了刘老对于药物使用的精妙，独具匠心。"贯众，味苦微寒，无毒。……汁能制三黄，化五金，伏钟乳……解毒软坚"（清·黄宫绣《本草求真》）刘老从中悟出该药有解毒化坚之特效，故常用贯众治疗皮肤包块、结节病、肿瘤、皮肤增厚等顽症疗效显著。清代吴师机在《理瀹骈文》中说"外治之理，即内治之理"，为了提高疗效，缩短病程，刘老还配以消炎止痒散外敷，以直达病所。故顽疾得除。

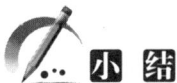

小　结

血管炎是血管壁及血管周围有炎症细胞浸润，并伴有血管损伤，包括纤维素沉积、胶原纤维变性、内皮细胞及肌细胞坏死的炎症，又称脉管炎。临床常见有皮肤型及系统型。

皮肤型血管炎皮肤损害可为多形性，有红斑、结节、紫癜、风团、血疱、丘疹、坏死及溃疡等。两膝下为最常见，以两小腿下部及足背部皮损最多。较多的皮损开始的特征为紫癜样斑丘疹，压之不褪色，是由于血管壁的炎症细胞浸润和渗出，故这种瘀斑都是高起的可以触及的，乃是本病的特征。系统型性血管炎多有脏器受累，病情较重。由于脏器小血管特别是毛细血管后静脉受累，因此弥漫性渗出和出血灶多在脏器之内。脏器受累表现多为急性发病，通常有头痛、不规则发热、不适、乏力、关节及肌肉疼痛等症状。病程不一，轻重不同，故应当注意进行相关检查避免患者系统性损害的发生。

刘老认为血管炎属于中医"脉痹"范畴。由于患者发病时皮肤可出现红斑、结节、紫癜、风团、血疱、丘疹、坏死及溃疡，而皮损又常常发生于下肢。故刘老认为在本病的治疗上应当考虑"湿热"与"血瘀"两个方面。病程初期以湿热为主；病程后期以血瘀为主。在本病初期阶段，刘老常用三妙散为基础方进行加味。热像较重时，常用配合五味消毒饮加强清热凉血解毒之功效。若瘀点较多，考虑血热迫血妄行之证时，刘老常用三妙散配合自拟四草汤（紫草、茜草、旱莲草、仙鹤草各30g）进行治疗。

十二、白癜风

医案1 患者顾某，女，30岁，2004年6月1日初诊。

主诉：口周、颈部白斑17年，加重1个月。

病史：患者诉17年前，无明显原因，口周、颈部皮肤出现黄豆至指甲大小白斑，不痛不痒。曾在外院诊断为"白癜风"。给予内服、外搽药膏及光疗治疗（具体用药不详）后，病情无改善，皮疹未扩大，未予规范治疗。1个月前，无明显诱因皮疹突然扩大。为求中医治疗，今日来诊。平素性急，时有痛经，有血块，纳可，眠差，二便调。

专科检查：口周、颈部皮肤可见边缘境界清楚，散在、大小不一白斑，部分白斑区散在色素区成岛状。舌质红，苔薄黄，脉弦。

西医诊断：白癜风。

中医诊断：白驳风。

中医辨证：脾虚肝郁。

治法：疏肝健脾，活血祛风。

方药：丹栀逍遥散加减：丹皮 15g，炒栀子 15g，益母草 15g，炒柴胡 15g，当归 15g，白术 15g，茯苓 30g，薄荷 6g，刺蒺藜 60g，沙苑子 30g，煅自然铜 30g，大红袍 30g，马蹄香 15g，炙香附 30g，水蛭 15g。7 剂，煎水内服，日服 2 次，2 日 1 剂。嘱病人避免劳累及日晒，忌食辛辣、鱼腥发物及酸性食物。

二诊：2004 年 6 月 16 日。经上述治疗后，面部白斑如前，未继续扩大，痛经改善，血块减少。舌红，苔薄黄，脉弦，治以疏肝健脾、活血祛风之法见效，效不更方，原方继续服用 7 剂。

三诊：2004 年 7 月 2 日。服药后，患者病情继续好转，口周、颈前白斑区色素岛扩大，白斑区缩小，舌红，苔薄白，脉弦，原方去大红袍、马蹄香、炙香附、水蛭，加蜈蚣 2 条。10 剂，煎水内服日 2 次。

四诊：2004 年 8 月 4 日。治疗后，白斑区上有明显的色素岛，白斑缩小，边缘有色素增深，舌红，苔薄白，脉弦。守方不变，继服 1 个月。半年后追访白斑消失无复发。

[按语] 本案患者平素情绪急躁，导致肝气郁结，气机不畅，复感风邪，搏结于肌肤，气血不和，肌肤失以濡养而发病。中医辨证脾虚肝郁，治以疏肝健脾、活血祛风为原则，方用丹栀逍遥散加减，柴胡疏肝解郁是为君药；当归、白芍养血敛阴而柔肝是为臣药；白术、茯苓健脾利湿，共为臣药；丹皮泻血中伏火，栀子泻三焦郁火，益母草和血调经共为佐药；薄荷辛散郁热，搜消肝风，舒郁调中，助柴胡散肝郁而生之热是为使药。加之患者月经不调，予以大红袍、马蹄香、炙香附、水蛭行气活血，调经止痛，三诊、四诊因痛经好转，选用蜈蚣息风通络。在治疗白癜风中，刺蒺藜、煅自然铜、蜈蚣是刘老的专病专药，结合了中医理论及现代药理研究。

医案 2 李某，女性，23 岁，教师。颜面、颈部白斑 3 年，伴月经衍期，量少色黑，舌质暗红，舌下络脉迂曲，苔薄白，脉细数，于 1997 年 6 月 24 日初诊。

西医诊断：白癜风。

中医诊断：白驳风。

中医辨证：气虚血瘀。

治法：益气通瘀，调畅气机。

方药：补阳还五汤加减：生黄芪 90g，当归 10g，川芎 30g，桃仁 15g，红花 10g，赤芍 30g，白芷 15g，益母草 30g，水蛭 15g，白蒺藜 60g。水煎服，日 1 剂。30 剂后，患者肤色如常，月经如期而至。

医案 3 龙某，男，65 岁，1998 年 12 月 3 日初诊。

主诉：8 个月前无明显诱因于双足外侧皮肤出现点状白斑，后渐延及背部皮肤，皮损微痒，晨起腰痛，咳嗽痰多，曾服中药治疗，疗效不明显。

诊查：双足伸侧、背部皮肤散发 30 余处点片状色素脱失，边界清楚，表面光滑，无脱屑及浸润，小者 0.13cm×0.12cm，大者 2cm×1cm，搔刮后色红，其余皮色正常。咳嗽偶发，痰白量多，舌质淡红，苔薄白，脉沉、细、弱。

西医诊断：白癜风。

中医诊断：白驳风。

中医辨证：肾阳不足，痰浊兼风。

治法：温阳益肾，祛风化浊。

方药：菟丝子 30g，枸杞子 20g，覆盆子 20g，车前子 15g，五味子 15g，仙茅 15g，淫羊藿 15g，金樱子 30g，刺蒺藜 60g，煅自然铜 30g，蜈蚣 2 条，冷水煎服，2 日 1 剂。

二诊：服药 14 剂，腰痛、白痰消失，痒止，皮疹出现大量色素岛，无新发皮疹，舌质转红，苔薄黄，脉沉、细、弦。前方见效，黄苔为热之象，为防止温阳太过，燥血伤气，在前方中加入丹参 30g，2 日 1 剂。

三诊：服上方 30 剂，仅留 3 处黄豆大白斑，舌红苔薄白，脉沉细。继服上方 10 剂，皮损临床治愈。

[**按语**] 白癜风是一种皮肤色素脱失的损容性皮肤病，其损害为局限性或泛发型色素性脱失斑，表面光滑，无鳞屑，边界清楚。白癜之名首见于《诸病源候论·白癜候》："白癜者，面及颈项身体皮肤肉色变白，与肉色不同，亦不痒痛，谓之白癜。"先贤论本病，多从气血、肝肾阴亏立论，亦多效验。刘老通过多年临床实践根据中医理论，结合西医学观点，对该病病因病机总结如下：①肝气郁结，气机不畅，复感风邪，搏结于肌肤，气血不和；②气虚卫外不固，风邪客于皮毛；③风邪搏于肌肤，日久化热，气滞血瘀所致；④风湿客于肌表，气血失和；⑤脾胃气虚，气血生化之源不足；⑥肝肾阴虚，气血虚弱，不能荣养肌肤。⑦气虚血瘀，肌肤失养。病例 1 为气虚血瘀型治予益气通瘀、调畅气机。方中白芷散风生新，益母草、水蛭活血调经，重用

白蒺藜疏肝泻肺而行血散滞，尤妙在黄芪与当归药量为9∶1时，益气活血、去瘀生新之力最著。全方合用通过调其气血、经络、气机以去宛陈。病例2辨证为中医肾阳虚型，治以温阳利水、化瘀通络，通过补益肝肾，调和气血，去其淤滞水气，以荣养肌肤。在本例治疗中，关键抓住老年多虚，腰痛脉沉，白斑属阴，由足及背（阴病及阳），兼见白痰量多，瘙痒，舌淡苔白，辨证审因责之肾。肾阳不足，痰浊犯肺，肝失温养动风，故在五子衍宗丸中加壮阳之仙茅、淫羊藿，祛风之蒺藜、蜈蚣，少佐固肾、补肝、养血之金樱子、自然铜、丹参，以收全功。

小 结

白癜风是一种后天性原发性的皮肤色素脱失症。其特点为局限性色素脱失斑，表面光滑，无鳞屑。可单发，亦可对称发生，自针头到手掌大小，有增大趋势，皮损渐呈不规则形，边缘色重。有时中央有正常皮肤或深色斑点，为色素岛。斑内毛发可变白，重者可损及全身大部分皮肤。

白癜风属于中医"白驳风"或"白癜"范畴。《诸病源候论》载"白癜者，面及颈项身体皮肉色变白，与肉色不同亦不痒痛，谓之白癜"；《圣济总录》称"斑白""斑驳"，提出此病的发生乃肺经蕴热，风邪乘之，风热相搏，传通荣卫，蕴滞肌肤而成；又如《医宗金鉴·外科心法》白驳风记载："此症自面及颈项，肉色忽然变白，状类斑点，并不痒痛。若因循日久，甚至延及遍身"；《外科大成》称之为白驳风，治疗上主张内服兼外敷药物并用；《医宗金鉴·外科心法》提出此病施治宜早，初服浮萍丸，次服苍耳膏；《医林改错》提出此病由血瘀皮里而成，主张活血化瘀治疗，并首创通窍活血汤。

中医学多认为本病由于情志内伤，肝气郁结，气机不畅，复感风邪，搏结于肌肤，以致局部气血失和引起。西医学认为，本病与精神神经化学因素、细胞免疫、自身细胞毒、遗传因素、微量元素缺乏等因素有关，近年来研究证明，本病的发生也与自身免疫功能紊乱有一定的关系，认为是一种迟发性的自身免疫性疾病。

目前，白癜风的治疗仍是皮肤科临床上颇为棘手的问题。刘老通过多年临床实践，根据中医理论，结合西医学观点，对该病病因病机总结如下：

（1）肝气郁结，气机不畅，复感风邪，搏结于肌肤，气血不和。

（2）气虚卫外不固，风邪客于皮毛。

（3）风邪搏于肌肤，日久化热，气滞血瘀所致。

（4）风湿客于肌表，气血失和。

（5）脾胃气虚，气血生化之源不足。

（6）肝肾阴虚，气血虚弱，不能荣养肌肤。

（7）气虚血瘀，肌肤失养。

刘老通过对白癜风患者的治疗，分为七证七法七方，总结如下：

1. 肝郁气滞型

证候：皮肤白斑，兼见两胁作痛，寒热往来，头痛目眩，口燥咽干，神疲食少，月经不调，乳房作胀，舌质淡红，苔薄白或薄黄，脉弦而虚。

治法：疏肝理脾，活血祛风。

方药：丹栀逍遥散加减。

丹皮 15g	炒栀子 15g	益母草 15g	当归 15g
杭芍 15g	白术 20g	茯苓 30g	炒柴胡 15g
薄荷 6g	刺蒺藜 60g	煅自然铜 40g	沙苑子 30g
蜈蚣 2 条			

2. 表气虚弱型

证候：皮肤白斑，兼见恶风，易感风邪而病感冒，自汗，舌质淡红，苔薄白，脉虚浮。

治法：益气固表，调和气血。

方药：玉屏风散加味。

生黄芪 30g	白术 15g	防风 15g	刺蒺藜 60g
煅自然铜 40g	沙苑子 30g	蜈蚣 2 条	

3. 血热风热型

证候：皮肤白斑，色略粉红，边缘模糊，伴微痒感，舌质淡红，苔薄黄，脉滑数。

治法：凉血活血，清热祛风。

方药：自拟荆芩汤加味。

荆芥 15g	炒黄芩 15g	生地 30g	丹皮 15g
赤芍 30g	紫草 30g	刺蒺藜 60g	煅自然铜 40g
蜈蚣 2 条			

4. 风湿型

证候：皮肤白斑，兼见头痛恶寒，身重疼痛，面色淡黄，胸闷不饥，午

当代中医皮肤科临床家丛书（第二辑）

刘复兴

后身热，舌质淡，苔薄白或薄白腻，脉弦细而濡。

治法：健脾除湿，调和气血。

方药：三仁汤加减。

杏仁（冲）15g	生薏苡仁 30g	白蔻仁（冲）10g	炒厚朴 15g
法夏 15g	淡竹叶 6g	通草 6g	滑石(包煎) 30g
刺蒺藜 60g	煅自然铜 40g	沙苑子 30g	蜈蚣 2 条

5. 脾胃气虚型

证候：皮肤白斑，兼见面色萎黄，语声低微，四肢无力，食少或便溏，舌质淡，苔薄白，脉细缓。

治法：益气健脾，资生气血。

方药：香砂六君汤加味。

木香 10g	砂仁（冲）10g	潞党参 30g	白术 20g
茯苓 20g	炙甘草 10g	陈皮 15g	法夏 15g
刺蒺藜 60g	煅自然铜 30g	沙苑子 30g	蜈蚣 2 条

6. 肝肾阴虚型

证候：皮肤白斑，兼见腰膝酸软，头目眩晕，耳鸣耳聋，盗汗遗精，或虚火上炎而致骨蒸潮热，手足心热，或消渴，或虚火牙痛，口燥咽干，舌红少苔，脉细数。

治法：滋补肝肾，调和气血。

方药：六味地黄汤加味。

熟地 30g	山茱萸 10g	淮山药 30g	丹皮 15g
泽泻 20g	茯苓 20g	刺蒺藜 60g	蜈蚣 2 条
煅自然铜 40g	沙苑子 30g		

7. 气虚血瘀型

证候：皮肤白斑，兼见少气乏力，舌质淡红，苔薄白，舌下脉络迂曲，脉缓或细涩。

治法：益气活血。

方药：补阳还五汤加减。

生黄芪 60g	当归 15g	川芎 15g	桃仁(冲)15g
红花 6g	赤芍 30g	刺蒺藜 60g	煅自然铜 40g
女贞子 15g	旱莲草 15g	沙苑子 30g	蜈蚣 2 条

刘老治疗此病的体会：

（1）对于各型患者，刘复兴主任均选用刺蒺藜、煅自然铜，且重用刺蒺藜至60g；除血热风热型外，均选用沙苑子。刺蒺藜性味苦、辛、平，归肝经。功效：平肝疏肝，祛风明目。《本草求真》谓其："质轻色白、辛、苦、微温，按据诸书虽载能补肾……然总宜散肝经风邪，凡因风盛而见目赤肿翳，并通身白癜搔痒难当者，服此治无不效。"自然铜是一种矿物，其色如红铜或黄铜，质较纯而轻，味辛气平，入血行血，为伤科接骨之要药。从现代细胞代谢学说了解，色素减退的原因，既与血清铜氧化酶活性降低有关，又与血液中铜离子的含量不足有关。刘老用其治疗白癜风，取其辛散行血祛瘀之功。同时，刘老还建议患者在生活用水及烹饪时，用铜锅、铜壶（紫铜效佳）。临床确有一定疗效。沙苑子甘、温，归肝、肾经，功效补肾固精，养肝明目。据现代药理研究证实，其对酪氨酸酶有激活作用。酪氨酸酶可使酪氨酸羟基化而产生 DOPA（3，4－二羟基苯丙氨酸），再使 DOPA 氧化成 DOPA 醌，后者经聚合而形成黑素。可见沙苑子对黑素的生成具有重要的促进作用。

（2）各型均用蜈蚣，此物性味辛、温、有毒，归肝经。此处用之，取其息风通络之意，又为引经之药也。

（3）刘老认为，饮食宜忌在白癜风的治疗中占举足轻重的作用。因而，临证时不厌其烦地告诫患者忌口：少吃酸味食品，多吃动物肝脏，忌食鸭子、臭豆腐及水果中之芒果、菠萝、草莓。

又如刘老治疗白癜风常选煅自然铜，从中药药理取其辛散活血化瘀之效，从西药药理分析则是补充微量元素以增加色素生成。

学习刘老经验，在白癜风外搽酊剂加入代赭石，对于白癜风患者，除忌鸭子、臭豆腐、酒之外，还要忌酸性食物（少吃或不吃）。

十三、斑秃

医案1 患者杨某某，男，45岁，2003年4月5日初诊。

主诉：头发脱落进行性加重半个月。

病史：半个月前无明显诱因，头皮瘙痒并逐渐加重，随后头发大小不等的片状脱落，脱发区皮肤无异常，半月来头发绝大部分脱落。因不愿西医治疗，遂转向中医药治疗。既往有长期饮酒史。平素性格急躁，纳可，伴口干苦，头皮瘙痒，小便黄，大便可。专科检查：一般情况好，头发基本脱落，仅左侧及后枕部见约2cm×2cm大小稀疏头发，质软，头皮可见少许细小毳毛及断发，局部无红斑、鳞屑。舌质红、苔黄腻，脉弦滑。

西医诊断：全秃。

中医诊断：油风。

中医辨证：湿热内蕴。

治法：清热除湿，祛风止痒。

方药：自拟皮内 3 号龙胆汤加味：龙胆草 10g，炒黄芩 15g，川木通 12g，车前子 30g，苦参 15g，土茯苓 30g，千里光 30g，昆明山海棠 30g，白鲜皮 30g，地肤子 30g，泽泻 30g，焦楂 15g，蜈蚣 2 条。6 剂，淘米水浸泡 1 小时，小火煮沸 5 分钟，离火即服，第二煎改用冷水浸泡后煮沸。日服 2 次，2 日 1 剂，药渣煎水湿敷头皮。

二诊：2003 年 4 月 17 日。服上方后，头皮瘙痒减轻，仍有口干苦、溲黄微减，舌红苔黄腻，脉弦。守方续服 6 剂，药渣煎水湿敷头皮。

三诊：2003 年 4 月 29 日。经治疗后，头皮瘙痒缓解，口干苦减轻，局部头皮可见毳毛生长，舌红苔黄，脉弦。治以清热除湿、补益肝肾，龙胆草 10g，炒黄芩 15g，川木通 12g，车前子 30g，苦参 15g，土茯苓 30g，炙黄精 30g，制首乌 30g，水蛭 10g。6 剂，继续水煎服，药渣煎水湿敷头皮。

四诊：2003 年 5 月 11 日。经治疗病情逐渐改善，毳毛数量明显增多，可见发根，但时感头昏，夜寐欠佳，舌红苔黄，脉弦。治以除湿祛风、补益肝肾，上方加昭通天麻 15g，荷顶 3 个。6 剂，水煎服，日 2 次，药渣煎水湿敷头皮。如此治疗 3 个月后，诸症消失，头发全部生长。

[按语] 本案起病急，病程短（半月），患者素有饮酒，致湿热内蕴，阻于肌肤，上熏头部，气血失和不畅，则见头发脱落；湿热伤津，则见口干苦，溲黄。舌质红苔黄腻，脉弦滑均为湿热内蕴之征。本病证属湿热内蕴，治以清热除湿，祛风止痒为法。故一诊、二诊以自拟皮内 3 号方（龙胆草、炒黄芩、川木通、车前子、苦参、土茯苓）清热除湿为主；千里光、昆明山海棠、白鲜皮、地肤子祛风止痒；泽泻、焦楂利湿活血，祛油脂；蜈蚣祛风止痒，开瘀通络，载药上行头部。三诊时，患者头皮瘙痒消失，口干苦减轻，毳毛生长，故去千里光、昆明山海棠、白鲜皮、地肤子、苦参、泽泻、焦楂、蜈蚣，加炙黄精、制首乌滋养肝肾，先安未受邪之地。佐以水蛭益气活血、化瘀通络，使气血通和。四诊时，加昭通天麻、荷顶养肝肾，升清祛风。该病起病急，病程短，标实为主，一方两用（内服、外洗）而见效。在治疗中，配合外用中药湿敷很重要，让药物直接作用于病灶，加强清热祛风、止痒的作用。

医案2 患者代某，女，21岁，2003年10月13日初诊。

主诉：头发斑片状脱落半年余，加重1个月。

病史：半年前理发时发现枕后部头发脱落一块，约拇指甲盖大小，在当地医院治疗，无明显好转。1个月前，病情加重，无明显诱因头顶部又出现一块脱发区。为求进一步中医治疗，今日来诊，喜食香辣、酸咸之品，性急易怒，眠差，纳可，二便调。专科检查：头顶部、枕后部两块脱发区，约1cm×1cm大小，头皮光滑，牵拉试验（＋）。舌质暗红，苔薄白，边瘀斑，脉细涩。

西医诊断：斑秃。

中医诊断：油风。

中医辨证：肝郁气滞，郁而化火。

治法：疏肝解郁，养血生发。

方药：丹栀逍遥散加减：丹皮15g，炒栀子15g，益母草15g，炒柴胡15g，白芍30g，当归15g，白术15g，茯苓30g，薄荷6g，合欢皮15g，制黄精30g，制首乌30g，天麻15g，荷顶3个，九香虫15g。7剂，水煎服，日服2次，2日1剂。嘱其保持心情愉快，清淡饮食，不可熬夜。

二诊：2004年10月30日。患者经治疗后，头顶部已有白色毳毛长出，睡眠有所好转，二便调。舌质红，苔薄白，脉细涩。治以疏肝理气，养血生发之法见效，效不更方，原方继续服用10剂。

三诊：2004年11月21日。经治疗后患者头顶部大片白色软毛发长出且牢固，后枕部少量白色软毛发长出，性急易怒、眠差等症状明显好转，舌质淡红，苔薄白，脉沉细。治以疏肝解郁，滋阴补肾，前方去丹皮、炒栀子，益母草加二至丸（旱莲草30g、女贞子15g）。

[按语] 本例患者平素性急易怒，加之饮食不节，肝失疏泄，日久郁而化火，致气血失和而发，治疗疏肝理气，养血生发。丹栀逍遥散是刘老常用的方剂之一，即在"逍遥散"（出自《太平惠民和剂局方》）的基础上去甘草、生姜，加丹皮、炒栀子、益母草而成。方中柴胡疏肝解郁；当归、白芍养血敛阴而柔肝；白术、茯苓、九香虫健脾利湿，丹皮泻血中伏火，栀子泻三焦郁火，益母草和血调经；薄荷辛散郁热，搜消肝风，疏郁调中，助柴胡散肝郁而生之热。合欢皮宁心安神，制黄精、制首乌滋肾养肝，加昭通天麻、荷顶养肝肾，升清祛风（注：方中栀子须炒用，一者炒则入血分，二是恐其寒性伤脾而致泻，故宜炒后用）。

当代中医皮肤科临床家丛书（第二辑）

刘复兴

临证中，刘老常强调舌脉症合参，辨证论治，先治其标，后固其本，此二例即可证之。重视精神因素在起病及治疗中的作用，在日常生活中嘱患者应注意生活规律，保持心情舒畅，少食油腻辛辣等刺激性食物。

医案3 从某，男，3岁，2001年4月17日初诊。

主诉：头发、眉毛脱落近2年。患儿自1岁起，头发逐渐片状脱落，曾多方服用中药治疗，病情未得到控制。2个月前，头发、眉毛全部脱落，无明显自觉症状，纳可，二便调。

检查：头皮光亮，状若涂油，头皮无炎症、萎缩，无鳞屑、结痂，眉弓光秃。舌质青淡，苔薄白，脉细。

西医诊断：普秃。

中医诊断：油风。

中医辨证：肝肾不足，气虚血瘀，风邪阻络。

治法：补益肝肾，益气活血，祛风通络。

方药：补阳还五汤加减：黄芪15g，川芎5g，当归5g，赤芍10g，桃仁5g，红花3g，黄精10g，首乌10g，天麻5g，荷顶1个，水蛭3g。1剂药服2天，日服2次。

二诊：2001年5月20日。头皮部分可见少许新生之毳毛，患儿近日性急易怒，睡眠不安，纳可，便调，舌质淡红，苔薄白，脉弦细。证属肝郁脾虚，精血不足，风邪阻络。方用银芍台六君汤加黄精、首乌、天麻、荷顶、蜈蚣。

三诊：2001年6月14日。头部毳毛又有新生，原有之毳毛大部分已变黄或棕黑色，较粗硬，饮食调，夜寐安，精神好。改服初诊方，服药2个月后，头发大部分恢复正常，唯眉毛颜色稍淡，临床治愈。

[**按语**] 油风是一种头发突然发生斑块状脱落的慢性皮肤病。《外科正宗·油风》有云："油风乃血虚不能随气荣养肌肤，故毛发根空，脱落成片，皮肤光亮，痒如虫行，此皆风热乘虚攻注而然。"本例患者属于肝肾阴虚、气血不和、风邪阻络所引起的脱发。首先抓住肝肾阴虚、气血不和这一主要问题，以补虚为主，故方选补阳还五汤，加入刘老治疗脱发常用药对：黄精、首乌、天麻、荷顶。补虚之中不忘活血通络，使之补中有行。最终血活络通，气血调和，肝肾充盈，毛发生长。

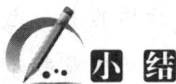

斑秃是一种骤然发生的局限性斑片状的脱发性毛发病。其病变处头皮正常，无炎症及自觉症状。本病病程经过缓慢，可自行缓解和复发。若整个头皮毛发全部脱落，称全秃；若全身所有毛发均脱落者，称普秃。本病病因尚不明了，可能与精神因素、内分泌、局部病灶等因素有关。中医学称之为"油风"。《诸病源候论》说："足少阴肾之经也，其华在发。……若血盛则荣于须发，故须发美；若血气衰弱，经脉衰竭，不能荣润，故须发秃落"，认为本病与气血亏虚，肝肾不足，血瘀毛窍等有关。发为血之余，气虚则血难生，发根不得濡养，故发落成片；肝藏血，肾藏精，精血不足则发无生长之源；瘀血阻络，血不养发，故发脱落。治疗着重以"滋补肝肾、养血祛风"为原则。世人多受"脱发多责之虚"之说，以补肾为主，有起效者，有无效者，殊不知，脱发并非全责之肾虚。刘老善用化裁补阳还五汤治疗脱发，特别是用于治疗中、青年各种脱发，常起立竿见影之效。补阳还五汤是王清任《医林改错》中的名方，刘老认为该方益气活血、化瘀通络，符合《内经》"气血互根""疏其血气，令其和平"之经旨，原方中用地龙，原意是借地龙潜降以通络化瘀，但用于治疗皮肤病，则欠妥，若用水蛭代之，祛瘀不伤正，则祛瘀通络之效更甚。正如张锡纯《医学衷中参西录·水蛭解》所言"善入血分……但破瘀血而不伤新血"。头面为诸阳之会，"发为血之余""脱发之处，便是血瘀"，在多数益气活血药基础上佐以水蛭，则"气血通和，何患不除"，脱发易愈，较之一味补肾生发，更符实际。

十四、黑变病

医案1 患者马某某，女，41岁，于2004年3月10日初诊。

主诉：面部皮肤变黑2个月。

病史：患者2个月前无明显诱因，双颊、前额出现少量黑斑，未予重视，后黑斑面积逐渐扩散，颜色变深，遂至当地医院就诊，诊断为"黑变病"，给以维生素C片0.1g口服，每日3次。外用3%氢醌霜，治疗1个月，皮疹无明显变化。平素时有腰酸腿软，月经规律量可、有血块，纳眠可，二便调。

专科检查：面部双颊、前额见弥漫性暗褐色斑片，边界欠清，色晦暗，似粉尘样外观，舌红少苔，舌边可见少量瘀点。脉细涩。

西医诊断：黑变病。

中医诊断：黧黑斑。

中医辨证：肝肾阴虚夹瘀。

治法：滋补肝肾，疏肝解郁，化瘀祛斑。

方药：自拟颜玉饮：女贞子30g，旱莲草15g，明玉竹45g，冬瓜仁30g，炒柴胡15g，白芍30g，丹参30g，肉苁蓉15g，水蛭10g，玫瑰花6g。7剂，内服每剂药服用2天。服药期间慎避免日晒、调畅情志、忌食高盐饮食。外用祛斑面膜粉（院内自制），每日1次外敷。

二诊：2004年3月24日。治疗2周后，患者面部色斑有所变淡，头晕、腰酸腿软较前改善。近日月经将至，原方加马蹄香30g、大红袍30g以调经。12剂内服，每剂药服用2天。嘱其不可滥用化妆品，避免日光照射，继续外用祛斑面膜粉，每日1次。

三诊：2004年4月22日。经治疗病情明显好转，色斑颜色变淡，月经量较前增多，颜色正常，无瘀血，头晕、腰膝酸软基本消失。患者要求继服12剂。随访半年，色斑减轻明显。

[**按语**] 本案例患者素体不强，肝肾不足，气血运行不畅，肌肤失养，气滞血瘀故见面部褐色斑片；舌红少苔，舌边可见少量瘀点。脉细涩，肝肾阴虚夹瘀之征。治以滋补肝肾，疏肝解郁，化瘀祛斑，选用颜玉饮（女贞子、旱莲草、明玉竹、白芍、肉苁蓉、紫丹参、冬瓜仁、玫瑰花、炒柴胡、水蛭），对于肝肾不足之色素性疾病有良好疗效，配合刘老的皮外洗5号方（祛斑面膜粉）外用，则见效更快。方中女贞子、旱莲草补肾养肝，玉竹质柔而润，养阴润燥，白芍酸苦微寒，养血柔肝，滋阴养血润肤。肉苁蓉补肾阳，益精血，温而不燥，补而不峻，且可润肠通便，以治肾阳不足，精血亏虚，肠燥便秘，加强女贞子、旱莲草滋补肝肾之力。丹参活血祛瘀，养血活血；炒柴胡疏调肝气，疏肝解郁，并可引药入肝经，玫瑰花其性轻扬，既可上行头面，又可理气解郁，和血散瘀，加强柴胡疏肝解郁之功。冬瓜仁利湿，有润泽肌肤、增白祛斑之效，水蛭入血分及经络，破血通络，逐瘀散结而化斑，其活血不留瘀、破瘀血不伤新血之特性，加强了丹参活血祛瘀之力。诸药合用，共奏滋补肝肾、疏肝解郁、化瘀祛斑之功，达到美容祛斑、润肤增白之效。除内服颜玉饮后，还配合祛斑面膜粉（明玉竹、百合、冬瓜仁、益母草、皂角刺等各30g。）湿敷患处。将药液直接作用于皮损部位，以加强疗效，缩短疗程。

小 结

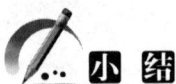

黑变病为好发于颜面部淡褐、深褐、灰黑色色素沉着斑。病因尚未完全确定。部分由于长期接触焦油、沥青、石油及其衍生物后，产生光敏感，致日光照射后暴露部位出现炎症及皮肤色素改变。明确由焦油类化合物引起的黑变病又称为焦油黑变病。有的化妆品中含有矿物油及烃类化合物、香料、防腐剂、表面活性剂等物质，有的具有光感作用，长期接触可导致黑变病的发生。有的患者则找不到明确的发病诱因。中医称之为"面尘"等，认为皮肤黑变的病变主要在肺肾，如《黄帝内经》说"黑为肾之色""面黑者肾之病"；肺主皮毛，长期受风、寒、暑、湿、燥、火的侵袭，肺气失常会出现皮肤开合失司，气血运行不调，浊气停于面部肤腠之间，进而形成黑变病。刘老认为黑变病大多由于肾虚精血不足、肝郁气滞、血瘀等因素，至颜面不得荣润者易生面斑，治疗以滋补肝肾、疏肝解郁、化瘀祛斑为法。善用颜玉饮以二至丸（即女贞子、旱莲草）为基础方，加入其他药物而成。二至丸为平补肝肾之剂，补肝肾养阴血而不滋腻。功用：补肾养肝。加入滋阴润肺、生津养胃之明玉竹，《本经》言："久服去面黑䵟，好颜色，润泽。"《神农本草经》则说："女萎一名玉竹，味甘，平，无毒。久服去面黑，好颜色，润泽，轻身不老。"刘老指出玉竹质柔而润，养阴润燥，善入脾胃经，重用玉竹30～45g，内服外洗，均可治疗黄褐斑、黑变病、色沉斑等，因其能抑制酪氨酸酶活性，并能显著增高全血过氧化物歧化酶（过氧化物歧化酶）和全血谷酰甘肽过氧化物（CSH－Pe）活性，并能显著抑制过氧化脂质的形成，证明玉竹具有清除机体代谢产生的自由基、延缓衰老的功能，可使色素减退。冬瓜仁，入足厥阴肝经，《日华子本草》谓："去皮肤风剥黑䵟，润肌肤。"加入炒柴胡以疏肝解郁。丹参一味，功同四物（《妇人明理论》云：四物汤治妇人病，不问产前产后，经水多少，皆可通用，惟一味丹参散，主治与之相同），取其调和气血之功。肉苁蓉，补肾，益精，《药性论》谓其："益髓，悦颜色，延年，……"白芍，养血柔肝。《滇南本草》谓其："……调养心肝脾经血。"《注解伤寒论》："芍药之酸收，敛津液而益荣。"刘老指出："色素性皮肤病，治疗起来颇感棘手。尤其女性，单纯从肝、脾、肾来论治，显得有些不足，所以除配合外洗外，嘱病人避免日光照射及不可滥用化妆品也是非常必要的。"

当代中医皮肤科临床家丛书（第二辑） 刘复兴

十五、黄褐斑

医案1 患者郑某某，女38岁，于2004年3月10日初诊。

主诉：面部色素沉着斑进行性加重1年。

病史：患者1年前因工作外劳累后，于面部双颊出现小片状浅褐色斑，自用"祛斑化妆品"外搽（具体成分不详），皮疹无明显变化，近日因劳累及日晒后，皮损有所扩大。为求中医治疗，今日来诊，刻下症见：面部见片状褐色斑疹，时有头晕、腰酸腿软，月经量少，痛经，舌红少苔，脉细，纳眠可，二便调。

专科检查：面部双颊、颧部、鼻部可见片状褐色斑片，边界清楚，色晦暗。

西医诊断：黄褐斑。

中医诊断：黧黑斑。

中医辨证：肝肾阴虚。

治法：滋补肝肾、疏肝解郁、化瘀祛斑。

方药：

①内服方：自拟方颜玉饮加减：女贞子30g，旱莲草15g，明玉竹45g，冬瓜仁30g，炒柴胡15g，白芍30g，丹参30g，肉苁蓉15g，水蛭10g，玫瑰花6g，枸杞15g，制首乌15g。7剂，煎水内服每日2次，每剂药服用2天。

②外用方：外用我院祛斑面膜粉，每日1次外敷。

医嘱：服药期间慎起居、避风寒；避免日晒、避免发怒、忌食高盐饮食。

二诊：2004年3月24日。治疗2周后，患者面部色斑有所变淡，头晕、腰酸腿软较前好转。近日月经将至，原方加马蹄香30g、大红袍30g以调经止痛。继服12剂，每剂药服用2天。继续外用我院祛斑面膜粉，每日1次外敷。

三诊：2004年4月22日。治疗后，患者病情改善，色斑颜色逐渐变淡，月经量增多，无痛经，头晕、腰膝酸软好转。患者要求继服12剂。随访半年，色斑减轻明显。

医案2 患者边某某，女，35岁，2003年6月26日初诊。

主诉：面部褐色斑半年。

病史：半年前患者外出旅游日晒及夜间休息欠佳，于面部双颊出现小片状浅褐色斑，自用"祛斑霜"外搽（具体成分不详），局部可脱皮，色变淡，但停药后再发加重，皮损有所扩大。为求进一步中医治疗，今日来诊。刻下症见：平素月经量少色暗，有痛经史，纳可，眠差，烦躁，二便调。

专科检查：面部双颊、鼻部见片状褐色斑，边界不清，压之不褪色。表面无皮屑。舌质红，苔薄白，舌底脉络稍迂曲，脉细涩。

西医诊断：黄褐斑。

中医诊断：黧黑斑。

中医辨证：肝郁气滞。

治法：疏肝理气，健脾养血。

方药：

①内服方：丹栀逍遥散加减：丹皮15g，炒栀子15g，益母草15g，炒柴胡15g，白芍30g，当归15g，白术15g，茯苓30g，薄荷6g，合欢皮15g，夜交藤30g，玉竹45g，冬瓜仁30g，玫瑰花6g，水蛭15g。7剂煎水内服每日2次，每剂药服用2天。

②外用方：外用我院祛斑面膜粉，每日1次外敷。

医嘱：嘱病人保持心情愉快，避免日晒，低盐饮食。

二诊：2003年7月10日。患者经上诉治疗后，夜眠有所好转，经量稍增，二便调。舌质淡，苔薄白，脉弦细。疏肝理气、健脾养血之法见效，效不更方，原方继续服用6剂及外用祛斑面膜粉。

三诊：2003年7月24日。患者色斑改善，颜色淡化，性急易怒、口苦等症状好转，舌质淡，苔薄白，脉弦细。肝经郁热已祛，前方去丹皮、栀子、益母草，加旱莲草、女贞子以滋补肾阴，方用二至丸和柴胡疏肝散加减：旱莲草30g，女贞子15g，白芍30g，炒柴胡15g，当归15g，白术15g，茯苓30g，薄荷6g，合欢皮15g，夜交藤30g，玉竹45g，冬瓜仁30g，玫瑰花6g，水蛭15g。6剂煎水内服每日2次，每剂药服用2天。继续外用我院祛斑面膜粉，每日1次外敷。

四诊：2003年8月7日。患者色斑消退明显，性急易怒、口苦、月经量少等症状明显好转，舌质淡，苔薄白，脉弦细。患者要求继续服药，巩固疗效。考虑治疗有效，法宗前法，继服前方6剂。

[按语] 医案1中为青年女性，平素月经不调，中医辨证为肝肾阴虚，予以滋补肝肾、疏肝解郁、化瘀祛斑，自拟方颜玉饮加减，方中女贞子、旱莲草为君药，明玉竹、冬瓜仁、肉苁蓉、白芍为臣药，炒柴胡、丹参、水蛭共为佐使药。女贞子、旱莲草、补肾养肝，为平补肝肾之剂，为方中君药。玉

竹质柔而润，养阴润燥；白芍酸苦微寒，养血柔肝，滋阴养血润肤；肉苁蓉，补肾阳，益精血，温而不燥，补而不峻，且可润肠通便，以治肾阳不足，精血亏虚，肠燥便秘，有温养皮肤、悦泽面容之功。此三药共为臣药，加强君药滋补肝肾之力。丹参活血祛瘀，养血活血；柴胡疏调肝气，疏肝解郁，并可引药入肝经，玫瑰花其性轻扬，既可上行头面，又可理气解郁，和血散瘀，加强柴胡疏肝解郁之功。冬瓜仁利湿，有润泽肌肤、增白祛斑之效，黄褐斑的发生与瘀血入络有关，故方中用水蛭入血分及经络，破血通络，逐瘀散结而化斑，其活血不留瘀、破瘀血不伤新血之特性，加强了丹参活血祛瘀之力。加枸杞、制首乌以加强滋补肝肾。医案2患者也为中青年女性，平素急躁，月经不调，辨证为肝郁气滞型，予丹栀逍遥散加减，此方是刘老最常用的方剂之一，即在"逍遥散"（出自《太平惠民和剂局方》）的基础上去甘草、生姜，加丹皮、炒栀子、益母草而成。原方主治肝脾血虚有热，遍身瘙痒，头痛目涩，颊赤口干，月经不调等证。刘老应用于寻常型痤疮、黄褐斑。月经期加益母草；痛经加大红袍、马蹄香、炙香附以加强温经通络止痛作用。方中柴胡疏肝解郁是为君药；当归、白芍养血敛阴而柔肝是为臣药；白术、茯苓健脾利湿，共为臣药；丹皮泻血中伏火，栀子泻三焦郁火，益母草和血调经共为佐药；薄荷辛散郁热，搜消肝风，疏郁调中，助柴胡散肝郁而生之热是为使药。加明玉竹、冬瓜仁、玫瑰花、水蛭以疏肝养阴、化瘀祛斑，合欢皮、夜交藤以养心疏肝安神。在治疗中，均配合祛斑面膜粉外治，使药物直达病灶，增强疗效。在这2则病例中，注重调理女性患者的月经、肝脾，以达到调经养颜的目的；方药中明玉竹、冬瓜仁、水蛭必不可少。

医案3 徐某，女，38岁，1998年12月16日初诊。

病史：3年前无明显诱因于颧部皮肤出现黄褐色斑点，后连成片，渐及面颊部，色加深，伴月经后期，经行腹痛，喜按恶伸，时夹血块。

诊查：颧部，面颊部片状黄褐色斑片，边界清楚，压之不褪色，无脱屑及浸润。舌质暗红，苔薄白，舌下络脉迂曲，脉细、涩、沉。

西医诊断：黄褐斑。

中医诊断：黧黑斑。

中医辨证：肾阳不足，宫冷血滞。

治法：补阳温肾，行血化滞。

方药：菟丝子30g，枸杞子20g，覆盆子20g，车前子15g，五味子10g，王不留行 30g，三棱 15g，莪术 15g，益母草 30g，玉竹 30g，香附 30g，水蛭 15g。冷水煎服，2 日 1 剂。

二诊：服药 14 剂后，月经如期而至，血块较前减少，腹痛减轻，色斑变浅，范围同前，舌质暗红，苔薄白，脉细、涩。前方见效，为防止活血过甚破血伤气，前方去三棱、莪术、水蛭，加入太子参 30g，2 日 1 剂。

三诊：服上方 30 剂，皮色如常，经期恢复正常，痛经消失，舌质转红，脉细。

[按语] 黧黑斑的中医治疗多责之肝郁气滞、血瘀或阳虚水泛等。本例临证治病求本，本于肾阳不足，血失温润，不荣于面，故见面部黑斑，血瘀则月经后期，痛经，有血块，舌质暗，络脉迂曲，皮疹压之不褪色。黑为肾色，脉沉细为不足，久病责之肾，故用五子衍宗丸温肾补阳，以王不留行、三棱、莪术、益母草等行血化滞，水蛭去瘀生新，待月经如期而至则去伐正破血之品，少佐太子参、玉竹以益气养阴，故收全功。

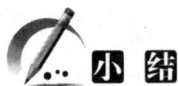

小 结

黄褐斑是指颜面皮肤出现局限性的淡褐色或褐色色素改变的一种皮肤病。黄褐斑分布对称，无自觉症状，多发于孕妇或长期服用避孕药的妇女，男性也可患病，日晒后加重。本病发病多与日晒、长期服用避孕药、妊娠、化妆品及遗传等因素有关。黄褐斑相当于中医学"黧黑斑""肝斑"等，多因肾气不足，肾水不能上承；或因肝郁气结，肝失条达，郁久化火，灼伤阴血致使颜面气血失和而发病。刘老认为，黄褐斑是常见的难治性损容性皮肤病，治疗起来颇感棘手。因为爱美之心，人皆有之，尤其女性，故化妆品的使用促成了黄褐斑的产生，单纯从肝、脾、肾来论治，显得有些不足，对患者进行面部护理的科学解释，也是非常必要的，这样有望缩短疗程。

现将刘老治疗黄褐斑之四证四法四方总结如下：

1. 肝肾阴虚型

证候：色斑褐黑，边界截然，状如蝴蝶，面色晦暗，兼有头晕目眩、腰酸腿软，舌红少苔，脉细或兼数。

治法：滋补肝肾，疏肝理气。

方药：自拟方颜玉饮。

女贞子 30g　　　　旱莲草 15g　　　　明玉竹 45g　　　　冬瓜仁 30g

炒柴胡 15g	杭芍 30g	丹参 30g	肉苁蓉 15g
水蛭 10g	玫瑰花 6g		

2. 肝郁气滞型

证候：色斑深褐或略带青蓝，弥漫分布，兼有情志抑郁，胸胁胀满或少寐多梦，面部烘热，月经不调，舌有瘀斑，脉弦细。

治法：疏肝理气活血。

方药：丹栀逍遥散加减。

丹皮 15g	炒栀子 15g	益母草 30g	当归 15g
杭芍 30g	白术 15g	薄荷 10g	炒柴胡 15g
茯苓 30g	明玉竹 45g	冬瓜仁 30g	玫瑰花 6g
水蛭 10g			

3. 气虚血瘀型

证候：斑色深褐，皮肤较为粗糙，月经量过少或偏多，色黑有块，或可有子宫肌瘤。舌质紫黯，有的可见瘀斑或瘀点，脉涩而无力。

治法：补气养血，活血化瘀。

方药：补阳还五汤加减。

生黄芪 60g	当归 15g	桃仁（冲）15g	红花 10g
赤芍 30g	川芎 15g	明玉竹 45g	冬瓜仁 30g
玫瑰花 10g	水蛭 10g		

4. 肾水不足型

证候：久病，斑色较深，兼见头昏目眩，腰膝酸软，五心烦热，遗精，经水稀少，舌淡或红，少苔，脉细数。

治法：补肝益肾，填精益髓。

方药：五子衍宗丸合二至丸加味。

菟丝子 20g	五味子 15g	枸杞 20g	覆盆子 20g
车前子(布包煎)30g	女贞子 30g	旱莲草 15g	明玉竹 45g
冬瓜仁 30g	玫瑰花 10g	水蛭 10g	

从以上我们不难看出，不管证型、方药如何变化，永远不变的药物是明玉竹、冬瓜仁、水蛭。

明玉竹：《神农本草经》谓"久服去面䵟，好颜色，润泽。"

冬瓜仁：《日华子本草》谓"去皮肤剥黑䵟，润肌肤。"

水蛭：《医学衷中参西录》谓"破瘀血而不伤新血，专入血分而不损气分。"国内有报告证实黄褐斑患者有血液流变学的改变。可见血瘀是引起黄褐斑的重要因素。但瘀源于气虚，正如清代名医王清任之说"元气既虚，必不达于血管，血管无气，必停留而瘀"，可见，在众多活血祛瘀药中，刘老独具慧眼，选中水蛭，原因大抵如此吧。

另外，各型均可配合祛斑面膜粉（皮外 5 号）煎水加醋、蜜湿敷患处，则效更佳。方药组成如下：明玉竹、百合、冬瓜仁、益母草、皂角刺等各30g。临床应用：皮肤脱屑多者加入杏仁、桃仁；色深者加白芷、盐菱、玫瑰花。

饮食宜忌：少吃盐、动物肝脏、橘子、胡萝卜。多吃富含维生素 C 类食物。

皮肤护理：不晒太阳；少用或不用"美白""祛斑"类化妆品；不熬夜。

十六、脂溢性皮炎

医案1 患者关某，女，27 岁，2004 年 12 月 28 日初诊。

主诉：面部起红斑、脱屑、瘙痒 1 年，加重 1 周。

病史：患者 1 年前更换护肤品后，面部开始出现红斑、脱屑，灼热瘙痒不适，遂至当地皮肤科就诊，诊断为"化妆品皮炎"，给予外搽"丁酸氢化可的松乳膏"，口服抗过敏药后，症状缓解。过后每于日晒及饮食辛辣之物后，病情复发。1 周前患者面部再次出现潮红、脱屑，伴有紧绷、灼热及瘙痒不适，为求中医治疗，今日来诊。面部红斑，伴瘙痒，皮肤紧绷、灼热感，口干思饮，纳眠可，小便黄，长期便秘。

专科检查：面部弥漫性红斑，上有糠皮状鳞屑，皮温较高。舌质红，苔白腻，脉滑数。

西医诊断：脂溢性皮炎。

中医诊断：面油风。

中医辨证：肺胃火热证。

治法：清泄肺胃，凉血祛风。

方药：

①内服方：枇杷清肺饮加减：生枇杷叶 15g，生桑白皮 30g，生地 30g，丹皮 15g，黄芩 15g，黄连 10g，槐花 30g，土茯苓 30g，苦参 15g，防风 30g，炒枳壳 15g，生首乌 45g，生大黄 10g，3 剂，煎水内服，一日 2 次，一剂 2 日。

②外用方：皮外 1 号加减：白头翁 30g、龙胆草 30g、苦参 30g、仙鹤草

30g、黄芩 30g、杏仁（冲）30g、桃仁冲 30g、千里光 30g。3 剂，煎水冷敷，日 2 次。外搽院内黄金万红膏（紫草、黄连、黄芩、虎杖、生地榆等）。嘱病人避免日光照射，忌食辛辣，不可滥用化妆品。

二诊：2005 年 1 月 5 日。患者服药后面部红斑色变淡，脱屑减少，灼热、瘙痒、紧绷感减轻，口干思饮好转，纳眠可，大便已通。舌质红，苔白，脉滑数。继续予以枇杷清肺饮加减，去大黄，续服 3 剂；外洗予皮外 2 号加减[藿香 30g、香薷 30g、茵陈 30g、透骨草 30g、杏仁（冲）30g、桃仁（冲）30g]，3 剂，外用黄金万红膏。

三诊：2005 年 1 月 11 日。服药后，症状缓解，灼热、瘙痒明显改善，红斑变淡，逐渐消退，此时正值经期，舌淡红，苔薄白，脉弦细。仍守前法，前方去苦参、生首乌、槐花、炒枳壳，加益母草、制香附、丹参以疏肝理气、凉血活血，以善其后。

医案 2 患者邱某，女，37 岁，2004 年 12 月 10 日初诊。

主诉：面部起红斑、脱屑、瘙痒 1 周。

病史：患者 1 周前外出日晒后，即感面部红斑、脱皮，灼热瘙痒不适，遂至"昆明某医院皮肤科就诊"，诊断为"脂溢性皮炎"，给予"昔利片"口服，及外搽"氧化锌霜"，症状缓解不明显。为求中医治疗，今日来诊。

诊见：面部弥漫性红斑，上覆鳞屑，伴瘙痒，皮肤紧绷感，口干思饮，二便调。舌质红，苔薄白，脉浮数。

西医诊断：脂溢性皮炎。

中医诊断：面油风。

中医辨证：血热风燥。

治法：清热凉血，祛风止痒。

方药：

①内服方：荆芩汤加减：荆芥 15g，黄芩 15g，生地 30g，丹皮 15g，赤芍 30g，紫草 30g，知母 15g，生石膏 30g，防风 20g，天花粉 30g，僵蚕 15g。3 剂，煎水口服，1 日 2 次，1 剂 2 日。

②外用方：外用黄金万红膏，日 2 次。

二诊：2004 年 12 月 17 日。患者服药后面部红斑色变淡，灼热、瘙痒明显改善，口干思饮好转。舌质红，苔薄白，脉浮数。治疗有效，仍守前法，守方续服 3 剂。随访 1 个月，未再复发。

[按语] 本2例均表现为面部的红斑、鳞屑，根据皮损特点及舌脉等，考虑为热证。医案1为肺胃火热证，治当清泄肺胃，凉血祛风，以枇杷清肺饮加减，本方中用性味苦寒的黄芩、黄连为君药以泻火解毒、清热燥湿，泻肺心之火；用既能泻降肺热、又可清降胃热的生枇杷叶、生桑白皮为臣药，以协助和加强君药的功效。佐以滋阴清热、凉血散瘀的生地、丹皮，二药可减缓君药伤阴之弊。佐以槐花加强清热凉血，土茯苓、苦参以清热利湿，防风祛风止痒，炒枳壳、生首乌、生大黄行气通便泄热。医案2辨证为血热风燥证，以清热凉血、祛风止痒为治则，方选荆芩汤加味，方中紫草专入血分，长于凉血活血，解血分热毒，以治血热、热毒所致的红斑、灼热、瘙痒；生地清热凉血，养阴滋液，一助紫草清血分热，二可滋阴，以复热邪所伤之阴，阴滋则火自息，此二药为君。丹皮泄血中伏火，赤芍清热凉血，活血行瘀，有凉血不留滞、活血不妄行之特点，合用则增强了君药凉血之力，又配苦寒泻火解毒之黄芩，三药为臣药。君、臣相伍清热凉血，实为澄本清源、去除病因。"风盛则痒""痒必兼风"，故止痒必先疏风。方中荆芥，温而不燥，尤其善祛血中风，透达在表风邪。佐以知母、生石膏、防风、僵蚕以加强清热祛风，解毒止痒，方中苦寒药偏多，苦能化燥伤阴，故而用天花粉养阴生津。刘老认为在临床治疗中，强调以清泄肺胃、凉血祛风主，如皮肤灼热明显，可加用清虚热药物青蒿、白薇、石膏、知母等，同时避免使用激素药膏及刺激性的化妆品，以防止病情加重。

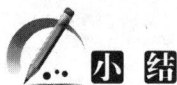

小　结

脂溢性皮炎是一种发生于皮脂溢出部位的炎症性皮肤病。头面等皮脂丰富部位好发，临床表现为红斑，上有白色油脂性或干性鳞屑，病程缓慢，反复发作为特征。中医称为"面游风"。《外科真诠·面部》云："游风生于面上，初起面目浮肿，痒若虫行，肌肤干燥，时起白屑，次后极痒抓破，热湿盛者流黄水，风燥盛者流血，痛楚难堪，由于平素血燥过食辛辣厚味，以致阳明胃经湿热，受风而成。"刘老认为本病多因饮食不节，过食辛辣油腻之物，致脾胃湿热，复受风邪，蕴滞肌肤，搏结于面而成；或肺胃火热或外感风热之邪所致。自创枇杷清肺饮和荆芩汤治以清泄肺胃、凉血祛风为治疗原则。配合外用药物，使药物直达病灶，加速皮损修复。在日常护理中避免日光照射，同时应注意饮食及化妆品的选用。多环节配合而使病愈。

十七、银屑病

医案1 患者赵某某，女，33 岁，于 2004 年 3 月 10 日初诊。

主诉：全身红斑、鳞屑伴痒反复发作 1 年，加重 1 个月。

病史：患者 1 年前，因外感咽痛后，躯干、四肢皮肤出现红斑、鳞屑，伴瘙痒，在外院诊断为："银屑病"，曾用西药内服外搽（具体不详）及自购中成药（不详）口服，症状缓解，过后复发，病情时轻时重，1 个月前皮疹增多，波及全身，为求中医治疗来诊。平素时有口干、咽痛，皮疹瘙痒，纳眠可。

专科检查：头皮、躯干、四肢泛发大小不等的红斑，上有白色鳞屑，部分皮损融合成大片状，间见抓痕及血痂。舌红苔薄白，脉弦数。

西医诊断：寻常型银屑病。

中医诊断：白疕。

辩证：肝郁血热。

治法：清热凉血，祛风止痒。

方药：自拟皮内 2 号方加减：荆芥 15g，炒黄芩 15g，生地黄 30g，牡丹皮 15g，赤芍 30g，紫草 30g，水牛角 30g，小红参 30g，昆明山海棠 30g，生地榆 30g，马勃 15g（包煎），青黛 15g（包煎），乌梢蛇 30g。6 剂，煎水日服 2 次，2 日 1 剂。

医嘱：忌腥臭发物，慎起居、保持心情愉快。

二诊：2004 年 3 月 24 日。服药后皮疹消退不明显，但皮色变淡，鳞屑减少，口干、咽痛消失，瘙痒减轻，月经将至，时有胸胁胀痛，烦躁易怒，舌红苔薄白，脉弦数。治以疏肝解郁、凉血止痒为法，方用丹栀逍遥散加减：丹皮 15g，炒栀子 15g，益母草 15g，炒柴胡 15g，当归 15g，白术 15g，白芍 30g，茯苓 30g，薄荷 6g，水牛角 30g，小红参 30g，昆明山海棠 30g，生地榆 30g。6 剂，煎水日服 2 次，2 日 1 剂。

三诊：2003 年 4 月 6 日。治疗后皮疹逐渐消退缩小，颜色变淡，偶有瘙痒，舌红苔薄白，脉弦。治疗有效，守方加绞股蓝 30g、灵芝 30g。6 剂。煎水日服 2 次，2 日 1 剂。如此治疗 3 月余，皮疹大部分消退。1 年后复诊，病情稳定，仅头皮偶有 1~2 块分布淡红斑，上有少许白色鳞屑，嘱其外搽院内黄金万红膏，无需内服药，注意饮食，生活起居调理。

[**按语**] 银屑病病因不明，情绪、劳累可诱发加重。刘老认为本病活动期

多以热毒炽盛或血分蕴热之标实为主，治疗根据皮疹颜色及舌质辨证用药，舌质红绛为热毒炽盛；舌红者为血分蕴热，本例辩证为肝郁血热，以皮内2号方加减内服，以清热凉血、祛风止痒为法，方中炒黄芩、生地、丹皮、赤芍、紫草清热解毒，凉血活血；荆芥、乌梢蛇祛风止痒；水牛角、小红参、生地榆加强清热凉血、解毒之力；昆明山海棠祛风除湿；佐以马勃、青黛清咽利喉解毒。中青年女性患者尚应根据月经周期特点辅以疏肝解郁、调理冲任之法，以达固本疗疾之效。正所谓"热郁化瘀，凉血活血""内外合治，脏腑经络同调"而验。另外，云南茜草根（小红参）是刘老治疗银屑病的专病用药。

医案2 患者洪某，男，28岁，2000年11月4日初诊。

主诉：躯干、四肢红斑、鳞屑伴痒反复半年，加重半个月。

病史：患者半年前，因外感咽痛，加之过食辛臭食物，躯干、四肢皮肤出现红斑、鳞屑，伴瘙痒。在当地医院诊治，具体诊治及用药不详，症状可缓解，但停药后皮疹又发，病情时轻时重，半月前病情加重。口干，咽痛，瘙痒，纳眠可，二便调。

专科检查：躯干、四肢泛发圆形、类圆形如钱币大小的浸润性红斑，上有较厚白色鳞屑，间见抓痕及血痂。舌红绛，苔薄黄，脉数。

西医诊断：寻常型银屑病。

中医诊断：白疕。

辩证：热毒炽盛。

治法：泻火解毒，凉血止痒。

方药：

①内服方：自拟皮内4号加减。炒黄芩15g，炒黄柏15g，黄连10g，炒栀子15g，水牛角30g，小红参30g，昆明山海棠30g，生地榆30g，紫草50g，马勃15g（另包），青黛15g（另包），白花蛇舌草15g，麦冬30g，乌梢蛇30g。3剂，煎水内服，日服2次，2日1剂。

②外用方：外用院内黄金万红膏。

医嘱：嘱病人忌烟酒，忌食牛羊肉、海鲜等鱼腥发物。

二诊：2000年11月11日。服药后，皮疹颜色变淡，鳞屑减少，口干、咽痛减轻，瘙痒缓解，舌红，苔薄黄，脉数。继续予以泻火解毒、凉血为治则，原方去马勃、青黛，续服6剂，外用黄金万红膏。

三诊：2000 年 11 月 26 日。治疗后，皮疹大部分消退，局部皮肤稍干燥，偶有瘙痒，纳眠可，二便调。舌红，苔薄白，脉弦。拟疏风清热、凉血活血，方用自拟皮内 2 号方加减：荆芥 15g，炒黄芩 15g，生地 30g，丹皮 15g，赤芍 30g，紫草 30g，水牛角 30g，小红参 30g，昆明山海棠 30g，生地榆 30g，乌梢蛇 30g。6 剂，煎水内服日服 2 次，2 日 1 剂，继续外用黄金万红膏。如此治疗 1 月余，并嘱患者忌鱼腥发物，慎起居，防外感。病情好转。

医案 3　陈某某，男，29 岁，2003 年 4 月 9 日初诊。

主诉：全身皮肤泛发红斑、丘疹、鳞屑伴瘙痒 10 年，加重 1 个月。

病史：患者 10 年前，无明显原因头皮、躯干、四肢皮肤出现红斑、鳞屑，伴瘙痒。曾多次在外院诊治，诊断为："银屑病"，用西药内服和外搽（具体不详），10 年来曾经多方治疗，病情时轻时重，1 个月前皮损增多，经人介绍求治于刘老。有"扁桃体发炎"病史，有吸烟史。

现症：头皮、躯干、四肢皮肤泛发红斑、丘疹，上覆多层银白色鳞屑，皮疹潮红灼热，压之褪色，皮疹以头皮、双下肢为甚，瘙痒剧烈，夜间尤甚，眠差，纳可，口干口渴，咽干疼痛，便秘溲赤，舌质红绛，舌苔薄黄少津，脉弦数。

西医诊断：寻常型银屑病。

中医诊断：白疕。

中医辨证：热毒炽盛。

治法：泻火解毒，凉血止痒。

方药：自拟皮内 4 号加减。川黄连 10g，炒黄芩 15g，焦柏 15g，炒栀子 15g，水牛角 30g，小红参 30g，生地榆 30g，紫草 30g，千里光 30g，马勃 15g（包煎），青黛 15g（包煎），僵蚕 15g。3 剂，水煎服日 2 次，2 日 1 剂。

二诊：2003 年 4 月 15 日。服药后，咽痛已愈，无新发皮疹，原发皮疹颜色变淡，脱屑仍多，瘙痒有减，余症同前。予上方去马勃、青黛、僵蚕，加土茯苓 30g，杏仁（冲）15g，乌梅 30g，乌梢蛇（炒，研末分冲）30g，冰糖 1 小块，6 剂继服。

三诊：2003 年 4 月 28 日。经治疗后，皮损逐渐消退，脱屑减少，瘙痒缓解，舌质红绛，苔薄黄，脉弦数。效不更方，继服 6 剂。患者经服中药调理 2 月余而愈。

[**按语**]　寻常型银屑病按病程分为三期，即进行期、静止期、退行期。本

病病因不明，感染、情绪、劳累可诱发。刘复兴主任认为活动期银屑病多以热毒炽盛之标实为主，证候起病急，皮疹广泛，色红或鲜红，鳞屑多，瘙痒甚，伴口干、咽痛，舌红或红绛，苔薄白。重者以皮内4号加减口服，症状好转后改用皮内2号；若皮疹以头面为多，疹色红或淡红，鳞屑薄者，首选皮内2号。本二案辨证为热毒炽盛，予以黄连解毒汤加味而创皮内4号方。原方具有泻火解毒之功效，主治一切实热火毒，三焦热盛之证。加入清热、凉血、解毒之水牛角、紫草、地榆，祛风除湿之云南民间草药小红参，以及昆明山海棠祛瘀通络，还加入乌梢蛇祛风、活络。使全方共奏泻火解毒、清热凉血、祛风通络之效。水牛角、小红参一凉一温，相互牵制以助气凉血，且现代药理研究小红参有抑制表皮过度增殖的作用。根据西医病因学选择用药：部分银屑病患者发病常因咽炎而发病，此与西医链球菌及病毒感染有关，加用马勃、青黛及僵蚕清咽利喉解毒，可增强疗效。皮内4号方药物苦寒，为防伤阴败胃，佐以酸甘养阴之杏仁、乌梅之品。另切记"病从口入，忌口在即"。

医案4 患者阮某某，女，81岁，于2002年6月2日初诊。

主诉：全身皮肤出现红斑、鳞屑伴瘙痒60余年，加重2周。

病史：患者于20年前不明原因全身出现点滴状红斑、鳞屑，瘙痒不明显，某医院诊为"银屑病"，因服药效果不好（具体药物不详），皮损面积不大，故多年来未予重视，仅在感到瘙痒时外搽药膏。2周前因皮损处瘙痒，外搽某种酊剂后皮损泛发，躯干、四肢出现红斑、鳞屑，瘙痒剧烈，寝食难安，二便尚调，自诉既往有高血压病史。

专科检查：躯干、四肢见大片状红斑，基底浸润肥厚，表面覆有干燥较厚银白色鳞屑，可见薄膜现象及点状出血现象。舌质红绛，苔薄黄，脉弦细。

西医诊断：寻常型银屑病。

中医诊断：白疕。

中医辨证：热毒炽盛。

治法：泻火解毒，凉血活血。

方药：黄连解毒汤加减：川黄连15g，黄芩15g，黄柏15g，炒栀子15g，生槐花30g，丹参30g，鸡血藤30g，千里光30g，杏仁15g，乌梅20g，乌梢蛇30g。上方加冷水泡1小时，文火煮沸5分钟，饭后温服，日2服，每剂2天，予6剂。

医嘱：慎起居、避风寒、忌食辛辣、鱼腥发物；避免劳累，保持心情愉快。

二诊：2002 年 6 月 14 日。服药后病情好转明显，四肢皮损已消退，躯干部皮损缩小，变薄，颜色淡红，痒感减轻。近 1 周来腹泻，稀水样便，伴肠鸣腹痛，纳呆食少，舌质红，苔腻微黄，脉细。热象渐除，患者年事已高，以健脾除湿、清解余毒，方用除湿胃苓汤加味：陈皮 10g，苍术 15g，厚朴 15g，茯苓 30g，猪苓 30g，泽泻 15g，白术 15g，滑石（布包）15g，焦楂 15g，枳壳 15g，蜈蚣 2 条，生槐花 30g，生地榆 15g。3 剂，上方加冷水泡 1 小时，文火煮沸 5 分钟，饭后温服，日 2 服，每剂 2 天。

三诊：2002 年 6 月 20 日。治疗后腹泻止，食欲渐增，睡眠好，躯干部皮损变淡变薄，表面鳞屑明显减少。舌脉较前无明显变化。按上方加减再服药至 6 月 27 日复诊，皮损已基本消退，未见新疹，临床治愈。

[按语] 本例患者病程较长，皮损泛发，色红，叠起鳞屑，舌质红绛，苔黄，脉弦数，此乃热毒侵淫营血之征，证属血热毒盛，治疗开始以黄连解毒汤清热解毒、凉血活血为主；待标象已解，皮损缩小，变薄，痒减轻，遂改用健脾除湿，佐以清解余毒之剂，以治其本，用扶正与祛邪兼施之法，终获良效。一诊使用黄连解毒汤，清上、中、下三焦之湿热毒邪，栀子大苦大寒，清心经热邪，生槐花、千里光清热凉血止痒；本案虽以火热毒邪为甚，但患者年老气衰，祛邪不忘扶正，辅以丹参、鸡血藤活血养血；杏仁、乌梅以酸甘化阴，以防苦寒伤阴败胃。二诊、三诊热象渐除，以胃苓汤加减健脾除湿，清解余毒，充分体现中病即止的学术思想。

医案 5 患者张某某，男，41 岁，于 2004 年 6 月 7 日初诊。

主诉：全身红斑、鳞屑伴痒反复发作 20 年，加重 6 月余。

病史：患者 20 年前，无明显原因躯干、四肢皮肤出现红斑、鳞屑，伴瘙痒，在当地医院诊断为："银屑病"，予以药物治疗（具体不详），病情可缓解，皮疹未完全消退，反复发作，时轻时重。6 个月前病情加重，曾用西药内服外搽及内服中成药（具体不详），皮损无消退，伴有瘙痒，为求中医治来诊。

专科检查：头皮、躯干、四肢泛发大小不等暗红色斑块，上覆有白色鳞屑，鳞屑难脱，部分皮损融合成大片状，间见抓痕及血痂。舌质暗红，苔薄白，脉弦。

西医诊断：寻常型银屑病。

中医诊断：白疕。

中医辨证：血热风燥。

治法：清热凉血，祛风止痒。

方药：自拟皮内2号方加减：荆芥15g，炒黄芩15g，生地黄30g，牡丹皮15g，赤芍30g，紫草30g，水牛角30g，小红参30g，昆明山海棠30g，生地榆30g，千里光30g，乌梢蛇30g。6剂，煎水日服2次，2日1剂。

二诊：2004年6月22日。服药后，患者瘙痒减轻，皮疹色暗红，消退不明显，无新发皮损，舌质暗红夹瘀，苔薄白，脉沉涩。治以益气活血、化瘀通络为法，方药皮内6号方（补阳还五汤加减）：生黄芪60g，当归15g，川芎15g，桃仁15g（冲），红花10g，赤芍30g，水牛角30g，小红参30g，昆明山海棠30g，生地榆30g，三棱15g，莪术15g，水蛭10g。6剂，煎水日服2次，2日1剂。外搽院内黄金万红膏。

三诊：2004年7月6日。经治疗后，皮疹变薄，颜色变淡，偶有瘙痒，舌质暗红夹瘀，苔薄白，脉沉涩。治疗有效，守方继续服用6剂。煎水日服2次，2日1剂。治疗2个月，皮疹大部分消退，病情稳定。

[按语] 本例患者病程长（半年），皮损色暗较厚，一诊予以清热凉血、祛风止痒之法，方用皮内2号方加减，疗效欠佳。二诊时，根据皮损特点、病程及临床症状，考虑为血瘀证，以益气活血、化瘀通络为法，予以补阳还五汤加减取得较好疗效，方中重用黄芪取其大补脾胃之元气，使气旺以促血行，祛瘀而不伤正，并助诸药之力，配以归尾活血祛瘀，川芎、赤芍、桃仁、红花助归尾活血祛瘀；水牛角、小红参助气凉血；昆明山海棠、生地榆祛湿解毒凉血；三棱、莪术、水蛭以破血逐瘀。对于病程长，皮损厚的银屑病，刘老认为久病及色暗斑块的银屑病患者，选用桃仁、红花、三棱、莪术、水蛭等活血逐瘀药物有较好的治疗作用。

医案6 患者剂某某，男，57岁，于2002年7月15日初诊。

主诉：掌跖部起红斑、丘脓疱疹，伴痒反复发作10个月，加重1周。

病史：患者素喜辛辣食物，10个月前掌跖部皮肤出现小片状红斑、丘脓疱疹，伴脱屑，微痒，未诊治后皮疹逐渐增多，遂到某西医院就诊，经病理检查，诊断为"掌跖脓疱病"，予以西药内服、外用治疗（具体用药不详），症状好转不明显。如此反复，皮疹渐增多，此起彼伏，1周前，病情加重。

专科检查：掌跖部、指趾腹部皮肤暗红斑，中央见密集针尖至米粒大小脓疱，部分脓疱干燥结痂，周围领圈状脱屑，散在少许线状皲裂口，对称分布，舌红苔黄腻，脉弦滑。

西医诊断：掌跖脓疱病。

中医诊断：白疕。

中医辨证：湿毒蕴肤。

治法：清热利湿，凉血止痒。

方药：

①内服方：自拟皮内 3 号方加减：龙胆草 10g，炒黄芩 15g，川木通 10g，车前子 15g，苦参 15g，土茯苓 30g，水牛角 30g，小红参 30g，生地榆 30g，昆明山海棠 30g，绞股蓝 30g，灵芝 30g，乌梢蛇 30g。3 剂，日服 2 次，2 日 1 剂。

②外用方：外洗用自拟皮外 1 号合皮外 2 号加减：白头翁 30g，龙胆草 30g，仙鹤草 30g，苦参 30g，藿香 30g，香薷 30g，茵陈 30g，透骨草 30g，杏仁 30g，桃仁 30g。3 剂，煎水冷后浸泡，日 2 次，2 日 1 剂。

医嘱：忌食腥臭发物，双手勿接触各种洗涤剂。

二诊：2002 年 7 月 24 日。治疗后，四肢掌跖部丘脓疱疹干涸、结痂，红斑变淡，脱屑减少。内服、外洗守方续用，各 6 剂。

三诊：2002 年 8 月 7 日。经上治疗后，四肢掌跖部脓疱再未出现，暗红斑大部分消退，无脱屑，偶有少许皲裂口。内服方去灵芝、绞股蓝，加刺蒺藜 30g，生黄芪 30g、制首乌 30g 以益气养阴、祛风止痒。3 剂，日服 2 次，2 日 1 剂。停用外洗药，局部外搽院内黄金万红膏，日 2 次。1 个月后，电话随访，诸症已消。

[按语] 掌跖脓疱病为银屑病中脓疱型银屑病的一种，其脓疱为无菌性。皮损局限于手足部，以掌跖部多见，较顽固难消，反复发作。病因不明，可能与感染、免疫功能异常，外界理化因素刺激有关。本案病程长，反复发作，辨证为湿热蕴肤，选用出自《医方集解》，能泻肝火，并可清利湿热，且有补养肝血功效之龙胆泻肝汤化裁而成皮内 3 号方。将原方中作为肝使的柴胡去掉，因为此"湿热"并非全是"肝经湿热"；去了缓肝急之甘草，恐甘草之甘缓有助湿热之弊；去辛温之当归，滋腻之生地，留通草、车前子以利前阴，使诸湿热有所出也，恐利湿太过，故去泽泻；龙胆草，大苦大寒，上泻肝胆

实火，下清下焦湿热，故用之，为本方泻火除湿两擅其功的君药；黄芩具有苦寒泻火之功，佐龙胆草为臣药；虑其苦寒太过，故而用炒黄芩。炒黄芩清热泻火之功逊于生黄芩，而清热燥湿之功则甚于生黄芩；以苦参易栀子，因苦参有清热燥湿、祛风止痒杀虫之功，而栀子则是泻火除烦，清热利湿，凉血解毒，用苦参更能切中病机。加用水牛角、小红参助气凉血；昆明山海棠、生地榆解毒凉血；绞股蓝、灵芝平补肝肾、益气；乌梢蛇祛风止痒。案中小红参"云南茜草根"是白疕（银屑病）的专病专药。

在本病案中，清热利湿法是具有水疱性或脓疱性皮损皮肤病的首要常规疗法，本案中患者四肢掌跖部丘脓疱疹，反复发作，舌红苔薄黄腻均提示有湿热之邪。辨证配合应用中药外洗常是取效的关键环节，外用药能直达病所，起直接治疗作用。方中以性质温和的乌梢蛇为宜。病情好转稳定后，应注意配伍平补肝肾，益气之品以提高机体抗病能力。饮食宜忌及局部皮损避免接触刺激物质也是防止病情加重或复发的重要因素。

医案7 患者李某某，男，13岁，于2001年11月14日初诊。

主诉：躯干、四肢红斑、丘疹、脓疱反复发作3个月，加重半个月。病史：患者3个月前，因外感咽痛，发热，继而躯干、四肢皮肤渐次出现红斑、丘疹，少许脓疱，时有瘙痒。到某医院皮肤科就诊，诊为"脓疱型银屑病"，予以阿维A等药物治疗，症状好转。过后皮疹复发，近半月加重。

现症：一般状况可，头皮片状红斑，上有白色鳞屑；躯干、四肢泛发密集红斑、丘疹、脓疱，局部呈脓湖状，瘙痒，银屑病甲，伴口干思冷饮，纳差，溲黄，大便干结难解。舌红，苔薄白，脉数。

西医诊断：脓疱型银屑病。

中医诊断：白疕。

中医辨证：湿热蕴肤。

治法：清热解毒，凉血活血。

方药：五味消毒饮加减：金银花15g，野菊花15g，蒲公英30g，紫花地丁10g，天葵子10g，昆明山海棠20g，生地榆20g，白花蛇舌草20g，麦冬30g，乌梢蛇15g。3剂，煎水内服，日服2次，2日1剂。

二诊：2001年11月21日。服药后，躯干、四肢红斑色变淡，脓疱干涸结痂，无新发脓疱，口干思饮有所改善。舌红，苔薄黄，脉数。守方续服3剂。

当代中医皮肤科临床家丛书（第二辑） 刘复兴

三诊：2001 年 11 月 28 日。经治疗后，无新皮损，脓疱干燥结痂脱落，躯干、双上肢红斑、丘疹部分消退，双下肢皮疹变暗红，上有白色鳞屑，纳食稍增，时有瘙痒，夜间明显。舌红，苔薄白，脉数。拟疏风清热、凉血活血法，方用自拟皮内 2 号方加减：荆芥 15g，炒黄芩 15g，生地 20g，丹皮 10g，赤芍 20g，紫草 30g，水牛角 20g，小红参 20g，忍冬藤 20g，连翘 15g，乌梢蛇 15g。3 剂，日服 2 次，2 日 1 剂。

四诊：2001 年 11 月 7 日。治疗后，头皮、躯干部皮疹消退，仅四肢下段散在少许淡红斑，上有较薄白色鳞屑，瘙痒明显减轻。守方 6 剂续服。1 个月后回访，皮疹消退，病情有所好转。

医案 8 患者刘某某，女，24 岁，于 2004 年 12 月 18 日初诊。

主诉：全身起红斑，鳞屑反复 3 年，加重伴脓疱、发热 6 天。

病史：患者 3 年前，感冒咽痛后，四肢及躯干出现点片状红斑，上有白色鳞屑，在医院诊治，诊断为："银屑病"，予以药物内服及外用（具体用药不限），病情缓解，偶有新发红斑、鳞屑，怀孕后病情加重，皮疹增多，时轻时重，波及全身，6 天前产后，患者红斑上出现密集的小脓疱，自觉皮肤灼热、疼痛，发热口干，纳食差，大便干。

专科检查：体温 40℃，全身弥漫性红斑、肿胀，可见密集针尖大小脓疱，部分融合成片，形成脓糊，脓疱此起彼伏。舌质红，苔薄黄，脉洪数。

西医诊断：脓疱型银屑病。

中医诊断：白疕。

中医辨证：毒热。

治法：清热解毒，凉血护阴。

方药：黄连解毒汤和白虎汤加减：川黄连 10g，黄芩 15g，黄柏 15g，栀子 15g，石膏 50g，炒知母 15g，柴胡 30g，蒲公英 30g，麦冬 20g，大黄 10g，姜黄 15g，蝉蜕 10g，僵蚕 15g。3 剂，水煎服，日 3 次，2 日 1 剂。予以阿维A 胶囊 10mg，日 3 次，予以注射用炎琥宁针静脉滴注加强清热解毒，补液纠正电解质等对症支持治疗。嘱病人加强营养，禁哺乳。

二诊：2004 年 12 月 24 日。治疗后患者无发热，无新发脓疱，脓疱干燥结痂，全身弥漫性潮红，鳞屑较多，时有瘙痒，治以疏风清热，凉血活血，予以皮内 2 号方（即自拟荆芩汤加味）：荆芥 15g，炒黄芩 15g，生地 30g，丹皮 15g，生槐花 15g，赤芍 30g，紫草 30g，水牛角 30g，小红参 30g，乌梢蛇

15g。3剂，日服2次，2日1剂。外用黄金万红膏润肤止痒。

三诊：2004年12月30日。经治疗后患者鳞屑减少，皮损颜色变淡，守方3剂续服。1周后复诊，病情好转，全身红斑明显变淡，部分消退。

[按语] 脓疱型银屑病为银屑病的一种特殊类型，临床上分局限性和泛发性。局限性主要发于掌跖部；泛发性多起病迅速，以躯干、四肢为主，皮疹为在红斑基础上出现淡黄色浅表性无菌性脓疱或脓湖，同时伴有全身症状。本病病因不明，可能与感染、药物刺激有关。

初期热毒较甚，治当清热解毒为主，辅以凉血活血，以五味消毒饮加昆明山海棠、生地榆、白花蛇舌草、麦冬、乌梢蛇。脓疱消退后，局部暗红斑、白屑多，瘙痒明显，此因血热血郁，肤失濡养，治当疏风清热、凉血活血，以自拟皮内2号方为基础，加水牛角、小红参凉血活血；连翘清心除烦；忍冬藤通经活络，引药入四肢。

泛发性脓疱型银屑病，中医辨证施治，重视温病的卫气营血，在治疗中卫气营血症相互夹杂，不可截然分开，本案患者皮损及临床特点表现为高热、毒热由表入里，卫气营血症均可见，但辨证中营血为主要矛盾，予以黄连解毒汤清热泻火凉血；配以白虎汤以清气分热，火郁发之，让邪透表而出。加柴胡、蒲公英、麦冬、大黄、姜黄、蝉蜕、僵蚕加强清热解毒之功。在脓疱消退后，治以疏风清热、凉血活血，拟以皮内2号方。在治疗过程中，应当以退热为主，发热与病情密切联系，热退则病减。对于病情严重的银屑病，在治疗中，必要时，联合西医治疗以尽快控制病情，在药物的使用中，激素及免疫抑制剂应该逐渐减量，不可盲目停用，以免病情突然反复加重。

医案9 患者韩某某，男，63岁，于2004年4月8日初诊。

主诉：四肢红斑、鳞屑、痒反复发作2年，加重1个月。

病史：2年前，患者因起居不慎外感及饮食油腻致胆囊炎发作，继之躯干、四肢皮肤出现红斑、鳞屑，伴瘙痒，在外诊治，具体用药就诊断不详。

现症：口干口苦、胃脘饱闷不适，大便溏，纳少眠可。专科检查：躯干、四肢散在大小不等的浸润性红斑，上有较厚的白色鳞屑，可见少许抓痕及血痂。舌淡，苔薄白，脉弦滑。

西医诊断：寻常型银屑病。

中医诊断：白疕。

中医辨证：湿邪内阻，胆胃不和。

治法：和解少阳，燥湿和胃。

方药：柴平汤加减：炒柴胡 15g，炒黄芩 15g，潞党参 30g，法半夏 15g，陈皮 10g，苍术 15g，厚朴 15g，水牛角 30g，小红参 30g，昆明山海棠 30g，生地榆 30g，乌梢蛇 30g。6 剂，煎水内服，日 2 次，2 日 1 剂。

医嘱：忌腥臭发物，慎起居、保持心情愉快。

二诊：2004 年 4 月 22 日。治疗后，部分皮疹消退，瘙痒减轻，口苦，胃脘饱闷好转，大便成形，舌淡苔薄白，脉弦。为巩固疗效，守方去乌梢蛇，加九香虫 15g，守方续服 6 剂。

三诊：2004 年 5 月 8 日。服药后口苦及胃脘饱闷好转，皮疹大部分消退，瘙痒缓解，舌淡苔薄白，脉弦。为巩固疗效，守方续服 6 剂。

[按语] 本案患者素体不强，饮食不慎，伤及脾胃，水湿运化不畅，阻于肌肤，则见淡红斑、鳞屑，瘙痒；湿阻于内，少阳枢机不行，胆胃之气不降则口苦，便溏，胃脘饱闷，舌淡苔薄白，脉弦，证属湿邪内阻、胆胃不和。治宜和解少阳、燥湿和胃，一诊小柴胡汤（炒柴胡、炒黄芩、党参、法半夏）和解少阳；平胃散（陈皮、苍术、厚朴）燥湿和胃；水牛角、小红参助气凉血；昆明山海棠、生地榆解毒凉血；乌梢蛇祛风止痒。二诊时痒减，胃脘饱闷，故去乌梢蛇加九香虫以疏肝理气，诸药合用，切中病机，故而多见效。刘老认为本病活动期多以标实为主，静止期、缓解期多以本虚为多，治疗目的主要是缩短病程及延长复发的间隔期，临证中，对于年老体弱的老年病患者，药多从调理脾胃方面进行辨证论治。正是"辨证论治，证病结合"而效，案中小红参"云南茜草根"是白疕（银屑病）的专病专药，功不可没。在治疗中不可一味清热凉血，辨证施治，以免失治误治。

医案 10 赵某，女性，30 岁，于 2001 年 6 月 26 日初诊。

主诉：周身起皮疹，鳞屑反复发作 13 年，加重 1 个月，曾多方治疗，但屡治不愈，皮疹逐渐增多，现仍瘙痒，咽部不适，纳可，便秘。家族中无类似病史。

检查：咽充血（＋＋），扁桃体 II 度肿大，躯干、四肢散在指盖大小之鲜红色斑，上覆银白色鳞屑，指甲顶针样损害，可见薄膜现象及露滴现象，舌质红，苔薄黄，脉数。

西医诊断：寻常型银屑病。

中医诊断：白疕。

中医辨证：血热毒盛。

治法：清热解毒，凉血护阴。

方药：黄连解毒汤加水牛角 30g、小红参 30g、昆明山海棠 30g、马勃 15g、青黛 15g、杏仁 15g、乌梅 30g、乌梢蛇 30g，冰糖为引。

服药 6 剂后皮疹转为淡红色斑，鳞屑减少，瘙痒明显好转，大便调，再守方加减治疗近 1 个月，全身皮损消退，临床治愈，随访 1 年未复发。

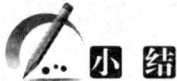

小　结

银屑病是一种常见的慢性复发性炎症性皮肤病，其皮损特征是红斑或斑块上覆有银白色鳞屑，有明显的季节性，多数患者病情秋冬季加重，夏季自然缓解。根据其皮损的不同特点临床上一般将银屑病分为四型：寻常型、脓疱型、关节型、红皮病型。银屑病病因目前仍不清楚，一般与遗传、免疫、感染、精神等因素有关。

银屑病相当于中医学的"白疕""松皮癣"等，其发病原因复杂，概括起来有外因和内因两种。外因为风、寒、湿、热、燥、毒之邪，侵袭肌肤；内因为素体血热，饮食不节，情志内伤等。疾病初期多夹有风寒或风热之邪侵袭肌肤，以致营卫不和，气血不畅，阻于肌表而生；或因湿热蕴积，外不能宣泄，内不能利导，阻于肌肤而发病；病久不愈，风寒、风热、湿热之邪化火，而耗伤气血，则血虚风燥，肌肤失养；或因营血不足，气血循行受阻，以致瘀阻肌肤而成；或因肝肾不足，冲任失调，更使营血亏损，血虚生风所致。少数患者可因调治不当，兼感毒邪，湿邪化燥，以致燥热成毒，热毒流窜，入于营血，内侵脏腑，造成气血两燔的证候，临床上表现为严重型银屑病，即泛发型、脓疱型、红皮病型银屑病。

刘老根据多年临床经验，总结出治疗银屑病四证四法四方：

1. 辨证分型

（1）血热证

证候：红斑、鳞屑，新皮疹不断出现，皮疹散发，脱屑多，红斑压之褪色，瘙痒甚，伴见口干，心烦易怒，小便短赤，大便秘结，舌质红，舌苔薄白或薄黄，脉弦滑或数。

治法：疏风清热，凉血活血。

方药：皮内 2 号方（即自拟荆芩汤加味）。荆芥、炒黄芩、生地、丹皮、生槐花、赤芍、紫草、水牛角、小红参、乌梢蛇。

（2）毒热证

证候：红斑、鳞屑，皮疹泛发全身，潮红焮热，压之褪色，皮肤肿胀，大量脱屑，瘙痒剧烈，伴见发热烦躁，形寒身热，重则神昏，口干口渴，便秘溲赤，舌质红绛，舌苔薄黄少津，脉弦数。

治法：清热解毒，凉血护阴。

方药：皮内4号方（即黄连解毒汤加味）。川黄连、炒黄芩、焦柏、炒栀子、杏仁（冲）、土茯苓、乌梅、水牛角、小红参、生地榆、紫草、千里光、乌梢蛇、冰糖1小块。

（3）血瘀证

证候：红斑、鳞屑，皮疹暗红，鳞屑难脱或屑多且薄，或疹色淡红，病程较长，伴见口干欲漱不欲饮，舌质暗紫或暗红有瘀点、瘀斑，苔薄白，脉涩或沉涩，可有舌下脉络迂曲。

治法：益气活血，化瘀通络。

方药：皮内6号方（补阳还五汤加减）。生黄芪、当归、川芎、桃仁（冲）、红花、赤芍、水牛角、小红参、生地榆、三棱、莪术、水蛭。

（4）血燥证

证候：红斑、丘疹、鳞屑，病情稳定或皮损部分消退，细碎脱屑，伴见口干舌燥，欲饮，秋冬加重，舌质淡红或舌质淡，舌尖红，苔少，少津，脉缓或沉细。

治法：养血活血，祛风润燥。

方药：清燥救肺汤加味。炙枇杷叶、冬桑叶、炙甘草、阿胶（烊化）、炒胡麻仁、生石膏、杏仁（冲）、麦冬、沙参、白鲜皮、地肤子、小红参、乌梢蛇。

2. 加减运用

（1）若咽痛、红肿者，加马勃、青黛（包煎）、玄参、僵蚕。

（2）鳞屑较厚者，乌梢蛇炒黄后研细末吞服（用药汁），并加紫草。

（3）大便秘结者，可酌加生首乌或秦艽。

（4）热盛伤阴者，加女贞子、枸杞、白芍。

（5）脾虚湿盛者，加茯苓、白术、生薏苡仁。

（6）脓疱型，加金银花、蒲公英、白花蛇舌草。

3. 刘老治疗银屑病的特点

（1）辨证分型论治：刘老主张辨病与辨证论治相结合，认为血热毒盛为其基本病机，热邪侵淫营血为其表征，瘀血阻络贯穿于病程始终。加之患者多为阳热之体，且发病诱因以感染者居多，进而说明当病邪侵犯人体后，邪热郁搏而发为本病。因此，银屑病之病因，在外当推风热毒邪内侵，为病之标；在内责之素体血热蕴毒，属病之本。根据上述病因病机特点，将银屑病分为血热、毒热、血瘀、血燥共四型进行辨证论治。在病变过程中，各型可以相互转化或并见，在治疗时应注意标本缓急。

（2）方药应用特点：①应用云南特有中草药小红参，首载于《滇南本草》，该药属云南民间草药，为茜草科植物云南茜草的根，性味微苦甘，凉；功效：补血活血，祛风除湿。②热毒之邪，最易灼伤阴液，肌肤失于濡养，致皮损干燥，叠起鳞屑；加之清热解毒之药多为苦寒之品，苦寒也易伤阴，因此，临证中要重视顾护阴液，刘老常以乌梅合冰糖，酸甘化阴，并加用女贞子、枸杞、白芍以滋养阴液。③虫类药的应用，血瘀证用水蛭，咽痛红肿者，用僵蚕，其余几型均用乌梢蛇。水蛭为环节动物水蛭科的蚂蟥和水蛭及柳叶蚂蟥等的全体。性味咸、苦、平；有小毒。入肝、膀胱二经。功效：破血逐瘀。张锡纯认为，水蛭"破瘀血而不伤新血，专入血分而不损气分"。僵蚕为蚕蛾科昆虫家蚕的幼虫在未吐丝前，因感染白僵菌而发病致死的僵化虫体。性味咸、辛，平。归肝、心、脾、肺四经。功效：散风泄热，化痰消坚，解毒镇痉，活络通络。乌梢蛇为游蛇科动物乌梢蛇除去内脏的干燥全体。性味甘平，无毒。入肝、脾经。功效：搜风通络，攻毒定惊。能外达皮肤，内通经络，其搜风透骨之力最强。

（3）饮食宜忌。刘老认为，饮食宜忌在银屑病的治疗中占举足轻重的作用。因而，临证时不厌其烦地告诫患者忌口：忌辛热刺激之品，如酒、韭菜之类；忌水产或海产品，如鱼、虾、蟹、海带、紫菜等；忌腥臭发物，如牛羊肉、臭豆腐、腌卤食品、牛奶、鸡蛋等；忌野菜类，如竹笋、蘑菇、香椿等；忌水果中之草莓、芒果、菠萝等。

十八、鱼鳞病

患者缪某，男，21岁，2003年4月7日初诊。

主诉：躯干四肢皮肤干燥、鳞屑、少汗18年。

病史：患者3岁时无明显原因，皮肤出现干燥，伴鱼鳞状细小鳞屑，一直未治疗，随着年龄增长，病情逐渐加重，秋冬季节明显，曾在外院诊治，诊断为"鱼鳞病"，予以润肤剂治疗，症状稍缓解。

症见：躯干、四肢皮肤干燥，密集灰褐色鱼鳞状鳞屑，时有瘙痒伴少汗，纳眠可，二便调。

专科检查：四肢伸侧或躯干部皮肤干燥、粗糙，伴有灰褐色菱形鳞屑，有深重的斑纹，外观如鱼鳞状。舌淡红苔薄白，脉细涩，舌底脉络粗迂曲。

西医诊断：鱼鳞病。

中医诊断：蛇皮癣。

中医辨证：痰瘀内阻证，以实为主。

治法：活血化瘀，稍佐温肾，宣肺之品。

方药：

①内服方：补阳还五汤和鹿蒲海甘散（自拟方）加味。生黄芪45g，当归15g，川芎15g，赤芍30g，桃仁15g，红花10g，鹿角霜30g，蒲公英30g，海藻15g，甘草9g，麻黄10g，蜈蚣2条。7剂，日服2次，2日1剂。

②外洗方：自拟方皮外2号（藿香、茵陈、香薷、透骨草各30g）加杏仁30g，桃仁30g，白及30g，石榴皮30g，昆明山海棠30g，贯众30g。7剂，煎水外洗，2日1剂。

医嘱：嘱其加强皮肤润肤剂护理，洗澡不用强的碱性香皂等。

二诊：2003年4月23日。治疗后灰褐色鳞屑减少，颜色变淡，皮肤干燥减轻，汗出较前增多，痒减轻，舌脉同前。守方，各10剂，续用。

三诊：2003年5月20日。用药后皮肤干燥改善，灰褐色鳞屑明显减少，斑纹变浅，瘙痒缓解，舌脉同前。治疗继续予以活血化瘀，稍佐温肾，内服守原方去麻黄；外洗方不变。1个月后复诊，病情改善明显，嘱患者加强锻炼，每日予以润肤剂外涂，以巩固疗效。

[按语] 对于鱼鳞病，刘老认为主要与瘀有关，在本案的治疗中，有如下特点：清除病源，先识其因：《三因极一病证方论》云："凡治病，先须识因，不知其因，病源无目。"对此病例，从问诊（病史18年）、望诊（肌肤甲错，舌底络脉迂曲）、切诊（脉细涩），推断其内有瘀血是其因。谨守病机，立法选方：久病致瘀，瘀久必虚，虚久又可致瘀，气血相互依存，彼此为用。病机为气虚血瘀，拟益气活血法，方用补阳还五汤。整体治疗，统筹兼顾：肾藏精，精血同源，《诸病源候论·虚劳精血出候》云："精者，血之所成也。"又《类经·藏象》："精足则血足。"使用自创鹿蒲海甘汤，方中鹿角霜补肾

阳，益精血；海藻、甘草软坚以助活血之力，此二药为十八反药物，临床按1.5∶1 比例使用多年，未见不良反应；蒲公英清热解毒散结。"肺朝百脉，输精于皮毛……"血液的运行要借助肺气的运动，故加用麻黄以宣肺，同时也取其"开鬼门，洁净府"之功。虫类药蜈蚣的应用：取其开瘀通络的作用。外用药：皮损面积广泛时，多以中药煎水药浴，面部局限者以外搽保湿剂为主，尤其在秋冬季节。在临床中对于皮肤囊肿、结节及斑块的治疗，多加用鹿蒲海甘散以温阳解毒、软坚化结。

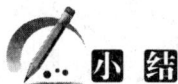

小 结

鱼鳞病是一种遗传性角化障碍性疾病，皮肤干燥，伴有鱼鳞状鳞屑是其特点，因类似"鱼"的皮肤，故而得名。西医学对该病的治疗主要是抗角化（内服维 A 酸类药物），对症（局部外搽油脂类软膏）以改善干燥等症状。历代医家对该病的认识，也多以血虚、血燥、肌肤失养为主，而常选用滋阴养血润燥之法。刘老自拟鹿蒲海甘散（鹿角霜 30g，蒲公英 30g，海藻 15g，生甘草 9g）。主治毒结痰凝证。具有温阳解毒、软坚化结之功。方中君药鹿角霜功能益肾助阳，补力虽弱，但不滋腻，且有收敛作用。其味甘咸，性温。为防其温燥太过，臣以蒲公英清热解毒，利湿，以制约鹿角霜。佐药海藻，性味咸寒，功效：消痰软坚，利水。使药甘草，性味甘，平，功效：补脾益气，润肺止咳，缓急止痛，缓和药性。古之"十八反"歌诀中，第一句即是"甘草反甘遂、大戟、海藻、芫花"。刘老何以敢逆十八反而用之，且临床疗效好，未见毒副作用呢？刘老所言理由有三：第一，古方中亦有用的，如散肿溃坚汤（《薛氏医案》）、海藻玉壶汤（《医宗金鉴》）等均合用甘草与海藻；第二，有研究报道，海藻与甘草同用出现毒副反应者，在于海藻上黏附有河豚卵所致，而非与甘草同用之过；第三，毒副反应的有无取决于海藻与甘草之比例上，一般海藻∶甘草≥1.5∶1，即是安全剂量。若外用可按 1∶1 配入方中。据现代研究表明：海藻与甘草同用，更能发挥疗效，海藻为钙性的药物，一般不溶于水；而甘草中含有皂素，能将不溶于水的钙性物质，起到溶解于水的作用，因此海藻与甘草同用，确有相须、相使之效用。临床用之无明显副作用反而能产生异乎寻常的肯定疗效。临床应用于皮脂腺瘤、脂膜炎、多发性脂肪瘤、汗管瘤、毛周角化症、结节性痒疹、乳腺小叶增生、脉管炎、硬皮病等疾病。阳虚甚者加川附片 30g、干姜 10g；痰多者加苏子、葶苈子各

15g；血瘀甚者加潞党参 30g、水蛭 10g；毒甚者加滇重楼 30g、皂刺 30g、蜈蚣 2 条。

十九、红皮病型银屑病

医案 1 叶某，男性，36 岁，干部。患寻常型银屑病，因用药不当引发遍身红斑、肿胀、脓疱、脱屑，且高热，便结，舌质红绛，苔黄厚腻，脉洪数。于 1996 年 12 月 9 日入院。

西医诊断：红皮病型银屑病。

中医诊断：白疕。

中医辨证：热毒炽盛。

治法：清热除湿，凉血解毒。

方药：每日用自拟"解银丹"：川黄连 10g，炒黄柏 15g，生大黄（另包，后下）10g，水牛角 30g，紫草 100g，蜈蚣 2 条，昆明山海棠 45g 等。配合静脉滴注双黄连针剂 24g、清开灵 60ml、丹参 20ml。

二诊：上方治疗 1 周后患者红斑变淡，肿胀、脓疱、高热消退，大便每日 1 行，质干硬，厚腻苔转薄黄，热毒渐去。前方去生大黄，减紫草量为 30g，加秦艽 30g、小红参 30g。又服药 1 周，皮疹消退出院。

[**按语**] 红皮病型银屑病是银屑病中的特殊类型，常由寻常型失治或加重而导致，表现为全身皮肤弥漫性潮红、浸润肿胀并伴有大量糠秕状鳞屑，其间可有片状正常皮肤（皮岛），可伴有全身症状如发热、表浅淋巴结肿大等全身症状。病程较长，易复发。方中重用紫草凉血活血，消斑透疹；川黄连、炒黄柏、生大黄、水牛角凉血解毒，使邪有去路；重用昆明山海棠加大抗炎、抗过敏的作用，有类激素作用，而无激素副作用。佐以蜈蚣，寒温并用，通行十二经。因患者病情较重，故配合针剂增加疗效。后方中加秦艽以养阴清热兼通便，加小红参益气以生气血，与水牛角一凉一温，相互牵制以助气凉血，且现代药理研究证实小红参有抑制表皮过度增殖的作用。

医案 2 患者魏某某，男，53 岁，于 2004 年 7 月 8 日初诊。

主诉：四肢红斑、鳞屑反复发作 30 年，再发加重 2 个月。

病史：30 年前，患者无明显原因四肢及躯干出现红斑、鳞屑，伴瘙痒，在外诊治，诊断为："银屑病"，予以药物治疗（具体用药不详），病情时轻时重，反复发作，秋冬季加重，多次在院外治疗。2 个月前患者病情加重，自行外用药物,皮疹波及全身,大量脱屑,来我科就医。既往曾使用激素药膏等,银屑病未规律治疗。

现症:口干思饮,直觉皮肤灼热,瘙痒明显,纳可,大便干难解,小便黄。专科检查:全身弥漫性潮红,大量鳞屑,可见抓痕及血痂,皮损面积大于体表面积90%以上。舌红,苔薄少津,脉弦数。

西医诊断:红皮病型银屑病。

中医诊断:白疕。

中医辨证:血热毒盛。

治法:清热凉血、解毒。

方药:

①内服方:自拟皮内4号加减:黄芩15g,黄柏15g,黄连10g,栀子15g,水牛角30g,小红参30g,昆明山海棠30g,生地榆30g,紫草50g,石膏50g,炒知母15g,大黄10g,乌梢蛇30g。6剂,煎水内服,日服2次,2日1剂。

②外用方:外用院内黄金万红膏。

医嘱:嘱病人忌烟酒,忌食牛羊肉、海鲜等鱼腥发物。

二诊:2004年7月21日。服药后,患者皮损颜色变淡,鳞屑减少,口干改善,舌红,苔薄少津,脉弦数。治疗有效,前方去大黄,继服3剂。

三诊:2004年7月28日。经治疗后,患者无新发皮损,脱屑减少,皮肤干燥,时有瘙痒,舌红,苔少,少津,脉细。治以养血活血,祛风润燥,清燥救肺汤加味:炙枇杷叶15g,冬桑叶15g,炙甘草10g,阿胶10g(烊化),炒胡麻仁30g,生石膏30g,杏仁15g(冲),麦冬20g,沙参15g,白鲜皮15g,地肤子15g,小红参30g,乌梢蛇30g。6剂,煎水内服,日服2次,2日1剂。嘱病人加强营养,继续外用院内黄金万红膏日3次。半月后复诊,患者红斑明显消退,脱屑改善,巩固疗效,继服原方6剂。

[按语] 红皮病型银屑病是累及全身90%以上皮肤的一种特殊类型银屑病。红皮病型银屑病经常继发于一些难以控制的寻常型银屑病,或者滥用激素及免疫抑制剂等。本例患者由寻常型银屑病史30年,未规律治疗,长期使用激素药膏外用,导致病情加重,发展成为红皮病型银屑病。患者全身弥漫性潮红,大量鳞屑,舌红,苔薄少津,脉弦数,毒热入营血之征,证属血热毒盛,一诊治疗以黄连解毒汤清热解毒、凉血活血为主;皮损逐渐消退后,后期遂改用清燥救肺汤养血活血,祛风润燥,佐以清解余毒之剂。刘老认为

对红皮病型银屑病的治疗，早期以祛邪清热凉血，后期以养阴润燥为主。在银屑病不同时期，分别从血热、血瘀、血燥来论治。

二十、泛发性神经性皮炎

冉某，男性，62岁，某物资处干部。因全身泛发鳞屑、苔藓样皮疹伴瘙痒反复发作40年，舌质淡红，苔薄白少津，脉细数，于1998年6月1日初诊。

西医诊断：泛发性神经性皮炎。

中医诊断：摄领疮。

中医辨证：血虚风燥型摄领疮。

治法：养血润燥，祛风止痒。

方药：桃红四物汤加减。生地30g，赤芍30g，当归15g，川芎15g，桃仁15g，红花10g，秦艽30g，鸡血藤30g，白鲜皮30g，地肤子30g，昆明山海棠30g，乌梢蛇30g。2日1剂，经治2个月，皮病痊愈，随访至今未再发。

[**按语**] 患者患病40年，反复发作，病久体弱，"久病必虚""久病必瘀""怪病多从痰"。病家生理功能被损、被遏，其阴、阳、气、血均不足，其病理产物痰与瘀则生，痰瘀之邪阻于经络、脏腑、肌肤，则气血津液及脏腑功能更损，由实致虚，虚则更虚；由虚致实，由实致虚，病本是人体内在之不良循环，标证在表则见久病难愈、皮损多样、痒麻痛甚。故慢性皮肤病在表，诊断当求其内，治疗当治本，因虚、痰、瘀是其重要的病理环节，治疗注重从虚、痰、瘀论治，瘙痒多责之血虚之风，故方选桃红四物汤加减以养血润燥、祛风止痒。

二十一、脱发

患者欧某，男性，48岁，因头皮油腻伴脱发7年，舌红苔黄厚腻，脉弦滑，于2005年6月28日初诊。

中医诊断：脱发。

中医辨证：湿热。

方药：龙胆泻肝汤合牡丹皮15g、赤芍30g、水牛角30g、侧柏叶15g、荷叶顶3个、天麻15g、蜈蚣2条，先后服药2个月而新发生。

[**按语**] 脱发一症，西医分斑秃与脂溢性脱发两类，传统中医多认为肝肾不足、气血不足是其主要原因，在临床工作中发现因生活条件改善，常见脱

发者嗜食肥甘辛辣之品，舌红苔黄或黄腻，脉滑或弦数，非但不能先补肝肾或益气血，而当用清热解毒法治之，选用龙胆泻肝汤合犀角地黄汤为基础方治疗脱发。方中侧柏叶可控油除腻，荷叶顶、天麻引药直达病所，佐以温药蜈蚣通络气血。刘老治脱发，极少守补肝肾之常法，而是依据临床辨证，以气血为本，谨守"发为血之余""气为血帅""气血互根"之理论，分别应用凉血润燥、清热利湿和活血化瘀法，当清则清，实则泻之，并非一味补益，疗效颇佳。

二十二、结节性痒疹

医案1 患者朱某，男，42岁。全身结节伴剧痒反复5年，于2010年7月18日初诊。

查体：头面、躯干、四肢泛发豌豆及蚕豆大小结节近百粒，腹部密集分布34粒，伴抓痕、血痂、苔藓样皮炎、色沉斑，舌红苔白厚腻，脉细弦。皮肤病理活检：符合结节性痒疹。

中医辨证：顽湿结聚。

方药：济生方当归饮子加味。当归15g，生地30g，川芎15g，赤芍30g，生黄芪30g，炙首乌30g，刺蒺藜30g，荆芥15g，防风30g，威灵仙15g，千里光30g，贯众30g，全蝎10g，蜈蚣2条。予3剂，嘱其2日1剂，忌食辛辣、腥臭发物。

二诊：2010年7月25日。诉痒减轻，查结节仍存，苔转薄黄，在上方中减去威灵仙加入秦艽30g、乌梢蛇15g，以养阴祛风，再予7剂。

三诊：2010年8月8日。患者诉痒减半，查皮疹消退，未见血痂，舌脉较二诊无变化，效不更方，再予二诊方7剂。

四诊：2010年8月29日。患者结节变平，诉仍有肤痒，予当归饮子加蜈蚣2条收功。

[按语] "任脉之别，……虚则痒瘙，实则腹皮痛"出自《灵枢·经脉第十》，从治痒角度理解，有四层含义：一是阴虚者易致痒；二是腹部皮肤痒则应调补气血；三是痒多虚证，应注意补益方药的应用；四是循经用药是治痒的一条途径。本案一诊到四诊均以当归饮子益气养血、祛风止痒，威灵仙、千里光祛风通络，全蝎、蜈蚣入任脉祛风止痒，《本草求真》论贯众"制三黄，化五金，伏钟乳"，有软坚化滞之功以消结节。二、三、四诊去威灵仙加秦艽、乌梢蛇以养阴祛风，亦是《内经》"精不足者，补之以味"之意。

医案 2 丁某，女，47 岁，富民县人，2013 年 3 月 8 日初诊。

患者全身皮肤结节，丘疹，伴剧烈瘙痒 20 年，经当地多家医院诊治，诊断为湿疹、结节性痒疹，治疗后无明显效果。诊见全身皮损以结节为主，伴抓痕，血痂，苔藓样皮炎，色沉斑，四肢为重。因瘙痒甚故难寐。舌红苔薄黄少津，脉弦细。

中医诊断：结节性痒疹。

中医辨证：顽湿结聚。该患者最大特点在于皮损的泛发及病程日久。

方药：《外科正宗》名方：滋阴除湿汤加龙骨 20g、牡蛎 20g、千里光 15g、昆明山海棠 15g，全蝎 5g，予 7 剂。

二诊：病情明显好转，瘙痒减轻，未见血痂，睡眠改善，结节仍存。效不更方，在原方基础上加山楂，取其健脾化滞、活血化瘀之效，再予 7 剂。

三诊：结节变平，仍有肤痒，继续予原方加鸡血藤 30g 巩固疗效。

[**按语**] 患者病情反复缠绵难愈，伤阴耗血，阴虚为本，理当滋阴扶正培本，但单纯的应用滋阴药物又恐助湿邪留恋，反复难愈，若只用除湿治法又会伤阴耗血，权宜之计，两法同用。该方寒温并用，滋阴不滞湿，利湿不伤阴。"诸痛痒疮，皆属于心""阳化气，阴成形""心主神明"，刘老在滋阴除湿汤的基础上加入龙骨、牡蛎各 20g，平肝潜阳安神，从"心血"和"心神"来论治痒症；因患者痒甚，故加入千里光、昆明山海棠各 15g 解毒除湿、祛风止痒以治标；疾病后期加鸡血藤 30g 活血舒筋、温养血脉以治本。

二十三、湿毒疡

医案 1 患者彭某，男，37 岁。因身痒痛 3 年余，于 2010 年 9 月 8 日初诊。查：全身泛发红色丘疹、抓痕、血痂累累，部分皮肤破溃，少许脓疱，舌红，苔黄根厚腻，脉滑。

中医辨证：湿毒疡。

治法：凉血养血，辛凉解表。

方药：拟紫草止痒汤。紫草 30g，生地 30g，丹皮 15g，赤芍 30g，苦参 15g，川黄连 10g，枯黄芩 15g，僵蚕 15g，蝉蜕 10g，威灵仙 15g，千里光 15g。嘱其 2 日 1 剂，忌食腥臭发物。

二诊：2010 年 9 月 14 日。患者诉痒减疹退。查疹色变浅，苔转薄黄，去上方中苦参、川连，加玄参 30g，乌梅 15g，并嘱服药时加冰糖 2 块做药引。2 周后患者告谢，疹消痒止。

医案 2 吴某，女性，71 岁，2000 年 9 月 6 日初诊。

胸腹、四肢皮肤反复瘙痒流滋 8 年，近 1 周来加剧。诊时见胸腹、四肢皮肤散在暗红色丘疹，搔破处流津不止，瘙痒难忍，伴口干苦，尿黄赤，大便结。舌质红，苔薄黄根腻，脉弦滑。

中医诊断：湿毒疡。

中医辨证：湿热内蕴。

治法：清热利湿。

方药：

①内服方：皮肤内服 3 号方加味。龙胆草 10g，苦参 10g，枯芩 15g，车前子 30g，川木通 15g，白鲜皮 30g，地肤子 30g，秦艽 30g，昆明山海棠 15g，乌梢蛇 15g。3 剂，水煎服，2 日 1 剂。

②外用方：皮肤外洗 3 号方加味，药用川椒、茵陈、透骨草、苦参、海桐皮、生地榆、紫草各 30g 煎水外洗，2 日 1 剂，3 剂。

复诊：瘙痒明显减轻，已无渗出，二便调，舌淡红，苔薄白，脉细。湿热已除，现证属血虚风燥，治宜养血润燥祛风，方用当归饮子加白鲜皮 30g、地肤子 30g、蜈蚣 3 条、乌梢蛇 10g 水煎服，2 日 1 剂，共进 6 剂而愈。

[**按语**] 湿毒疡为皮肤科常见病，瘙痒是该病的主要特点。"痒者，阳也，浅刺之"语出《灵枢·终始第九》，本意"痒"病位浅而属阳，宜浅刺治疗。结合皮肤病临床经验理解经文有三层含义：一是痒证位浅属阳，施针宜浅刺；二是痒证治疗针药同理，可针药并举治疗；三是阳指风热之邪侵及皮表络脉，风热郁表，扰乱络脉不能畅通，故见痒证，其治疗重在辛凉解表或凉血养血，"医风先医血，血行风自灭"以止痒。本案一诊及二诊都以自拟紫草止痒汤为基础方，其实是以《备急千金要方》犀角地黄汤用紫草代替犀角凉血消斑，生地、丹皮、赤芍凉血活血，"治风先治血"；苦参、川黄连、枯黄芩凉血解毒，僵蚕、蝉蜕重在辛凉解表，威灵仙、千里光化湿通络，全方达凉血养血、解表止痒之效。二诊为防过用苦寒伤阴，去上方中苦参、川连，加玄参、乌梅并嘱服药时加冰糖做药引，实取《内经》"酸甘化阴"之意，阴生阳长，阴阳自和故病愈痒止。病例 2 患者初诊时以湿热内蕴为主证，方用龙胆汤清热利湿；辅以白鲜皮、地肤子、昆明山海棠、乌梢蛇祛风止痒；大剂量使用秦艽既能通络养阴，还可润肠通便。复诊时湿热已清，患者久病致血虚风燥，故治疗时紧扣病机，用王氏当归饮子加减以养血润燥祛风。可见，刘老临证不泥守于孤法死方，而是根据证情，灵活施法用方，再配合相应的外治之法，

当代中医皮肤科临床家丛书（第二辑）

刘复兴

故能取得显著疗效。

二十四、激素依赖性皮炎

医案 王某，女，78 岁，2001 年 12 月 10 日初诊。

主诉：近半年来颜面皮肤灼热、瘙痒，自用某软膏外搽，痒可暂时控制，停药又发，纳可，二便调。

检查见：面部皮肤潮红、干燥脱屑，毛细血管扩张，舌质红，苔薄白，脉细数。

西医论断：激素依赖性皮炎。

中医诊断：面游风。

中医辨证：血热挟风。

治法：清热祛风止痒。

方药：自拟荆芩汤加千里光 30g、昆明山海棠 45g、防风 15g、天花粉 30g，3 剂，2 日 1 剂，水煎服。

医嘱：用温水洗面，避免任何洗涤剂及日晒等刺激。

患者服药 1 剂后，于 2001 年 12 日 13 日来告，痒明显减轻，灼热感消失。令其继续服余药。

［按语］本例为刘老下乡之门诊病历，患者虽只服药 1 剂，瘙痒便得到明显控制，说明临证只有做到认真审证求因，辨清病因病机，充分把握药物的性味功能和作用，才能取得佳效。荆芩汤组成：荆芥 15g，枯芩 15g，紫草 30g，生地 30g，丹皮 15g，赤芍 30g 以清热凉血，祛风止痒；辅以千里光、昆明山海棠、防风祛风止痒；佐以天花粉润燥止痒以治脱屑。

二十五、荨麻疹

医案 1 邓某，女性，48 岁，2000 年 4 月 20 日初诊。

主诉：患荨麻疹已 4 年，每至春、秋即发，近年来发作加剧，全身泛发风团，瘙痒无度，夜寐不安，颇为痛苦。舌质淡，苔薄白，脉沉细。

中医辨证：阴虚血燥，风邪久伏营血。

治法：养血润燥，搜剔伏风。

方药：当归饮子加白鲜皮 30g、地肤子 30g、蜈蚣 2 条、乌梢蛇 10g，水煎服，2 日 1 剂，服用 6 剂，症状减轻，续服原方加减，共 10 余剂，诸症消失。

[**按语**] 荨麻疹是一种常见的过敏性疾病。病因复杂，常与食入物及吸入物有关，表现为时隐时现的瘙痒性风团。本例患者病程日久，病邪久伏，伤阴耗血，故以当归饮子养血祛风，白鲜皮、地肤子祛风止痒，加用蜈蚣、乌梢蛇。其中蜈蚣"走窜之力最速，内而脏腑，外而经络，凡气血凝聚之处皆能开之"。乌梢蛇有"截风要药"之称，凡症势深痼，而风毒壅于血分之病，非此不除。故用此二药搜剔伏风，终获良效。

医案 2 刘某某，男，73 岁，2003 年 11 月 3 日初诊。

主诉：全身起风团伴瘙痒 30 年，加重半年。

病史：患者诉 30 年前，无明显诱因，全身皮肤起风团，瘙痒甚，先后到"云大医院""工人医院"等处就诊，诊为"荨麻疹样血管炎"，予口服"咪唑斯汀片""硫酸亚铁"等抗敏治疗，无明显好转。后到我科门诊治疗，坚持口服中药"荆芩汤加减"治疗（具体药物、药量不详），病情可以控制。近半年，无明显诱因，病情加重，风团不易消退。为求进一步中医治疗，今日来诊，刻下症见：全身大小不一风团，瘙痒剧烈，夜间尤甚，纳可，心烦眠差，口干，小便短黄，大便干。舌暗红，舌苔薄黄腻，脉弦滑。

皮肤专科检查：全身皮肤泛发鲜红色风团，部分融合成片，时起时消，消退后无色素沉着。皮肤划痕征（＋）。

既往史：1958 年患"肺结核"，现已钙化；2003 年行"胆囊切除术"。否认肝炎、伤寒等传染病病史；否认外伤、输血史。否认药物及食物过敏史。

西医诊断：慢性荨麻疹。

中医诊断：瘾疹。

中医辨证：肝胆湿热。

治法：清热利湿，疏风止痒。

方药：龙胆汤加减。龙胆草 10g，车前子（另包）15g，炒黄芩 15g，通草 6g，苦参 15g，千里光 30g，昆明山海棠 45g，刺蒺藜 30g，制首乌 30g，生黄芪 45g，防风 30g，土茯苓 30g。3 剂水煎服，日服 2 次，2 日 1 剂。

医嘱：慎起居、避风寒、忌食辛辣、鱼腥发物；注意休息。

二诊：2004 年 11 月 10 日。患者诉经上诉治疗后，皮疹发作次数减少，瘙痒减轻，口干消失，纳眠可，二便调。舌淡红，舌苔薄白，脉弦细。治疗有效，继服上方 3 剂。

三诊：2004 年 12 月 9 日。患者诉经上诉治疗后，疼痛明显减轻，色素沉着斑有所消退，纳眠可，二便调。舌暗红干，舌苔薄白，脉弦。前方去龙胆草、苦参，加生白术15g健脾利湿，乌梅30g以养阴生津。

[按语] 荨麻疹是皮肤科常见疾病之一，是由于皮肤、黏膜小血管扩张及渗透性增加而出现的一种局限性水肿反应。西医学表明，荨麻疹的发病机制一般分为超敏反应（Ⅰ型和Ⅱ型）和非超敏反映两种，其中超敏反应大多有自身免疫机制参与，IgE在荨麻疹发病中的地位尤为重要。临床主要表现为：大小不等的局限性风疹块损害，骤然发生，迅速消退，瘙痒剧烈，消退后不留任何痕迹，可伴有发热、腹痛、腹泻或其他全身症状。病程6周内为急性荨麻疹，超过6周者为慢性荨麻疹。西医学常以抗组胺类药物、糖皮质激素、免疫抑制剂等治疗，但效果欠佳，不良反应较多且易复发。中医学中，荨麻疹称为"瘾疹"，其发病多与素体禀赋不耐，加之风、湿、热诸邪侵犯皮肤有关。本案中，患者年逾七旬，素体脾虚湿盛，加之外感湿热之邪，湿热之邪发于肌肤，则见全身皮肤泛发鲜红色风团；湿热生风，故见瘙痒；湿热伤津，则见口干，小便黄，大便干；湿热扰心，则眠差。舌暗红，舌苔薄黄腻，脉弦滑均为肝胆湿热之征。治疗则以清热利湿为主。一诊、二诊以龙胆汤加减，方中（龙胆草、炒黄芩、川木通、车前子、苦参、土茯苓）清热利湿；千里光、昆明山海棠疏风清热止痒，且昆明山海棠有类激素样抗炎、抗过敏作用。大剂量用黄芪，刘老在治疗湿证的时候，常常注意配伍行气药，以求"气行则血行""气化湿亦化"之目的。何首乌滋补阴精，又可润肤止痒；刺蒺藜、防风性平而缓，祛风止痒。三诊时，四诊合参，考虑患者湿热大势已去，阴液损伤，故去龙胆草、苦参，加白术以健脾利湿，加乌梅以养阴生津。本案虽无"水疱、渗液"等"湿"证，但皮疹反复发作，舌暗红，舌苔薄黄腻，脉弦滑却暗示湿热之性。故清热利湿、疏风止痒取得良效。

医案3 赵某某，女，39岁，2003年9月6日初诊。

主诉：全身泛发风团伴瘙痒20余年，加重3天。

病史：患者诉1981年底，因食用"香椿"后，双下肢起风团、瘙痒。到"昆医附二院皮肤科"门诊就诊，诊为"荨麻疹"，予"地塞米松、钙剂、维生素C"等静脉推注（具体药物、药量不详），症状消失。之后反复发作，尤其以饮食不慎时明显。近日，全身泛发风团伴瘙痒，并感胸闷、气阻，服"氯雷他定片"后好转。3天前，无明显诱因，皮疹再次加重，全身出现大量风团，瘙痒，口服西药后，无明显好转，为求进一步中医治疗，今日来诊，刻下症见：躯干、四肢皮肤起风团，色红，消退后不留痕迹，瘙痒，纳可，眠差，二便调。舌质淡暗夹瘀，苔薄白，脉细涩。皮肤专科检查：躯干、四肢可见散在风团，色鲜红，大小不一，形态各异，部分相互融合成片，风团持续数分钟至数小时，消退后不留痕迹。皮肤划痕征（＋）。

西医诊断：慢性荨麻疹。

中医诊断：瘾疹。

中医辨证：风盛热盛，气虚血瘀。

治法：疏风清热，通络止痒。

方药：荆芩汤加减。荆芥15g，枯芩15g，生地30g，丹皮15g，赤芍30g，紫草30g，千里光30g，昆明山海棠30g，刺蒺藜30g，制首乌30g，生黄芪45g。3剂水煎服，日服2次，2日1剂。

医嘱：慎起居、避风寒、忌食辛辣、鱼腥发物；注意休息。

二诊：2003年9月13日。患者诉经上诉治疗后，除四肢有少许风团外，躯干部无新发疹，纳眠可，二便调。舌质淡暗夹瘀，苔薄白，脉细涩。治疗有效，继服上方3剂。

三诊：2003年9月20日。患者诉无新发皮疹出现，纳眠可，二便调。舌质淡暗夹瘀，苔薄白，脉细涩。治疗有效，以玉屏风散加减以巩固疗效。

方药：生黄芪45g，生白术20g，防风15g，当归15g，川芎15g，杭芍20g，白鲜皮30g，地肤子30g，制首乌30g，刺蒺藜30g，牛蒡子15g，甘草10g。3剂水煎服，日服2次，2日1剂。

[按语] 本案中，患者素体禀赋不耐，加之病久耗气，致气虚血瘀；饮食不慎，内外相夹，阻于肌肤，疏泄不畅，故见躯干、四肢散发淡红斑，风团、痒，则夜卧不安，故眠差，舌质淡暗夹瘀，苔薄白，脉细涩均为风盛热盛，气虚血瘀之征。治疗当以疏风清热、通络止痒为法。刘老自拟荆芩汤，凉血清热，加入千里光、昆明山海棠疏风清热止痒，大剂量用黄芪，以求"气行则血行""气化湿亦化"之目的。何首乌滋补阴精，又可润肤止痒；刺蒺藜性平而缓，祛风止痒。三诊时，风热之邪已除，病久导致卫表不固，气虚血瘀，故改为玉屏风散加入活血化瘀之当归、川芎；久病伤阴加杭芍以养阴柔肝，加白鲜皮、地肤子以祛风止痒；加牛蒡子以清热利湿，本病向愈。本案给予的提示，注意病从口入：该类疾病除药物的辨证治疗外，切记饮食宜忌，如辛辣之牛羊肉，腥臭之物及鱼虾、蛋类，辛香之品如香椿、芫荽等。

当代中医皮肤科临床家丛书（第二辑） 刘复兴

医案4 陈某某，女，23岁，2003年4月29日初诊。

主诉：全身皮肤起疹，痒反复发作半年余。

初诊：患者诉半年前，因过食鱼虾之品，全身皮肤起风团，瘙痒甚，到单位医务室就诊，诊为"荨麻疹"，予"地塞米松、钙剂、维生素C"等静脉注射（具体药物、药量不详），症状消失。之后反复发作，尤其以饮食不慎时明显。曾到多家医院就诊，先后间断服用过"盐酸吡咯吡胺、氯雷他定片、马来酸氯苯那敏片、咪唑斯汀缓释片"等，服药时症状消失。今为求进一步中医治疗，今日来诊，刻下症见：躯干、四肢散发淡红斑，风团，瘙痒，以受风和傍晚时为甚，纳眠可，二便调。皮肤专科检查：躯干、四肢散在少许圆形淡红斑，风团，无融合，皮肤划痕征（+）。舌质淡红，舌苔薄白，脉细。

西医诊断：慢性荨麻疹。

中医诊断：瘾疹。

中医辨证：血虚风燥。

治法：养血祛风止痒。

方药：当归饮子加减。荆芥15g，当归15g，防风15g，生地30g，川芎15g，赤芍30g，刺蒺藜30g，制首乌30g，黄芪45g，白鲜皮30g，地肤子30g，蜈蚣2条，糯米1匙（自加）。3剂水煎服，日服2次，2日1剂。

医嘱：慎起居、避风寒、忌食辛辣、鱼腥发物；注意休息。

二诊：2003年5月8日。患者诉经上述治疗后，皮疹发作次数减少，瘙痒减轻，口干消失，纳眠可，二便调。舌淡红，舌苔薄白，脉细。治疗有效，效不更方。考虑已无皮疹及瘙痒，故上方去白鲜皮、地肤子，月经将至，加炒栀子15g、益母草15g以清热活血而调经。3剂水煎服，日服2次，2日1剂。

［按语］本案中，患者素体禀赋不耐，首次发病缘于鱼腥食物，反复发作日久，耗伤气血，卫外功能不固，风邪入侵，则见全身泛发红斑，风团。"风性善行数变"，故突起突消，瘙痒不适，舌苔薄白，脉细，均为血虚风燥之征。方选"当归饮子"以益气养血。值得一提的是，刘老特意嘱咐病人，在药中加入1匙糯米。糯米，性温热，味甘，具有补血壮阳、解毒、吸水、收敛的功效，且糯米富含蛋白质、糖类、脂肪、碳水化合物、钙、磷、铁、维生素B$_1$、维生素B$_2$、烟酸、多量淀粉，还含硫胺素、核黄素、尼古酸等人体所必需的微量元素有助于促进细胞生长，有修复受损皮肤功效。中医药学认

为，许多中药来源于食物，即所谓药食同源，这些药物具有双重属性，既可以当作食物日常食用，又属于药物可用于治疗疾病。药食使用的时候要有针对性，即遵循"因时、因地、因人"的三因制宜原则。本案中，刘老针对患者"血虚"这一证，以"三因制宜"法则为指导，有选择性、针对性地使用"糯米"，达到良好的治疗效果。但是需要说明的是，虽然"药食同源"，甚至有些食物和药物很难严格界定，但是药物与食物的性质、作用、用量用法、副作用等方面还是有很大差别的，具体应用时绝不能药食不分，甚至以药代食。

医案 5 李某某，男，28 岁，2004 年 2 月 8 日初诊。

主诉：全身起风团伴瘙痒 8 月余，加重 1 周。

病史：患者诉去年 8 月前，无明显诱因，全身皮肤起风团、瘙痒。到当地医院治疗，（具体治疗不详）后症状消失。之后反复发作。1 周前，病又复发，且加重，伴胸闷、呼吸困难，腹痛，关节痛，皮肤烘热，刺痒甚。为求进一步中医治疗，今日来诊，刻下症见：全身大小不一红色风团、丘疹，刺痒甚，咽干疼痛，时有胸闷、呼吸困难，腹痛，关节痛，皮肤烘热，纳可，眠差，小便短黄，大便干结。舌质暗红，苔薄黄腻，脉弦滑数。皮肤专科检查：全身皮肤可见风团，呈鲜红色，大小不一，形态各异，部分相互融合成片，消退后不留痕迹。皮肤划痕征（＋）。

西医诊断：慢性荨麻疹。

中医诊断：瘾疹。

中医辨证：热毒炽盛。

治则：清热解毒，通络止痒。

方药：黄连解毒汤加减。炒栀子 15g，炒黄芩 15g，川连 10g，炒黄柏 15g，重楼 30g，郁金 15g，千里光 30g，昆明山海棠 30g，刺蒺藜 30g，制首乌 30g，生黄芪 45g，僵蚕 10g。3 剂水煎服，日服 2 次，2 日 1 剂。

医嘱：慎起居、避风寒、忌食辛辣、鱼腥发物；注意休息。

二诊：2004 年 2 月 15 日。患者诉经上诉治疗后，除四肢有少许风团外，躯干部无新发疹，纳眠尚可，二便调。舌质暗红，苔薄黄腻，脉弦滑数。治疗有效，继服上方 3 剂。

三诊：2004 年 2 月 22 日。患者诉无新发皮疹出现，纳眠可，二便调。舌质暗红，苔薄黄，脉弦数。辨证为血热风热，治以清热凉血止痒，以荆芩汤加减以巩固疗效。

方药：荆芥 15g，炒黄芩 15g，生地黄 30g，丹皮 15g，赤芍 30g，紫草 30g，千里光 30g，昆明山海棠 45g，制首乌 30g，刺蒺藜 30g，生黄芪 45g，蜈蚣 2 条。

[按语] 本案中，患者素体禀赋不耐，饮食不慎及外感风邪，入里化热，日久热毒壅盛，阻于肌肤，疏泄不畅，故全身皮肤可见风团、皮肤烘热伴剌痒；热毒阻于肺卫，故感胸闷、呼吸困难；阻于胃肠，故腹痛；阻于关节，故关节痛；热毒内扰，则夜卧不安，故眠差，舌质暗红，苔薄黄腻，脉弦滑数均为热毒炽盛之征。方选黄连解毒汤以清热解毒。本方中黄芩泻肺火于上焦，黄连泻脾、胃之火于中焦，黄柏泻肾火于下焦，栀子通泻三焦之火从膀胱而出，适用于一切表里俱盛之证，其大苦大寒、泻火解毒药共为方中君药。重楼、郁金为刘老常用药对，有活血化瘀、消肿止痛之功。昆明山海棠祛风通络、清热解毒，三药共为臣药。千里光、刺蒺藜清热解毒，祛风止痒。制首乌和黄芪共奏补气血、补肝肾之效。

三诊时，患者热毒大减，血热仍存，故予荆芩汤以清热凉血，祛风止痒。

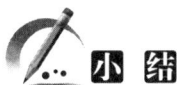

小 结

荨麻疹的发病机制，历代医家著作对其不乏记载评论，如隋代《诸病源候论·风瘙身体瘾疹候》中曰："邪气客于皮肤，复逢风寒相折，则起风瘙瘾疹。"明代《证治要诀》记载："食鸡肉及獐、鱼动风等物"会导致荨麻疹的发作；清代《医宗金鉴》详细描述荨麻疹发作时症状特点。而《外科大成》《疡医大全》提出治疗荨麻疹"宜凉血润燥""慎用风药"及"疏风、清热、托疹"等方法，至今在辨证选方中仍得以参考。

刘老认为，本病初发多为实证，久病则多为虚证，提出了治疗荨麻疹当从湿热、血热、风盛、血瘀等方面着手。治则以清热利湿、凉血活血、养血祛风、清热解毒、固护卫表为主。另外，本类疾病，切记饮食宜忌，要详细地告知病人。

二十六、慢性湿疹

医案 1 赵某某，男，34 岁，因"全身皮疹伴瘙痒反复发作 3 年，加重 1 周"于 2003 年 7 月 14 日就诊。

病史：患者诉 3 年前，因饮食不慎，躯干、四肢红斑、丘疹、瘙痒，自用"皮炎平乳膏"外搽，症状可缓解，停药后又复发。曾到"昆明市第一人民医院"就诊，诊断为"湿疹"，给予"依巴斯汀片"口服，局部外用"曲安奈德益康唑乳膏"，病情有所好转，但症状时发时止。1 周前，因食用烤鸭，皮疹加重，波及躯干、四肢，瘙痒难忍，为求中医治疗，今日来诊，刻下症见：躯干、四肢泛发红斑、丘疹、瘙痒，眠差，纳可，二便调。

皮肤专科检查：躯干、四肢泛发红斑、红色丘疹，对称分布，无渗液，可见抓痕及结痂。舌质红，苔黄腻，脉弦。

西医诊断：慢性湿疹。

中医诊断：湿疮。

中医辨证：湿热内蕴。

治法：清热利湿，祛风止痒。

方药：

①内服方：龙胆泻肝汤加减。龙胆草 10g，苦参 15g，通草 6g，车前子（另包）15g，土茯苓 30g，炒黄芩 15g，千里光 30g，昆明山海棠 30g，刺蒺藜 30g，苦参 15g，蜈蚣 2 条。3 剂，水煎服。

②外洗方：白头翁 30g，龙胆草 30g，仙鹤草 30g，苦参 30g，千里光 30g，昆明山海棠 30g，3 剂。

医嘱：慎起居、避风寒、忌食辛辣、鱼腥发物；避免搔抓刺激。

二诊：2003 年 7 月 21 日。患者经上诉治疗后，红斑色变淡，部分皮疹消退，瘙痒减轻，纳眠可，二便调，舌质红，苔黄腻，脉弦。治以清热利湿、祛风止痒之法见效，效不更方继服上方 3 剂。

三诊：2003 年 7 月 28 日。病情继续好转，皮疹大部分消退，遗留部分色素沉着，瘙痒明显减轻，夜间睡眠可，舌淡苔白，脉滑，改用三仁汤加减：杏仁 15g，薏苡仁 30g，白蔻仁 15g，厚朴 15g，通草 6g，滑石（另包）18g，竹叶 10g，法半夏 15g，千里光 30g，昆明山海棠 30g，蜈蚣 2 条。继续予外洗方 3 剂。

[按语] 湿疹是一种常见的由多种内外因素引起的表皮及真皮浅层的炎症性皮肤病，一般认为与变态反应有一定关系。其特点是皮疹多样性，急性期表现为红斑、丘疹、丘疱疹，慢性期则局限而有浸润和肥厚，瘙痒剧烈，易复发。古代文献中将湿疹称为"湿疮""浸淫疮""血风疮"等。清热利湿是皮肤科的首要之法。方中龙胆草，大苦大寒，既能泻肝胆实火，又能清利下

焦湿热，泻火除湿，两擅其功，切中病机，故为方中君药。黄芩苦寒，清热燥湿，泻火解毒，以加强君药清热泻火燥湿泻火之功。宋·陈无择《三因极一病证方论》云："治湿不利小便，非其治也"。湿热壅滞，故用渗湿泻热之车前子、川木通清热利湿、导湿热下行，使其从小便而去，即邪有去路，则湿热不留。方中黄芩、车前子、川木通共为臣药，与君药合用，共奏清热利湿之效。湿热蕴结，皮肤瘙痒难忍，配伍苦参清热燥湿，祛风杀虫，通利小便解毒止痒，可治湿热疮毒、疥癣诸证；千里光清热解毒止痒，祛风除湿；昆明山海棠祛风除湿活络，清热解毒；土茯苓，性味淡平，渗利导泄，能利湿清热，清血解毒，对湿热蕴结之无名毒气，红赤痛痒等皮肤病有独特疗效，共为佐使药。加入刺蒺藜以祛风止痒，蜈蚣，"凡疮痒诸毒皆能消之"，统观全方，既能清热泻火，渗利湿热，又可解毒止痒，标本兼治，是治疗湿热型皮肤疾病的有效方。本案中，患者为中年男性，素体热盛，饮食不忌，脾胃功能减弱，过食鱼腥发物，助湿生热，湿热内蕴，疏泄不畅，故见躯干、四肢红斑、丘疹、外感风热毒邪，故肌肤瘙痒不适，湿热互结，故病情缠绵不愈，热扰心神，故眠差。舌质红，苔黄腻，脉弦，均为湿热之征。三诊时，考虑患者热象减退，湿邪为主，治以淡渗利湿之法，改用三仁汤加减，随证治之。正是"清热利湿，首要之法，辨清虚实，巧用补泻"而治愈湿疹。

医案2 王某某，男，67岁，因"右小腿起红斑、糜烂伴瘙痒半年，加重1周"于2003年10月16日就诊。

主诉：患者诉半年前因右小腿胫前皮肤不慎外伤后，局部出现红斑、丘疹、糜烂伴瘙痒，自购"复方醋酸地塞米松乳膏"外搽，效果不明显。于当地医院诊治，（具体诊治过程不详），经治糜烂面愈合，但红斑、丘疹仍在，瘙痒缓解不明显。后于"昆华医院"就诊，诊断为"湿疹"，予输液、口服药和外用药治疗（具体不详），皮疹全部消退，瘙痒消失。1周前，无明显诱因，皮疹复发加重，右小腿皮疹扩大，渗出，瘙痒，且扩展至颜面及背部。为求中医治疗，今日来诊，刻下症见：颜面、背部、右小腿红斑、丘疹，渗出，糜烂，瘙痒，夜间尤甚，纳可，眠差，小便黄，大便干。

皮肤专科检查：颜面、背部、右小腿胫前见红斑、丘疹，部分联合成片，针尖大水疱，渗出，糜烂，部分暗褐色色素沉着。

西医诊断：慢性湿疹急性发作。

中医诊断：湿疮。

中医辨证：湿热内蕴。

治法：清热利湿，祛风止痒。

方药：

①内服方：龙胆泻肝汤加减。龙胆草10g，炒黄芩15g，通草6g，车前子（另包）30g，苦参15g，土茯苓30g，昆明山海棠15g，千里光30g，白鲜皮30g，地肤子30g，乌梢蛇30g。

②外洗方：白头翁30g，龙胆草30g，仙鹤草30g，苦参30g，千里光30g，昆明山海棠30g，3剂。

医嘱：慎起居、避风寒、忌食辛辣、鱼腥发物；避免搔抓刺激；忌久站久立，休息时尽量抬高下肢。

二诊：2004年10月19日。患者经上诉治疗后，诉无新起疹，瘙痒减轻，纳眠可，二便调。查体：皮疹变淡变薄，糜烂渗出减少，皮疹已结痂。舌质红，苔薄白，脉滑细。以荆芩汤加减口服：荆芥15g，炒黄芩15g，生地黄30g，丹皮15g，赤芍30g，紫草30g，昆明山海棠45g，千里光30g，刺蒺藜30g，生黄芪45g，蜈蚣2条，制首乌30g。3剂，冷水煎服。

三诊：2004年10月26日。病情好转，皮疹已无渗出，均干燥结痂，皮疹变暗变薄，部分逐渐消退，瘙痒不明显，舌质红，舌苔薄白，脉滑细。治疗有效，法宗前述，前方继服3剂。

[按语] 刘老认为发于下肢的湿疹，多与湿热下注有关。本案患者嗜食辛辣炙煿之物，致湿热内生，湿热下注于下肢和泛于肌肤，则见颜面、背部及右小腿红斑、丘疹，水疱；湿热生风，则瘙痒；湿热阻滞，湿热扰心，故见眠差；湿热伤津，则小便黄，大便干。舌红，舌苔薄黄，脉滑数均为湿热内蕴之征，选用龙胆汤对证治疗。二诊时，舌质红，苔薄白，脉滑细，为湿热大势已去，余热未尽，治以清热凉血、祛风止痒之法，以荆芩汤加减口服，并大剂量用黄芪，一则达到补气生血，进一步促进糜烂面修复的作用，二则刘老在治疗湿证的时候，常常注意配伍行气药，以求"气行则血行""气化湿亦化"之目的。

医案3 张某某，男，77岁，因"全身泛发红斑、丘疹伴瘙痒10余天"于2004年11月2日初诊。

患者诉10天前，因"腰痛"自用中草药（具体不详）局部外敷后，出现局部起红斑丘疹伴瘙痒，自用"复方醋酸地塞米松乳膏"后，效果不明显。

当代中医皮肤科临床家丛书（第二辑）　刘复兴

后颜面、躯干、四肢皮肤均出现红斑、丘疹，瘙痒剧烈。遂到我科就诊，刻下症见：颜面、躯干、四肢泛发红斑、丘疹，脱屑，瘙痒难忍，遇热则甚，纳可，眠差，口干，小便调，大便干，舌质红，舌苔黄，脉滑数。

西医诊断：泛发性湿疹。

中医诊断：湿疮。

中医辨证：治法：清热凉血，祛风止痒。

方药：荆芩汤加减。荆芥15g，炒黄芩15g，生地黄30g，丹皮15g，赤芍30g，紫草30g，乌梢蛇30g，昆明山海棠45g，千里光30g，刺蒺藜30g，白鲜皮30g，土茯苓30g，茵陈30g，蜈蚣2条，生首乌45g。3剂，日服2次，2日1剂。

医嘱：慎起居、避风寒、忌食辛辣、鱼腥发物；避免搔抓刺激。

二诊：2004年11月9日。患者经上述治疗后，瘙痒有所减轻，皮疹变暗变薄，但皮屑较前增多，纳眠可，二便调。查体：无新起疹，皮疹较前变暗变薄，细小鳞屑，无糜烂渗出。舌质红，苔薄黄，脉滑。治以清泻余热、养阴润燥为法，当归饮子加减：荆芥15g，防风30g，当归15g，白芍30g，川芎15g，生地30g，刺蒺藜30g，制首乌30g，生黄芪45g，千里光30g，昆明山海棠45g，乌梢蛇30g。

三诊：2004年11月16日。病情继续好转，瘙痒减轻，皮疹变暗变薄，部分皮疹消退，见色素沉着，舌质淡红，舌苔薄白，脉滑。治疗有效，法宗前述，继服上方3剂，冷水煎服。

[**按语**] 刘老认为，急性湿疹或慢性湿疹急性发作者，治宜清热解毒凉血为主。本案特点：①患者年老禀赋不耐，加之外用药物不当，热毒之邪外袭，血热风燥，浮于血分，疏泄不畅，则见颜面、躯干、四肢泛发红斑、丘疹，脱屑，瘙痒难忍；血热扰心，故见眠差；血热伤津则口干，大便干。舌质红，舌苔黄，脉滑数均为血热风燥之征。故拟清热凉血之荆芩汤加味。荆芩汤为刘老自创方剂，主要用于血热型皮肤病。方中紫草专入血分，长于凉血活血，解血分热毒，以治血热、热毒所致的红斑、灼热、瘙痒；生地清热凉血，养阴滋液，一助紫草清血分热，二可滋阴，以复热邪所伤之阴，此二药为君药。丹皮泄血中伏火；赤芍清热凉血，活血行瘀；黄芩泻火解毒，此三药合用增强了君药凉血之功，共为臣药。荆芥、刺蒺藜祛风止痒；首乌养血益精，滋阴润燥；千里光、昆明山海棠清热解毒，祛风除湿，共为佐使药。随证加入白鲜皮以祛风止痒，加入清利湿热的药对：土茯苓、茵陈。虫类药的应用：蜈蚣，取其开瘀解毒之功。乌梢蛇，其搜风透骨之力最强，取其搜风通络之

效。全方以凉血解毒为主，兼顾清利湿热，祛风止痒。②注意随证治之：二诊时，患者血热渐退，但血热伤阴，肌肤失养，故见鳞屑增多，治以清泻余热，养阴润燥为法，故以当归饮子加减。③慎起居、避风寒、忌食辛辣、鱼腥发物；避免搔抓刺激是保证疾病康复的重要因素。

医案 4 张某某，男，68 岁，因躯干、四肢红斑、丘疹、瘙痒反复发作 1 个月于 2003 年 9 月 2 日初诊。

患者诉 1 个月前，因饮食不慎、饮酒及过食鱼腥发物后，双下肢皮肤出现红斑、丘疹，自用"复方醋酸地塞米松乳膏"外搽，皮疹可消退，停药后又发，皮疹逐渐增多至躯干、四肢，瘙痒明显，遇热尤甚，为求中医治疗，今日来诊，刻下症见：躯干、四肢泛发红斑、丘疹伴瘙痒热时更甚。纳眠可，二便调。

专科查体：躯干、四肢伸侧为主泛发散在红斑、丘疹、部分丛集倾向，对称分布，无糜烂、渗液。舌质红偏暗，苔薄白。脉弦。

西医诊断：亚急性湿疹。

中医诊断：湿疮。

中医辨证：血热。

治法：清热凉血，祛风止痒。

方药：荆芩汤加减。荆芥 15g，炒黄芩 15g，生地黄 30g，丹皮 15g，赤芍 30g，紫草 30g，千里光 30g，昆明山海棠 30g，白鲜皮 30g，地肤子 30g，乌梢蛇 30g。3 剂，口服。

二诊：2003 年 9 月 10 日。患者经上诉治疗后，瘙痒明显减轻，无新发皮疹，原皮疹大部分颜色变淡，纳眠可，二便调，舌质红偏暗，苔薄白，脉弦。治以清热凉血、祛风止痒之法见效，效不更方，继服上方 3 剂。

三诊：2003 年 9 月 17 日。病情继续好转，部分皮疹遗留色素沉着，瘙痒不明显，纳眠可，二便调，舌淡黯，苔薄白，脉弦。根据舌脉症合参，治以益气活血为法，改用补阳还五汤加减：

方药：生黄芪 45g，桃仁（冲）15g，红花 10g，当归 15g，川芎 15g，赤芍 30g，千里光 30g，昆明山海棠 30g，女贞子 30g，枸杞 15g，蜈蚣 2 条，3 剂，水煎服。

[按语] 本案患者素体禀赋不强，加之过食鱼腥发物，致使热邪内生，伏于肌肤，疏泄不畅，则见躯干、四肢泛发红斑，丘疹，瘙痒不适，舌质红偏

当代中医皮肤科临床家丛书（第二辑） 刘复兴

暗，苔薄白，脉弦，均为血热之象。治拟清热凉血，祛风止痒。方用荆芩汤加减。"风为百病之长"，皮疾多痒，痒常兼风，故加入祛风药对：白鲜皮、地肤子。乌梢蛇搜风透骨之力最强，外能达皮肤，内能通经络。故初诊、二诊后患者病情缓解，瘙痒明显减轻。三诊时，患者热邪已清，以血瘀为主，治以益气活血为法，改用补阳还五汤加减。加入千里光、昆明山海棠以清热解毒，祛风除湿，女贞子、枸杞子共奏滋阴清热、补肝益肾之效，蜈蚣开瘀解毒。本案中，刘老辨证论治，随证治之，取得了良效。

医案 5 程某某，男，71 岁，因"全身泛发皮疹伴瘙痒 3 年，加重半年"于 2003 年 12 月 4 日初诊。

患者诉 3 年前，无明显诱因，腹部皮肤出现红斑、丘疹，伴瘙痒，遂到"昆华医院"就诊，诊为"湿疹"，给予"咪唑斯汀缓释片"口服，局部外用"曲安奈德益康唑乳膏"，症状可缓解，但停药后又发。半年前，无明显诱因，病情加重，皮疹以臀部及双下肢为甚。除丘疹外，还有少许脱屑、瘙痒。为求中医治疗，今日来诊，刻下症见：头皮、躯干、四肢散在红斑、丘疹、抓痕，皮疹以臀部及双下肢为甚，部分皮疹上覆盖少许鳞屑，伴瘙痒，眠差，纳眠可，小便黄，大便溏。舌质暗红，苔薄黄，少津，脉弦滑数。

西医诊断：慢性湿疹。

中医诊断：湿疮。

中医辨证：血热风燥。

治法：清热凉血，祛风止痒。

方药：

①内服方：荆芩汤加减。荆芥 15g，炒黄芩 15g，生地黄 30g，丹皮 15g，赤芍 30g，紫草 30g，千里光 30g，昆明山海棠 30g，白鲜皮 30g，地肤子 30g，乌梢蛇 30g。3 剂，口服。

医嘱：慎起居、避风寒、忌食辛辣、鱼腥发物；避免搔抓刺激。衣着棉质。

②外洗方：藿香 30g，香薷 30g，茵陈 30g，透骨草 30g，千里光 30g，昆明山海棠 30g，杏仁 30g，桃仁 30g。3 剂外洗。

复诊：2003 年 12 月 11 日。患者经上诉治疗后，瘙痒减轻，原红斑、丘疹有所消退，夜眠好转，纳眠可，二便调，舌质暗红，苔薄黄，少津，脉弦滑数。治以清热凉血、祛风止痒之法见效，效不更方，继服上方 3 剂。

[**按语**] 本案中，患者平素喜食辛辣之品，日久致使热邪内生，伏于肌肤，疏泄不畅，则见躯干、四肢泛发红斑，丘疹，瘙痒不适，热甚伤津，风邪燥血，肤失所养，故起鳞屑，瘙痒，热扰心神，则见眠差，舌质暗红，苔薄黄，少津，脉弦滑数，均为血热风燥之征，方选荆芩汤加减以清热凉血，祛风止痒。辨证伍用中药外洗常是取效的关键环节，外用药能直达病所，其作用直接。本案中外洗应用刘老自创"润肤止痒散（藿香、香薷、茵陈、透骨草各30g）"，方中藿香辛、微温，功能化湿，解暑，止呕，为君药。《名医别录》："微温，疗风水毒肿。去恶起……"香薷为臣药，其性辛、微温，能发汗解表，和中化湿，利水消肿，加强藿香化湿作用。茵陈苦、辛，微寒，有清湿热、退黄疸之功，入方中起反佐之意。透骨草祛风通络，为使药，诸药合用共奏润肤止痒之功效。加入千里光、昆明山海棠以清热解毒、祛风除湿，加入杏仁、桃仁加强润肤之效。

医案 6 赵某某，男，65岁，因"躯干、四肢红斑、丘疹、瘙痒反复发作半年，加重1周"于2003年5月8日初诊。

主诉：半年前因饮食不慎，过食鱼腥发物，躯干、四肢皮肤出现红斑、丘疹伴瘙痒，遂到某西医医院皮肤科就诊，诊为"湿疹"，给予抗过敏药内服、药膏外搽，症状可缓解，此后常反复发作，尤以饮食不慎时为甚。局部外搽药膏可缓解，停药后又发。1周前，又因饮食不慎，躯干、四肢皮肤又出现红斑、丘疹、瘙痒。自搽"复方醋酸地塞米松乳膏"无缓解。为求中医治疗，今日来诊，刻下症见：躯干、四肢泛发红斑、丘疹，瘙痒剧烈，遇热加重。口干，纳眠可，二便调。皮肤专科检查：躯干以腰背部为主、四肢伸侧泛发散在红斑、丘疹，皮色红，簇集倾向，对称分布，无糜烂渗液。双小腿皮疹轻度苔藓化改变。舌质红，舌苔薄黄。脉弦数。

西医诊断：慢性湿疹急性发作。

中医诊断：湿疮。

中医辨证：血热风燥。

治法：疏风清热，凉血止痒。

方药：荆芩汤加减。荆芥15g，炒黄芩15g，生地黄30g，丹皮15g，赤芍30g，紫草30g，昆明山海棠30g，千里光30g，白鲜皮30g，地肤子30g，乌梢蛇30g。3剂，日服2次，2日1剂。

医嘱：慎起居、避风寒、忌食辛辣、鱼腥发物；避免搔抓刺激。

二诊：2003年5月15日。患者经上述治疗后，瘙痒明显减轻，皮疹色变淡，口干消失，纳眠可，二便调。舌质红，舌苔薄黄。脉弦数。效不更方，在上方基础上去白鲜皮、地肤子，加刺蒺藜、制首乌、生黄芪，以养阴益气。

方药：荆芥15g，炒黄芩15g，生地黄30g，丹皮15g，赤芍30g，紫草30g，昆明山海棠30g，千里光30g，刺蒺藜30g，制首乌30g，生黄芪45g，乌梢蛇30g。3剂内服。

[按语] 本案中，患者素喜辛辣食物，日久致热邪内生，伏于血分，加之病发于夏季风热旺盛之际，内外相杂，疏泄不畅；"风性善行而数变"故见躯干、腰背部、泛发散在红斑、丘疹；热伏血分，则瘙痒，皮色红，口干；反复发作半年余，气血失和，肌肤失养，故见小腿部分皮疹苔藓样改变。舌质红，舌苔薄黄，脉弦数为血热风燥之象。方用荆芩汤加减。复诊时，治以疏风清热，凉血止痒之法见效，效不更方，考虑病久伤阴耗气之弊，在上方基础上去白鲜皮、地肤子，加刺蒺藜、制首乌、生黄芪，以养阴益气。随证治之，终获良效。

医案7 赵某某，女，31岁，因"全身泛发红斑、丘疹伴瘙痒1年，加重1个月"于2004年12月2日初诊。

患者诉1年前，无明显诱因出现颈部起红斑、丘疹伴瘙痒，未予重视。1月后脐周、腰背、肘窝、腘窝皮肤相继出现红斑、丘疹，瘙痒剧烈。到"昆医附一院"就诊，诊断为"湿疹"，给予中药熏蒸，外搽"氟轻松维B$_6$乳膏""丙酸倍氯米松软膏"等治疗后，皮疹消退。后皮疹每于工作压力大，睡眠不佳时反复，于我科门诊口服中药治疗，皮疹可完全消退。近1个月，皮疹再发加重，故来就诊。刻下症见：颈部、脐周、腰背、双肘关节泛发红斑、丘疹，脱屑，瘙痒难忍，夜间尤甚，纳可，眠差，二便调。

皮肤专科检查：颈部、脐周、腰背、双肘关节泛发红斑、丘疹，少量脱屑，对称分布，部分苔藓样变，间见抓痕，结痂。舌质红，舌苔薄白，脉滑数。

西医诊断：慢性湿疹。

中医诊断：湿疮。

中医辨证：血热风燥。

治法：清热凉血，祛风止痒。

方药：荆芩汤加减。荆芥15g，炒黄芩15g，生地黄30g，丹皮15g，赤芍

30g，紫草 30g，昆明山海棠 30g，千里光 30g，刺蒺藜 30g，生黄芪 45g，丹参 30g，制首乌 30g，蜈蚣 2 条。3 剂水煎服，日服 2 次，2 日 1 剂。

二诊：2004 年 12 月 30 日。患者经上述治疗后，瘙痒有所减轻，无新起疹，纳眠可，二便调。查体：无新起疹，皮疹较前略变暗变薄，鳞屑减少。舌质淡红，苔薄白，脉滑缓。治疗有效，继服上方 3 剂。

三诊：2005 年 1 月 6 日。患者经上述治疗后，瘙痒有所减轻，无新起疹，纳眠可，二便调。查体：无新起疹，皮疹较前变暗变薄，部分渐消退。舌质淡红，苔薄白，脉滑缓。治以清泻余热、养阴润燥为法，方以当归饮子加减：荆芥 15g，防风 30g，当归 15g，白芍 30g，川芎 15g，生地 30g，刺蒺藜 30g，制首乌 30g，生黄芪 45g，千里光 30g，昆明山海棠 45g，蜈蚣 2 条。

[按语] 本案中患者素体禀赋不耐，血热内蕴，血热风燥，浮于血分，疏泄不畅，则见颈部、脐周、腰背、双肘关节泛发红斑、丘疹，脱屑，瘙痒难忍；血热扰心，故见眠差；血热伤阴，肌肤失养，则皮肤苔藓样变。舌质红，舌苔薄白，脉滑数均为血热风燥之征。治以荆芩汤取得较好疗效。三诊时，血热渐退，但血热伤阴，肌肤失养，故见鳞屑增多，治以清泻余热、养阴润燥为法，以当归饮子加减。本案是刘老"辨清虚实，巧用补泻"思想的体现。一诊以"泻"为主，以清热凉血活血为主，方选荆芩汤加减。三诊以"补"为主，方选当归饮子加减，通过泻实补虚而调畅气血，瘙痒自止，皮疹自消。

医案 8 赵某某，男，10 岁，因"全身泛发红斑、丘疹、水疱半年"于 2004 年 12 月 2 日初诊。

其父诉患者半年前，食羊肉腥发物后，躯干、脐周及双上肢皮肤出现红斑、丘疹，小水疱，瘙痒，遂到"昆明市儿童医院"就诊，诊为"湿疹"，给予"葡萄糖酸钙、维生素 C 针、地塞米松针"输液后好转。后又因食虾复发，皮疹泛发全身，曾在"昆明皮肤病专科医院""云大医院"等处就诊，症状时轻时重，反复至今。为求中医治疗，今日来诊，刻下症见：躯干、四肢泛发红斑、丘疹，小水疱，瘙痒难忍，纳食少，眠差，二便调。

皮肤专科检查：躯干、四肢泛发红斑、丘疹，小水疱，部分呈簇集倾向，大量抓痕，少量糜烂、渗液、结痂。舌质红，舌苔薄白腻，脉滑数。

西医诊断：亚急性湿疹。

中医诊断：湿疮。

中医辨证：血热风燥。

治法：清热凉血，祛风止痒。

方药：

①内服方：口服荆芩汤加减。荆芥10g，炒黄芩5g，生地黄10g，丹皮5g，赤芍10g，紫草10g，乌梢蛇10g，昆明山海棠10g，千里光10g，木香3g，砂仁5g，土茯苓10g，茵陈10g。3剂，冷水煎服。

②外洗方：白头翁30g，龙胆草30g，仙鹤草30g，苦参30g。3剂，加醋外洗。

二诊：2003年9月12日。患者经上述治疗后，瘙痒明显减轻，纳食增，可安静入睡，二便调。查体：无新起疹，皮疹较前变淡变薄，少量小水疱，无糜烂渗出，部分皮疹结痂。舌质红，苔薄白，脉滑。治以清热凉血，祛风止痒之法见效，效不更方，继服上方3剂，外洗方3剂。

三诊：2003年9月18日。病情继续好转，瘙痒不明显，部分皮疹消退，见色素沉着，舌质淡红，舌苔薄白，脉滑。治疗有效，法宗前述，前口服方加鸡血藤促皮疹消退，巩固疗效；外洗方加桃仁、杏仁活血润肤。

方药：

①口服方：荆芥10g，炒黄芩5g，生地黄10g，丹皮5g，赤芍10g，紫草10g，乌梢蛇10g，昆明山海棠10g，千里光10g，木香3g，砂仁5g，土茯苓10g，茵陈10g，鸡血藤10g。3剂，冷水煎服。

②外洗方：白头翁30g，龙胆草30g，仙鹤草30g，苦参30g，桃仁30g，杏仁30g。3剂，加醋外洗。

[按语] 本案根据患者平素血热内蕴，加之过食腥发之物，血热风燥，浮于血分，疏泄不畅，则见躯干、四肢泛发红斑、丘疹，瘙痒难忍；血热挟湿，则见小水疱；血热扰心，故见眠差；舌质红，舌苔薄白腻，脉滑数均为血热风燥之征。本案中外洗应用刘老自创"消炎止痒散"以直达病所。"消炎止痒散"组成：白头翁、龙胆草、苦参、仙鹤草各30g。白头翁清热，解毒，凉血；龙胆草清热燥湿，泻肝火；仙鹤草收敛止血，杀虫；苦参清热燥湿，祛风杀虫。临证配合内服药共用，可起到事半功倍之效。全方，共奏清热解毒、消炎止痒之效。

医案9 陈某某，女，20岁，因"躯干、四肢红斑、丘疹脱屑伴瘙痒10天"于2003年3月12日初诊。患者诉10天前，无明显诱因，下腹部左侧皮肤出现红斑脱屑，伴瘙痒，未做特殊治疗。5天前皮疹延及躯干、四肢，并有红色丘疹出现，瘙痒加重，夜卧不安，自行服药后（具体用药不详），症状无明显好转。遂到"延安医院皮肤科"就诊，诊为"湿疹"，给予"依巴斯汀片"口服，局部外用"糠酸莫米松乳膏"，症状可缓解。但仍有新疹出现，现为求中医治疗，今日来诊，刻下症见：全身泛发红斑、丘疹、脱屑伴剧痒，夜间尤甚，眠差，纳眠可，小便黄，大便干。皮肤专科检查：全身皮肤黏膜无黄染及出血，肤温正常，颈、躯干、四肢泛发红斑、丘疹、脱屑、抓痕，红斑呈梭形，沿皮肤走向一致，表面见烟纸样皱纹，左腹部见 4cm×3cm 大小暗红色斑，皮疹集中躯干皮肤，皮损对称。

西医诊断：①玫瑰糠疹；②湿疹（急性期）。

中医诊断：①风热疮；②湿疮。

中医辨证：血热风燥。

治法：清热凉血，祛风止痒。

方药：

①内服方：荆芩汤加减：荆芥 15g，黄芩 15，生地 30g，丹皮 15g，赤芍 30g，紫草 30g，刺蒺藜 30g，千里光 30g，昆明山海棠 45g，白鲜皮 30g，地肤子 30g，蜈蚣 2 条。3 剂内服。

②外洗方：藿香 30g，香薷 30g，茵陈 30g，透骨草 30g，千里光 30g，昆明山海棠 30g，杏仁 30g，桃仁 30g。3 剂外洗。

二诊：2003 年 3 月 19 日。患者经上诉治疗后，瘙痒减轻，原红斑、丘疹有所消退，夜眠好转，纳眠可，二便调，舌质红，苔黄根薄腻，脉滑数。治以清热凉血，祛风止痒之法见效，效不更方继服上方 3 剂，外洗上方 3 剂。

三诊：2003 年 3 月 26 日。患者经上诉治疗后，瘙痒明显减轻，原红斑、丘疹大部分消退，纳眠可，二便调，舌质红，苔薄黄，脉滑。热象已退，治以清热凉血、祛风止痒之法见效，原方去昆明山海棠、赤芍，加玄参、麦冬以养阴，效不更方继服上方 3 剂。继续予外洗方 3 剂。

[按语] 玫瑰糠疹，中医学认为此病属中医"风热疮"。《外科启玄》谓"多因脏腑积热"复感风寒，内外合邪郁于肌肤所致，乃六癣中之"风癣"。西医学认为本病是一种病因不明的轻度炎症性皮肤病，其特点是鳞屑性损害，病程有自限性，可发生于任何年龄，但多见于青年人，春秋季发病率最高。多数学者认为本病是病毒或细菌感染后诱发的自身免疫性疾病[1]。西医以口服抗组胺药物、维生素 C、维生素 B_{12}，静脉注射 10% 葡萄糖酸钙等治疗，但很难达到理想疗效[2]。本案中，时值春季，万物生发，春季多风，风善行数

变，易致皮毛、腠理开泄，风热之邪由皮毛如肌肤；肺朝百脉，肺合皮毛，风热之邪循经传入血脉，血热风燥，营阴被灼，肌肤失养，热为阳邪，故见皮肤红斑、丘疹、脱屑；"风盛则痒"，故瘙痒剧烈，热扰神明，故夜卧不安，舌质红绛，苔黄根腻，脉滑数，均为血热风燥之征。故辨证论治，方仍选用荆芩汤加减，取得良效。

医案 10 庞某某，女，38 岁，因"躯干、四肢起皮疹、瘙痒反复发作 2 年，加重 10 天"于 2003 年 11 月 4 日就诊。患者诉 2001 年 5 月在塑料编织袋厂工作，1 年后，脐部皮肤出现红色丘疹，瘙痒。继之，双小腿也出现同样皮疹，未引起重视。随后全身皮肤泛发红色丘疹，瘙痒甚。曾到"昆华医院""43 医院"就诊，诊断为"湿疹"，予西医内服和静滴（具体用药、剂量不详）。外搽药膏"糖酸莫米松乳膏"，病情时好时发。10 天前，无明显诱因，病情反复且加重。为求进一步中医治疗，今日来诊，刻下症见：头皮、躯干、四肢泛发散在红斑、丘疹、抓痕，瘙痒甚，眠差，二便调。

皮肤专科检查：躯干、四肢泛发散在红斑、丘疹，抓痕，无糜烂渗液，少许脱屑，部分皮损呈苔藓样改变，对称分布。

西医诊断：慢性湿疹急性发作。

中医诊断：湿疮。

中医辨证：脾虚湿盛。

治法：健脾除湿，祛风止痒。

方药：

①内服方：三仁汤加减：杏仁 15g，薏苡仁 30g，白蔻仁 15g，滑石 18g，厚朴 15g，通草 6g，淡竹叶 10g，法半夏 15g，千里光 30g，昆明山海棠 30g，制首乌 30g，生黄芪 30g，刺蒺藜 30g，乌梢蛇 30g。3 剂。

②外洗方：藿香 30g，香薷 30g，茵陈 30g，透骨草 30g，千里光 30g，昆明山海棠 30g，杏仁 30g，桃仁 30g。3 剂。

医嘱：慎起居、避风寒、忌食辛辣、鱼腥发物；避免搔抓刺激。

二诊：2003 年 11 月 11 日。患者经上诉治疗后，瘙痒减轻，部分皮疹消退，舌质淡，舌苔薄黄，脉濡数。治以健脾除湿、祛风止痒之法见效，效不更方继服上方 6 剂。

三诊：2003 年 11 月 23 日。病情继续好转，瘙痒减轻，大部分皮疹消退，舌质淡，舌苔薄黄，脉濡数。治以健脾除湿、祛风止痒之法见效，效不更方继服上方法宗前述，前方加白术 20g、茯苓 30g 以培补中焦。

[**按语**] 三仁汤是治疗湿温的代表方，不仅可用于邪在卫表，对于湿温邪在气分时，只要湿重于热，都能用本方加减治疗。本案患者平素喜饮食清淡，日久脾虚湿盛，脾虚则气机阻滞，从表外露则斑疹显见，瘙痒不适，舌质淡，舌苔薄黄，脉濡数均为脾虚湿盛之征，方选三仁汤加减，方中以杏仁宣利上焦肺气，盖肺主一身之气，气化则湿亦化；白蔻仁芳香化湿，行气宽中；薏苡仁甘淡性寒，渗利湿热而健脾；加入滑石、通草、竹叶甘寒淡渗，增强利湿清热之功；以半夏、厚朴行气化湿、散结除痞。诸药相合，三仁相伍，宣上畅中渗下，使气畅湿行，暑解热清，脾气健旺，三焦通畅，诸症自除。加入千里光、昆明山海棠祛风止痒；加入制首乌、生黄芪、刺蒺藜平补肝肾，扶正祛邪；乌梢蛇祛风通络止痒。本病易反复发作，故治疗中须配伍平补肝肾、益气之品。

医案 11 丁某某，女，24 岁，因"躯干、四肢起皮疹、瘙痒反复发作半年"于 2004 年 8 月 3 日初诊。

患者诉半年前，因饮食不慎，过食鱼虾后，躯干、四肢皮肤出现红斑、丘疹，伴瘙痒，遂到"昆明医学院第一附属医院"就诊，诊为"湿疹"，给予"咪唑斯汀缓释片"口服，局部外用"曲安奈德益康唑乳膏"，症状可缓解，但停药后又发，如此反复发作半年。为求中医治疗，今日来诊。

证候：躯干、四肢泛发散在红斑、丘疹，伴瘙痒，眠差，纳眠可，二便调。

诊查：躯干、腰背、腹部、四肢伸侧为主，泛发散在红斑、丘疹，抓痕，部分簇集对称，无糜烂渗液。舌质淡，苔薄白。脉细。舌底脉络无迂曲。

西医诊断：慢性湿疹。

中医诊断：湿疮。

中医辨证：血虚生风。

治法：养血祛风止痒。

方药：当归饮子加减。荆芥 15g 防风 20g，当归 15g，川芎 15g，赤芍 30g，生地黄 30g，刺蒺藜 30g，制首乌 30g，生黄芪 45g，白鲜皮 30g，地肤子 30g，蜈蚣 2 条。3 剂内服。

医嘱：慎起居、避风寒、忌食辛辣、鱼腥发物；避免搔抓刺激。衣着棉质。

二诊：2004 年 8 月 10 日。患者经上诉治疗后，瘙痒减轻，原红斑、丘疹有所消退，夜眠好转，纳眠可，二便调，舌质淡，苔薄白。脉细。治以养血祛风止痒之法见效，效不更方继服上方 3 剂。

三诊：2004 年 8 月 17 日。病情继续好转，皮疹明显消退，无新发皮疹，偶有瘙痒，眠可，纳食佳，二便调，月经将至，有痛经史，见色素沉着，瘙痒不明显，舌质淡，苔薄白，脉细。治疗有效，法宗前述，前方加大红袍 30g、马蹄香 15g、制香附 15g 以调经止痛。

[按语] 本案中，患者素体不强，气血不足，加之饮食不慎，过食鱼腥发物，内外疏泄不畅，阻于肌肤，则见躯干、腰背部、泛发散在红斑、丘疹、瘙痒；发病日久，气血生化不足，则见眠差，舌质淡，苔薄白。脉细，均为血虚风燥之征。

风有内风与外风之别。内风是指脏腑功能失调引起的疾病，其病变主要在肝；外风指风邪侵入人体，留于肌表、经络、筋肉、骨节所致。外风与内风之间，亦可相互影响，外风可引动内风，内风又可兼夹外风。"治风先治血，血行风自灭"，意为治风先要养血和血行血，只要血液正常运行，其风或息或散，但并未排斥伍用平息内风或疏散外风之品。以养血和血行血之药为主，伍用疏散外风之药，治疗皮肤病，能充分体现"治风先治血，血行风自灭"法则。当归饮子组方严谨，以四物汤为基础，方中当归行气活血，调养营血，使补而不滞，为君药；生地滋阴养血填精；芍药和营养血，柔肝止痛；川芎活血行滞，四药配合达到"治风先治血，血行风自灭"的目的；黄芪益气固表；何首乌滋补阴精，又可润肤止痒；白蒺藜、荆芥、防风性平而缓，祛风止痒；甘草调和诸药。诸药合用，共奏补益气血、滋阴润燥、祛风止痒之效，有补有散，乃各种血虚风燥所致之证首选良方。本案中又加入搜风攻毒之蜈蚣，故其搜风止痒之力更强。

医案 12 匡某某，男，85 岁。因"全身起疹伴瘙痒 20 余年，加重 1 个月"于 2004 年 10 月 21 日前米就诊。

患者诉 20 余年前，无明显诱因，全身皮肤起红斑、丘疹，伴瘙痒，间断于"厂职工医院""云大医院""昆华医院"诊治（具体诊疗经过不详）。皮疹反复发作，时好时坏，未完全消退。1 个月前，食羊肉后，皮疹逐渐扩大，瘙痒加重。为求中医治疗，今日来诊，刻下症见：躯干、四肢泛发红斑、丘疹，少量脱屑，瘙痒甚，纳眠差，小便调，大便干。

专科检查：躯干、四肢泛发暗红色红斑、丘疹，部分融合成片，上覆少量鳞屑，大量抓痕、血痂。皮疹以腰背部和双下肢为重。皮肤轻度浸润肥厚，部分苔藓样改变，色素沉着。双下肢可见静脉曲张。舌质淡暗，舌苔薄白腻，脉细涩。

西医诊断：慢性湿疹。

中医诊断：湿疮。

中医辨证：气虚血瘀。

治法：益气活血，祛风通络止痒。

方药：当归饮子加减。生黄芪 60g，当归 12g，川芎 15g，赤芍 30g，桃仁 15g，红花 10g，千里光 30g，昆明山海棠 45g，刺蒺藜 30g，制首乌 30g，白鲜皮 30g，地肤子 30g，水蛭 15g，3 剂内服。

医嘱：慎起居、避风寒、忌食辛辣、鱼腥发物；避免搔抓刺激。

二诊：2004 年 10 月 28 日。患者经上诉治疗后，诉无新起疹，瘙痒减轻，纳眠可，二便调。查体：皮疹变暗变薄，浸润减轻，色素沉着。舌质淡红，苔薄白，脉弦细。治以益气活血、祛风通络止痒之法见效，效不更方，继服上方 3 剂。

二诊：2004 年 11 月 4 日。病情好转，瘙痒明显减轻，皮疹变暗变薄，逐渐消退，时有口干，舌质淡红干，舌苔薄白，脉滑细。治疗有效，法宗前述，前方加生地 30g、麦冬 15g 以养阴润燥，巩固疗效。

[按语] 老年人气血津液虚衰，血虚则生风，肌肤失养则生燥，风动则痒，卫表不固，因而瘙痒频作。方中水蛭，咸，苦，平。善走奇经，久治不愈之病皆可用之。

医案 13 刘某，男，42 岁，昆明市路灯处干部。因双手、颈、背部苔藓样皮炎伴剧痒 4 个月，于 1999 年 3 月 25 日初诊。刻下症见上述部位丘疹，抓痕，脱屑，浸润肥厚，苔藓样皮炎，舌质红，苔黄厚腻，脉滑数，大便干，小便及纳食尚可，夜痒难眠。

西医诊断：慢性湿疹。

中医诊断：湿疮。

中医辨证：湿毒血热证。

治法：清热利湿，解毒凉血。

方药：龙胆汤加减。龙胆草 10g，车前子（另包）15g，炒黄芩 15g，木通 15g，苦参 15g，白鲜皮 30g，地肤子 30g，秦艽 30g，乌梢蛇 15g，蜈蚣 2 条。2 日 1 剂。4 剂。

二诊：痒偶发且能耐受，夜寐转安，腻苔已退，大便 2 日 1 行，舌红苔黄，脉弦滑，皮损变薄，拟紫草止痒散以凉血润肤，药用：紫草 30g，生地榆 30g，丹皮 15g，赤芍 20g，炙何首乌 30g，鸡血藤 30g，白鲜皮 30g，地肤子 30g，刺蒺藜 30g，乌梢蛇 30g，2 日 1 剂，1 周后疹消痒止。

[按语] 湿疹是由多种内外因素引起的一种具有明显渗出倾向的过敏性、炎症性皮肤病。其特点是临床上表现为：多形性损害，对称分布，瘙痒糜烂，流滋结痂，反复发作，易演变为慢性。一般分为急性、亚急性和慢性三种。湿疹虽病因复杂，但湿邪为主要原因。或饮食伤脾，内生湿邪；或禀赋不耐，外受湿邪。合并他邪搏结致病，如湿热、寒湿、风湿等。因而治湿止痒，贯穿始终。因而"清热利湿"仍为首要之法。方用龙胆汤，加白鲜皮、地肤子清热祛风止痒；秦艽养阴通络；蜈蚣、乌梢蛇搜剔伏风、通络止痒。二诊中辨证湿毒渐去，血热未净，故治以养血凉血、祛风止痒。

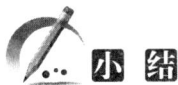

小 结

湿疹是一种常见的由多种内外因素引起的表皮及真皮浅层的炎症性皮肤病，一般认为与变态反应有一定关系。其临床表现具有对称性、渗出性、瘙痒性、多形性和复发性等特点。可发生于任何年龄任何部位，任何季节。一般分为急性、亚急性和慢性三种。

中医称之为"湿疮""浸淫疮"等，依其发病部位及形态又有"旋耳疮""脐疮""肾囊风""四弯风"等名称。其病因病机，中医认为素体禀赋不耐为其内因，或由于饮食不节，过食辛辣肥甘厚味及荤腥动风之品，损伤脾胃，脾失健运，湿从内生，蕴久化热，郁于血分，湿与热相合困脾，复感风湿热之邪，内外两邪相搏充于腠理，外搏肌肤而发病。

刘老根据多年的临床经验，总结出治疗湿疹四证四法四方，现总结如下：

1. 湿热型

证候：发病迅速，皮肤灼热红肿，或出现大片红斑、丘疹、水疱，渗水多，甚至黄水淋漓，黏而味腥，结痂后如松脂。可因瘙痒太甚而皮肤剥落一层。大便偏干，小便黄或赤，舌质红，苔黄或黄腻，脉滑带数。

治法：清热利湿，通络止痒。

方药：皮内3号方（龙胆泻胆汤）加减。

车前子（包煎）30g	川木通12g	炒黄芩15g	龙胆草10g
炒栀子15g	土茯苓30g	千里光30g	昆明山海棠30g
秦艽15g	白鲜皮30g	地肤子30g	

2. 血热型

证候：身起红粟（以红丘疹为主），搔破出血，渗出不多，剧烈瘙痒可见搔痕累累，尤以夜间为甚。舌质红，苔薄白或薄黄，脉弦数。

治法：清热凉血，祛风止痒。

方药：皮内2号方（自拟荆苓汤加味）。

荆芥15g	炒黄芩15g	生地30g	丹皮15g
赤芍30g	紫草30g	千里光30g	昆明山海棠30g
蜈蚣2条	刺蒺藜30g	制首乌30g	生黄芪30g

3. 脾湿型

证候：皮肤暗淡不红，皮片水窠（隐在皮肤内的水疱）瘙痒并见渗出，后期皮肤干燥脱屑。伴见面色无华，饮食不香，纳差，大便溏薄，小便不黄，或有腹胀等脾虚症状，舌质淡，苔薄白或白腻，脉缓滑。

治法：健脾除湿，通络止痒。

方药：除湿胃苓汤加减。

苍术15g	陈皮10g	茯苓30g	厚朴15g
桂枝15g	猪苓30g	白术15g	泽泻15g
白鲜皮30g	地肤子30g	九香虫10g	

4. 气虚血瘀型

证候：病程较长，反复发作，皮肤浸润肥厚，干燥脱屑，瘙痒剧烈，舌质暗红，苔薄白，舌下脉络迂曲，脉细涩。

治法：益气活血，化瘀通络止痒。

方药：补阳还五汤加减。

生黄芪60g	当归15g	桃仁（冲）15g	红花10g
赤芍30g	川芎15g	刺蒺藜60g	制首乌30g
水蛭10g	千里光30g	昆明山海棠30g	

同时，还配合中药外洗，湿热型用皮外1号（消炎止痒散）合皮外3号（祛风止痒散）加陈醋，频频冷湿敷患处皮肤，日2~3次，每次5~15分钟；

其余三型用皮外 2 号（润肤止痒散），用法同前。

对于湿疹的治疗，刘老也非常注重饮食禁忌，认为饮食禁忌在湿疹的治疗中占着举足轻重的作用。

二十七、非淋菌性尿道炎

医案 1 黄某，男，23 岁，2001 年 3 月 5 日初诊。尿频、尿急伴小腹坠胀 2 月余。患者 2 个月前出现尿频、尿急伴尿道口白黏分泌物，曾到某省级医院诊治，经化验诊为"非淋球菌性尿道炎"，经内服"阿齐霉素""美满霉素"等药物，尿急、尿道分泌物消失，但仍感尿频、尿痛，小腹、会阴部坠胀、疼痛，伴纳呆，夜寐欠安，大便干，小便黄，舌质红，苔黄腻，脉滑数。

西医诊断：非淋菌性尿道炎。

中医诊断：淋证。

中医辨证：湿热下注。

治法：清热利湿。

方药：龙胆草 10g，车前子 30g，通草 10g，竹叶 10g，苦参 15g，炒黄芩 15g，滇重楼 30g，台乌药 15g，川楝子 15g，土茯苓 100g，蜈蚣 2 条。1 剂药服 2 日，日服 2 次。

二诊：2001 年 3 月 12 日。药后尿急、尿频好转，但仍感会阴坠胀，久行加重，腰酸，精神困惫，舌质淡红，苔根腻微黄，脉细数。因其已见肾虚之象，拟补肾填精，清热利湿。

方药：菟丝子 30g，覆盆子 15g，枸杞子 30g，车前子 30g，五味子 6g，黄芪 30g，刘寄奴 30g，土茯苓 30g，水蛭 15g。

三诊：2001 年 3 月 26 日。会阴坠胀已消除，精神好，夜寐佳，续服知柏地黄丸，每次 1 丸，每日 2 次，以巩固疗效。

医案 2 赵某，男，37 岁，1999 年 1 月 5 日初诊。

病史：1 年前因婚外性行为引发尿频、尿急、尿痛伴尿道口充血、流鸡蛋清样分泌物。曾到某省级医院就诊，诊断为"非淋菌性尿道炎"（支原体、衣原体感染），先后服用"盐酸多西环素片""罗红霉素""诺氟沙星胶囊"等治疗 1 月余，尿频、尿道口红色减轻，余症仍存，先后到多家医院就诊，服用中西药治疗，疗效不理想，近 1 个月小腹、会阴坠胀、酸痛明显，伴夜间口干不欲饮，夜寐多梦。

诊查：尿道口微红，挤压可见乳白色蛋清样分泌物，会阴压痛，肛门指检无前列腺肥大征象，四末欠温。舌质嫩、淡红色，苔白根腻，脉沉、细、弦。

西医诊断：非淋菌性尿道炎。

中医诊断：淋证。

中医辨证：肾阳不足，气血不和。

治法：温阳益肾，调畅气机。

方药：菟丝子30g，枸杞子20g，覆盆子20g，车前子30g，五味子15g，鹿角霜30g，桂枝10g，细辛5g，木通15g，当归15g，生地黄30g，炒川楝子15g，水蛭15g，冷水煎药，2日1剂。

二诊：服药7剂，尿频、尿急、尿痛减轻，分泌物减少，夜寐梦少，但小腹、会阴坠痛仍同前，四末微温，舌质淡红，苔白腻，脉象同初诊。前方有效，但行气之力不足，将炒川楝子增为30g，另入炒小茴30g、制香附30g，2日1剂。

三诊：服上方10剂，尿频、尿急、尿痛消失，尿道已无分泌物，小腹、会阴坠胀痛明显减轻，夜寐转安，四末微温，舌、脉如前，夜间偶感口干。淋证临床治愈，为巩固疗效，嘱其禁饮酒及香燥发物，交替服用金匮肾气丸和六味地黄丸。

［按语］淋证治疗，常见以火、热、毒、瘀论者多，从肾阳不足、气血失和论者少。慢性非淋菌性尿道炎多见肾阳不足、气血失和或真阴亏损，治疗若一味地从清热解毒、活血化瘀论治，易犯"冷伏阴邪""虚虚"之戒，在男性尤需固护肾中真阳，女性则要顾护阴血。医案1患者属于肝肾亏虚，湿热下注，而且湿热并重。初治时，由于标象明显，急则治标，故治以清热利湿解毒。复诊时病情好转，但仍感会阴坠胀、腰酸、精神困惫，此为肝肾亏虚之象，舌质红，苔根黄腻，说明湿热未尽，故在治则上转为以补肾填精为主，佐以利湿解毒、活血之品，补中有泻，终获痊愈。医案2患者辨证从小腹、会阴坠痛。分泌物清稀如蛋清，四肢末端欠温，舌淡苔白，脉沉细入手，辨为肾阳不足，以五子衍宗丸为基础方，配合当归四逆散，将尿频、尿急、尿痛，夜间口干不欲饮，夜寐多梦，辨为气血失和；四末为气血难达之处，会阴为厥阴及任督二脉所会之处，故用鹿角霜、水蛭等血肉有情之品温通气血，正是"病久必瘀""穷必及肾""久病、大病宜温通"的具体体现。综上所述，中医辨证为肾阳不足需温通者，不论在表或在里，可考虑用五子衍宗丸

加减治疗，因其温而不燥，补中有泻，方简而效，的确是一首良方。

二十八、瓜藤缠（结节性红斑）

医案 1 魏某某，女，61 岁，因"双小腿红斑、结节伴疼痛 1 个月"于 2004 年 8 月 24 日初诊。

患者诉 1 个月前，因外感咽痛，双小腿出现红斑、结节，微痛，当时未注意。皮疹逐渐增多，遂至当地医院就诊，诊断不详，经治疗后（具体治疗不详），症状缓解不明显。为求中医治疗，今日来诊，刻下症见：双小腿散在红斑、结节、疼痛伴咽喉疼痛，纳眠可，二便调。

皮肤专科检查：双小腿中下段为主散在暗红色结节，红斑、触痛，蚕豆至葡萄大小，无破溃，对称分布。舌质红，苔薄白。脉弦。舌底脉络迂曲。

西医诊断：结节性红斑。

中医诊断：瓜藤缠。

中医辨证：湿热下注。

治法：清热利湿，通络止痛。

方药：三妙四草汤加减。炒黄柏 15g，薏苡仁 30g，土牛膝 15g，紫草 30g，茜草 30g，旱莲草 30g，仙鹤草 15g，忍冬藤 30g，连翘 30g，土茯苓 30g，桑寄生 30g，粉葛 30g，水蛭 15g。3 剂水煎服，日服 2 次，2 日 1 剂。

医嘱：慎起居、避风寒、忌食辛辣、鱼腥发物；避免劳累，久站久行，抬高患肢休息。

二诊：2004 年 8 月 31 日。经上述治疗后，红斑结节颜色变淡，疼痛明显减轻，咽痛好转，纳食可，夜眠安，二便调。舌质红，苔薄白，脉弦。治以清热利湿、通络止痛之法见效，效不更方，原方继续服用 3 剂。

三诊：2004 年 9 月 7 日。病情继续好转，皮疹继续缩小，变淡，咽痛消失。纳食可，夜眠安，二便调，舌质红，苔薄白，脉弦。去四草加三棱 15g、莪术 15g、生黄芪 45g。

［按语］皮肤血管炎是皮肤科临床常见的一组皮肤病。其基本病理损害为血管壁变性或坏死，血管壁及其周围炎症细胞浸润。受累血管以皮肤浅层及中层的小静脉为主临床常见的皮肤血管炎以变应性血管炎、结节性血管炎、结节性红斑等为多见。中医古籍无相应病名，皮肤血管炎大致属于中医"瘀血流注""瓜缠藤""梅核火丹"等范畴。《医宗金鉴》外科心法要诀中记载："此证生于腿胫，流行不定或收一二处，疮顶形似牛眼，根脚漫肿，若绕胫而发，

即名瓜藤缠，结核数枚，日久肿痛。"刘老认为，结节性皮损多由热毒、血瘀、痰湿及风邪等实邪阻于经络所致，而下肢实邪之所以产生，往往由于湿热阻滞下肢，湿热下注所致。本病初期多实证，血热或湿热者居多，治以祛邪为主，日久多由实转虚，或虚中夹实。治以扶正为主，佐以祛邪，攻补兼施。气滞血瘀，经络阻滞为本病的基本病机，因此活血化瘀通络应贯穿于本病治疗的始末。"四草汤"为刘老自创新方。可用于治疗各种血管炎型皮肤病。方中紫草为君药，性味甘、寒，归心、肝经，凉血活血，解毒透疹消斑；茜草为臣药，性味苦、寒，归肝经，凉血止血，活血祛瘀；佐以旱莲草，性味酸寒，归肝、肾经，滋阴益肾，凉血止血；仙鹤草，性味苦、涩、平，归肺、肝、脾经，补气化瘀，收敛止血。全方性寒，既有凉血之品，又有益气之药，共奏凉血活血、止血消斑之效。本案发于下肢，兼夹湿邪为患，合用三妙散以清热利湿。三诊时，考虑患者年逾花甲，素体不强，有气虚之象，热邪已尽，加强补益正气，活血祛瘀。去四草加三棱 15g、莪术 15g、生黄芪 45g。

二十九、风瘙痒（皮肤瘙痒症）

医案 1 罗某某，男，70 岁。因"全身皮肤瘙痒反复发作 10 年，加重 3 年"于 2004 年 11 月 30 日前来就诊。

患者自诉，10 年前，无明显诱因，出现双小腿皮肤瘙痒，无皮疹，未行诊治，后瘙痒消失。后全身皮肤开始瘙痒，无皮疹出现，先后到"富民县人民医院""富民县中医院"和"云大医院"等处就诊，诊断为"皮肤瘙痒症"，给予"葡萄糖酸钙、维生素 C"及抗过敏对症治疗（用药不详），症状有所缓解，冬季加重，夏季减轻。近 3 年来，一年四季瘙痒均重，口服中西药治疗，效果不佳。为求进一步中医治疗，今日来诊，刻下症见：全身皮肤稍干燥，脱屑，散在抓痕，纳眠欠佳，小便调，大便干。皮肤专科检查：四肢、躯干皮肤干燥，脱屑，散在抓痕，血痂。

西医诊断：老年皮肤瘙痒症。

中医诊断：风瘙痒。

中医辨证：血虚风燥。

治法：养血祛风，润燥止痒。

方药：当归饮子加减。生黄芪 45g，当归 15g，荆芥 15g，防风 30g，川芎 15g，白芍 50g，赤芍 30g，熟地 30g，刺蒺藜 30g，制首乌 30g，千里光 30g，昆明山海棠45g，白鲜皮30g，地肤子30g，秦艽30g，蜈蚣2条。3剂，内服。

二诊：2004年11月28日。患者经上诉治疗后，瘙痒程度减轻，纳眠有所改善，二便调。舌质淡红，苔薄白，脉沉细。治以养血祛风、润燥止痒之法见效，效不更方，原方继续服用6剂。

三诊：2004年12月10日。患者瘙痒继续减轻，仅夜间偶有瘙痒，纳可，梦多，二便调。舌质淡红，苔薄白。脉细。治疗有效，宗前法。前方去白鲜皮、地肤子、秦艽，改熟地为生地养阴凉血，加合欢皮、夜交藤以安神。

方药：生黄芪45g，当归15g，荆芥15g，防风30g，川芎15g，白芍50g，赤芍30g，生地30g，刺蒺藜30g，制首乌30g，千里光30g，昆明山海棠45g，合欢皮15g，夜交藤30g，蜈蚣2条。6剂内服。

[按语] 老年性皮肤瘙痒症是临床上常见的一种皮肤疾病。西医学认为，该症主要为性激素分泌功能减退，皮脂腺功能低下，皮脂分泌减少，皮肤干燥萎缩及变性而发病。多见于年老体弱或有慢性疾病的患者。皮肤瘙痒症属于中医学"风瘙痒、血风疮、爪风、痒风"等范畴。如清代《外科证治全书》"痒风"记载："痒风，遍身瘙痒，并无疮疥，搔之不止"，中医学认为，皮肤瘙痒症病因分为内因和外因。内因多与脏腑气血有关，外因常与风、湿、热、虫有联系。在《寿世保元》即有"诸痛属实，诸痒属虚"之说，《诸病源候论》云："风瘙痒者，是体虚受风"老年人因肾虚脾弱气血亏虚，肌肤失于濡养而致化燥生风，燥胜干，风胜则痒；或年老体衰，肝肾阴亏，精血无以充养肌肤，阴虚血燥风动而致痒；或情志抑郁，肝失疏泄，气机阻滞，五志化火，血热内蕴，化热动风；或饮食不节，过食辛辣油腻，酒类，损伤脾胃，运化失常，湿热内生，内不得疏泄，外不得透达，郁于皮肤腠理而痒；或久病及络，脉络瘀阻，不能濡养肌肤而痒；或因气血不足，营卫失和，卫外不固，为风寒外邪所袭，使内外合邪所致。刘老认为，瘙痒的产生多由于风邪阻滞肌肤不得宣泄引起，故有"无风不作痒"之说。但风为百病之长，在致病的过程中往往有寒、热、湿、毒、虫等相互作用。在疾病的后期往往还有血虚风燥占主导病机。而当归饮子具有养血润燥、祛风止痒之功效。方中当归为君药，当归，甘、辛、温，归肝、心、脾经，功效为补血，活血，调经，止痛，润肠。生地，甘、苦、寒，归心、肝、肺经，有清热凉血、养阴生津的功效，白芍，苦、酸、甘、微寒，归肝、脾经，功效养血调经，平肝止痛，敛阴止汗；制何首乌，甘、涩、微温，归肝、肾经，功效补益精血，养血滋阴；黄芪，甘、微温，归脾、肺经，功效补气升阳，益气固表，四药

共奏益气固表、滋阴凉血之功为臣药,以助君药之力。荆芥,辛、微温,归肺、肝经,有发表散风、透疹消疮、炒炭止血的功效。防风,辛、甘、微温,归膀胱、肝、脾经,有发表散风、胜湿止痛、止痉、止泻之力,两药共奏透散开泄肌表皮毛、疏风祛邪之功。川芎,辛、温,归肝、胆、心包经,既能活血又能行气,为"血中气药",是治疗气滞血虚的要药。刺蒺藜,苦、辛、平,有平肝疏肝、祛风明目的功效。甘草为使药,其味甘,性平,归心、肺、脾、胃经,在方中能补脾益气,调和诸药。全方起到养血滋阴,益气固表而不留邪,疏散风邪而不伤正,有补有散,标本兼顾,主治血虚风燥型风疹痒。

三十、葡萄疫(过敏性紫癜)

汪某某,男,38岁,因"全身皮肤瘀点瘀斑半年余,加重2天"于2004年4月28日初诊。

患者诉半年前,因外感咽痛,自服"阿莫西林、板蓝根片",3天后,咽痛消失,但发现双小腿皮肤出现瘀点、瘀斑。因无自觉症状,未引起重视。之后皮疹逐渐增多,遂到"昆明医学院第一附属医院皮肤科"就诊,诊断为"过敏性紫癜",给予口服"泼尼松片2片,每天3次,口服3天,肾上腺色腙片每天3次,每次1片",3天后皮疹消退停药,2天后,皮疹再次发作。之后皮疹反复发作,近2天来加重。为求进一步中医治疗,今日来诊,刻下症见:双小腿及双足背皮疹融合成片,色暗红,纳眠可,二便调。舌质暗红,苔黄腻,脉滑数。

皮肤专科检查:双小腿及双足背可见瘀点、瘀斑,稍高出皮肤,摸之碍手,双小腿及足背皮疹融和成片,色暗红,压之不褪色,对称分布。舌质暗红,苔黄腻,脉滑数。

西医诊断:过敏性紫癜。

中医诊断:葡萄疫。

中医辨证:血热血瘀型。

治法:清热凉血,活血通络。

方药:三妙四草汤加减。炒黄柏15g,薏苡仁30g,土牛膝15g,紫草30g,茜草30g,仙鹤草30g,旱莲草15g,忍冬藤30g,连翘30g,土茯苓15g,茵陈30g,仙鹤草30g。3剂,水煎服,日服2次,2日1剂。

医嘱:慎起居、避风寒;忌食鱼腥发物,避免劳累,抬高下肢。

二诊:2004年5月5日。患者经上诉治疗后,病情稳定,无新发皮疹,原发皮疹减退。舌质暗红，苔黄腻，脉滑数，治以清热凉血、活血通络之法见效，效不更方，原方继续服用6剂。

三诊：2004年5月19日。患者自诉，病情稳定，无新发皮疹，原发皮疹大部分减退。舌质暗红，苔薄黄，脉数。观其趋势渐退，今日予荆芩汤加味，以清热凉血、祛风通络。

方药：荆芥15g，枯芩30g，生地30g，丹皮15g，赤芍30g，紫草30g，千里光30g，昆明山海棠45g，水牛角30g，小红参30g，仙鹤草30g，乌梢蛇30g。6剂，水煎服，日服2次，2日1剂。

[按语] 过敏性紫癜属于自身免疫性疾病，是机体对某些致敏物质发生变态反应，引起广泛的小血管炎，使小动脉和毛细血管通透性、脆性增高，导致皮下组织、黏膜及内脏器官出血、水肿。临床特点除皮肤紫癜外，常有关节肿痛、腹痛、便血和血尿等，少数病例病变可累及心脏、肺和神经系统，并导致相应表现。常发于2~8岁的儿童，男性多于女性，冬春季发病多。根据本病的临床表现，属中医学"血证"范畴，并与"葡萄疫""肌衄""紫癜风""斑毒""血风疮""斑疹"等病证相似。治疗方面，西医多采用控制感染、补充维生素、抗组胺药物和钙剂、能量合剂保护重要脏器等治疗。对于减少过敏性紫癜的复发、缩短病程及避免重要脏器的损害，目前无确切疗效。中医治疗从正虚及邪实两方面入手，治疗原则以祛风除湿、清热解毒、补气摄血、滋阴凉血为主。

刘老认为，葡萄疫多因素体禀赋不强，脾胃运化不足，气不摄血为本。本案中，患者为老年男性，素体禀赋不强，加之外感风热，入里扰于血分，日久化热；又因热盛，煎灼津血，日久致瘀，疏泄不畅，则见全身皮肤瘀点、瘀斑；舌质暗红，苔黄腻，脉滑数为血热血瘀之征。治疗上应当遵循急则治其标，缓则治其本的原则。针对过敏性紫癜的病机，自创清热凉血、活血通络的四草汤。方中紫草清热凉血，化瘀消斑，除血分之热邪，为君药；茜草凉血止血、旱莲草养阴清热，二药清热凉血滋阴共为臣药；仙鹤草益气止血，引药达于患处为佐使药。"葡萄疫"多发于下肢，且病程缠绵不愈，根据"湿为阴邪，易趋下"的中医理论，发于下肢及病情缠绵者多因湿邪为患。刘老选用三妙散清热利湿、引药下行。针对病因病机，处方三妙散与四草汤合用，清热凉血止血的同时，兼顾健脾除湿，标本兼治。深得仲景"观其脉症，知犯何逆，随证治之"之旨趣，故顽疾得愈。紫癜病治疗勿忘清热利湿与凉血活血，可选三妙散合四草汤。

三诊时，患者瘀热已解，病情好转，改为清热凉血的荆芩汤以消解余热，顽疾得愈。

三十一、土风疮（丘疹性荨麻疹）

顾某某，男，6岁，因"躯干、四肢起疹、痒4天"于2003年11月3日初诊。

其母代诉，3天前到郊外游玩，不慎被蚊虫叮咬，加之饮食不节，躯干、四肢相继出现风团样丘疹，瘙痒不适，自行外搽"六神花露水"，症状无缓解。为求进一步中医治疗，今日来诊，刻下症见：躯干、四肢泛发风团样丘疹，色红，伴瘙痒，纳眠可，二便调。

皮肤专科检查：躯干、四肢泛发散在风团样丘疹，呈纺锤形，部分丘疹中央可见米粒大水疱，结痂，色红，皮疹以双下肢、臀部为重。舌质淡，苔薄，脉数。

西医诊断：丘疹性荨麻疹。

中医诊断：土风疮。

中医辨证：脾虚湿盛。

治法：清热利湿，祛风止痒。

方药：自拟三豆饮加减。绿豆20g，黑豆10g，红饭豆10g，白鲜皮5g，土茯苓5g，茵陈5g，刺蒺藜5g，乌梅5g，槟榔5g，蜈蚣1条。3剂，日服2次，2日1剂。

二诊：2003年5月8日。患者诉经上诉治疗后，无新发皮疹，瘙痒减轻，原风团样丘疹变小，色变暗，纳眠可，二便调。舌质淡，苔薄，脉数。治疗有效，继服上方3剂。

[按语] 丘疹性荨麻疹是幼儿常见的过敏性皮肤病，以鲜红色风团性丘疹伴剧烈瘙痒为主要表现，常反复发作。丘疹性荨麻疹多发生于儿童，1～7岁为发病高峰期，好发于3～10月，以鲜红色风团性丘疹伴剧烈瘙痒为主要表现。对本病的病因提出过多种假说，包括昆虫叮咬、消化功能紊乱和食物过敏、动物皮毛过敏等。中医学认为本病因是湿热内蕴，复感风邪虫毒，两邪相搏郁于肌肤所致，治疗应当祛风清热利湿。本案中，患儿尚年幼，脾胃功能不强，水湿运化不利，致湿内生，加之起居不慎，致风湿外袭，内外相杂，阻于肌肤，则见躯干、四肢泛发风团样丘疹，瘙痒；舌质淡，苔薄，脉数均为脾虚湿盛之象。所选方药"三豆饮"为刘老自创新方。绿豆，甘、寒，清

热解毒；红饭豆，即赤小豆，甘、酸、平，功效利水消肿，解毒排脓；黑豆，甘、平，功效清热利湿。白鲜皮，苦、寒，功效清热解毒，除湿、止痒。《本草纲目》："白鲜皮气寒善行，味苦性燥，足太阴阳明经去湿热药也。"土茯苓，甘、淡、平，功效解毒、除湿、利关节，《本草纲目》："健脾胃，强筋骨，去风湿，利关节，止泄泻……"乌梅，酸、平，功效敛肺、涩肠、生津、安蛔。《本经逢源》："乌梅酸收，益精开胃……"槟榔，辛、苦、温，功效杀虫，消积，行气，利水。蜈蚣，辛、温，有毒，功效息风止痉、解毒散结、通络止痛。茵陈，苦、微寒，功效清利湿热、退黄疸，《本草正义》："茵陈，味淡利水，乃治脾胃二家湿热之专药。……凡下焦湿热疮痒，乃足胫跗肿，湿疮流水，并皆治之。"刺蒺藜，苦、辛、平，功效平肝疏肝、祛风明目。

方中"三豆"为君药，臣为白鲜皮、土茯苓、茵陈、刺蒺藜，佐以乌梅、槟榔，蜈蚣为使药，全方共奏健脾除湿、祛风止痒之效。实为健脾止痒之良剂。

小　结

"脾常不足""肝常有余"为小儿的生理病理特点，本病由于禀赋不耐，脾失健运，化湿生热，蕴于肌肤而致，临床除了皮损外，往往伴见纳差、易怒等症状。治以健脾除湿，清热止痒，刘老在古方"扁鹊三豆饮"的基础上加入了健脾、疏肝、止痒药物。主方由赤小豆、绿豆、黑豆组成，可补肾健脾，清热利湿，用于防治痘疮已有数千年历史。赤小豆、绿豆、黑豆，三者都有利水消肿、解毒疗疮作用，但又各有所偏，赤小豆擅长利水祛湿，绿豆擅长清暑解药毒，黑豆擅长祛风解毒。药后患儿皮疹消退较快，同时，其纳差、易怒等症状明显缓解，不失为治疗丘疹性荨麻疹的理想方法。

三十二、中药毒（药疹）

患者木某某，男，34岁。因"全身红斑、灼热、瘙痒5天"于2003年3月13日初诊。

患者诉8天前，因感冒、咽痛，自服"感冒清、复方对乙酰氨基酚片"等药物，2天后，感冒症状减轻，但躯干、四肢皮肤出现少许红斑、微痒，未引起重视。1天后皮疹逐渐增多，瘙痒剧烈。遂到我科门诊就诊，诊断为"药疹"，给"甲泼尼龙针40mg、钙剂，维生素C"静滴3天，口服"盐酸西替利嗪糖浆"，症状有所缓解，但红斑消退不明显。为求进一步中医治疗，今日来诊，刻下症见：全身皮肤泛发鲜红斑、灼热、瘙痒，伴口干、咽痛，纳可，眠差，小便黄，大便正常。皮肤专科检查：全身皮肤除掌跖外泛发密集水肿性鲜红斑，如针尖、粟粒大小，部分融合成片，压之褪色，无瘙痒、水疱，也无杨梅舌及口周苍白圈，咽充血明显，扁桃体无肿大。舌质红苔薄白，脉浮数。辅助检查：3月13日血常规示：血白细胞7.2×10^9/L，中性粒细胞：0.62，淋巴细胞：0.21，红细胞45.4×10^{12}/L，血小板17×10^9/L。

西医诊断：麻疹型药疹。

中医诊断：中药毒。

中医辨证：热毒炽盛。

治法：清热泻火，解毒止痒。

方药：黄连解毒汤加减。炒黄柏15g，炒黄芩15g，栀子15g，川连10g，忍冬藤30g，连翘30g，土茯苓30g，千里光30g，防风20g，僵蚕15g，昆明山海棠30g。3剂，日服2次，2日1剂。

医嘱：慎起居、避风寒；忌食鱼腥发物，避免劳累。

二诊：2003年3月20日。病情稳定，原皮疹大部分消退，无新发皮疹，纳眠可，二便调，舌质红，苔薄白，脉浮。前方去僵蚕，加玄参20g、麦冬20g、黄芪45g辅以益气养阴。

[按语] 药疹，西医学称其为药物性皮炎，属中医学"中药毒""药毒疹"等范畴。引起药疹的药物一般分为5类：解热镇痛药、磺胺药、镇静安眠抗惊厥药、抗生素及血清制品。由于药物种类繁多，故药疹的种类亦很多，其临床表现多种多样。对药疹的分类，可分为轻型药疹和重症药疹。轻型药疹包括：固定性药疹、麻疹型药疹、猩红热型药疹、多形红斑型药疹。重症药疹包括：红皮病型药疹、急性泛发性发疹性脓疱病、重症多形红斑型药疹、中毒性表皮坏死松解型药疹。本案中，根据患者发病前有可疑用药史，继之躯干起疹，灼热、瘙痒，当属中医"中药毒"范畴。患者素体禀赋不耐，用药后致药毒内侵，郁而化热生火，伏于气分，见全身灼热、红斑、瘙痒；热邪伤津耗液，上熏咽部，故见口干、咽痛、小便黄；热扰心神则眠差；舌质红，苔薄白，脉浮数均为热毒炽盛之征。方选黄连解毒汤加减，方中黄连、炒黄柏、炒栀子泻火解毒，通泻三焦之火；千里光、昆明山海棠清热祛风止痒，其中昆明山海棠有抗炎、抗过敏的类激素样作用。患者咽充血明显，加僵蚕以散风泻热，加千里光、忍冬藤、连翘以清热解毒、消痈散结。加防风

以加强祛风之力，加土茯苓以清热利湿。诸药相配，药精力专，立显其功。二诊时，病情向愈，考虑热邪伤阴，故加入益气养阴之品以巩固疗效。

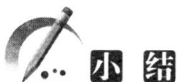

小结

　　猩红热型或麻疹型药疹的临床特征是弥漫鲜红色斑片或米粒大小斑丘疹，密集对称分布，范围广泛。此型药疹应与相应的疾病，即猩红热和麻疹鉴别：猩红热除了全身出现弥漫性细小密集的红斑外，还有特征性皮损，如白色杨梅舌、皮肤皱褶部位深红色瘀点组成的线条、口周苍白圈等，此外，患者往往有严重的中毒症状，如高热、精神萎靡、乏力等。麻疹是病毒感染性疾病，往往有明显的出疹顺序（耳后－发际－额面－颈部－上肢－躯干－下肢），皮疹在2～5天内出齐，出诊时往往伴有高热、颈部淋巴结大等中毒症状，外周血白细胞下降。而此两型药疹除了皮损表现与之相似外，均无上述表现，患者多表现为急躁、搔抓，全身可见抓痕，外周血白细胞多升高。此外，患者有明确或可疑服药史也是诊断的重要依据之一。

三十三、日晒疮（日光性皮炎）

　　李某某，男，40岁，因"面颈、双手背起疹、痒反复发作半年，加重1周"于2003年4月8日初诊。

　　患者诉半年前，因长期露天工作，日晒后，面颈、双手背皮肤出现少许红斑、丘疹伴瘙痒，自搽"复方醋酸地塞米松乳膏"后症状消失。但以后每次日晒后，症状再次发作，先后到多家医院皮肤科就诊，西医对症治疗不详。皮疹渐波及颈部、双手背。1周前，因日晒，症状再次发作加重，为求进一步中医治疗，今日来诊，刻下症见：面颈、双手背皮肤泛发红斑、丘疹，伴灼热瘙痒，口干苦，纳可，眠差，二便调。

　　皮肤专科检查：面前额、双眉弓、鼻部、双外耳、颈前"V"型区、双手背泛发红斑、丘疹，浸润明显，皮疹融合成大片状，皮疹色红，对称分布。舌质红苔黄，脉弦数。

　　西医诊断：日光性皮炎。

　　中医诊断：日晒疮。

　　中医辨证：湿热内蕴。

　　治法：清热利湿，祛风止痒。

方药：龙胆汤加减。龙胆草 10g，苦参 15g，通草 6g，车前子 15g（另包），土茯苓 30g，炒黄芩 15g，千里光 30g，昆明山海棠 30g，刺蒺藜 30g，制首乌 30g，生黄芪 45g，蜈蚣 2 条。3 剂，日服 2 次，2 日 1 剂。

医嘱：慎起居、避免日晒；忌食鱼腥发物。

二诊：2003 年 4 月 15 日。患者经上诉治疗后，红斑、丘疹消退，仍感瘙痒，口干口苦好转，纳眠可，二便调。舌质红苔黄，脉弦数，治以清热利湿、祛风止痒之法见效，效不更方，原方继续服用 6 剂。

三诊：2003 年 4 月 27 日。病情稳定，红斑、丘疹消退，瘙痒减轻，口干口苦好转，纳眠可，二便调。舌质红苔薄黄，脉弦数。前方去生黄芪，加玄参 20g、麦冬 20g、生地 30g 辅以养阴。

[**按语**] 昆明地处高原，日光照射强烈，日晒疮是皮肤科常见、多发病。日光照射后出现的皮疹，中医称为日晒疮。本病包括了西医所称的日光性皮炎、光感性皮炎以及多形日光疹。临床表现为：酷日曝晒后，局部出现大片水肿性鲜红色斑片，边缘清楚，严重者红斑上可发生水疱或大疱。以及丘疹、结节、色沉斑等多种皮损，自觉灼热刺痛。严重者除皮疹外，还可伴有目赤，眼睑肿胀，及发热、头痛、头晕、心悸等全身症状。

中医认为，日光性皮炎主要为外感热毒湿热郁结，内因皮肤腠理不密外受阳光毒热之邪，内外之邪相搏而致病。治疗应以清热除湿、凉血解毒为法。本案中，根据患者日晒后面颈、双手背起疹、痒反复发作半年，加重 1 周，当属中医"日晒疮"范畴。患者平素喜食辛辣食物，日久湿热内生，加之发病前日晒，内外热邪相挟，疏泄不畅，阻于肌肤，故见弥漫性水肿性红斑、丘疹，灼热瘙痒；热扰心神，则眠差；湿热为患，则口干口苦；舌质红苔黄，脉弦数均为湿热之征。方选龙胆汤加减。值得一提的是，方中使用土茯苓，《滇南本草》记载"土茯苓……治五淋白浊，兼治杨梅疮毒、丹毒"，取其解毒除湿，通利之效；现代药理证实其有抗炎、抗肿瘤、抗增生及调节免疫之效，为其治疗日晒疮提供了一定的依据。疾病后期，热邪上阴，故加入养阴之品以巩固疗效。

参考文献

[1] 朱学骏. 现代皮肤病性病诊疗手册. 北京：北京医科大学出版社，2001：1454.

[2] 赵辨. 临床皮肤病学. 南京：江苏科学技术出版社，2001：707.

当代中医皮肤科临床家丛书（第二辑）　刘复兴

第六章 医 话

第一节 论文、手稿精选

一、谈谈海藻、甘草同用

海藻反甘草，两者不能同用，属"十八反"范围，并已成为中医处方用药必须遵循的原则。但历代医家也有不被古说所束，大胆地用海藻配甘草治病的。如李时珍在评李东垣医案时说："李氏治瘰疬马刀，散肿溃坚汤，海藻、甘草两用之，盖以坚积之病，非平和之药所能取捷，必令反奇，以成其功。"其后，《外科正宗》的"海藻玉壶汤"，《疡医大全》的"内消瘰疬丸"，均以海藻、甘草为伍。现代药理实验也证实海藻与甘草配伍并无不良反应。如有毒副作用，据马山云："其毒性乃是藻类黏附着河豚卵所致"。

我在历代医家的启发下，曾以海藻、甘草为主，自拟海甘散（海藻、甘草、贯众、当归、赤芍）以治气郁、火郁、痰滞凝结于经络，致使气血凝滞，结聚成块而为病，如瘰疬、乳癖、肉瘿、肉瘤等，配合外敷以海藻、甘草为主的自拟消核膏，皆能收到显著的效果。海甘散诸药合用化痰软坚，消肿解毒，活血散结。用于瘰疬，海甘散加玄参、昆布、川芎、浙贝母、夏枯草、仙鹤草、蜈蚣等；用于乳癖肝郁痰凝，海甘散加全瓜蒌、郁金、白芍、重楼、香附、柴胡等；冲任不调，海甘散加鹿角霜、蒲公英、柴胡、全瓜蒌等；治肉瘿用海甘散加黄芩、皂角刺、昆布、夏枯草、重楼、蜈蚣等；治肉瘤用海甘散加三棱、莪术、姜黄、蜈蚣、浮海石等。

海甘散方中，海藻与甘草的剂量应为2∶1或3∶1，方能起到协同作用而收到相应的疗效，如剂量为1∶1（即各30g）曾发现有药后欲吐及不适感，这可能与甘草的"浊腻太甚"有关。过量的食咸能引起心血管疾患，所以使用海藻中病即止，不宜过量。

（摘自《长江医话》，北京科学技术出版社）

二、蜈蚣临证得失谈

有些人因畏蜈蚣之毒性而不敢用于治病，殊不知"蜈蚣走窜之力最速，内而脏腑，外而经络，凡气血凝集之处皆能开之。性有微毒而专善解毒，凡一切疮疡诸毒皆能消之。"（《医学衷中参西录》）。故每遇内科或外科疾病，尤其是顽固性疾患，均喜用蜈蚣（不去头足）数条（视病情年龄而定，1~5条不等）治之，故有"蜈蚣医生"之称。

余曾治杨某，患偏头痛数年，虽经中西药治疗，但病情未能彻底治愈，且发作时疼痛加剧。诊时见其素体肥胖，面色暗滞，舌淡胖苔薄白，脉弦滑。此为痰湿阻络，上扰巅顶。处方：附片30g，陈皮10g，法半夏15g，川芎30g，蜈蚣5条，以化痰通络，搜风逐湿。患者服数剂而愈，随访3年未见复发。

又治张某，患白癜风4年余，经用中西药仍常见复发。经人介绍来诊，问及所用药方为生地黄、牡丹皮、紫草、生槐花、土茯苓、白鲜皮、大青叶等。药证尚符，惟患者素体壮实，面色焮红、灼热，鳞屑层积，脉弦略数，舌红苔黄。说明血多热煎熬成瘀，不能濡养肌肤所致。故于原方中加赤芍以"通顺血脉、缓中、散恶血，逐贼血"（《名医别录》）；蜈蚣、乌梢蛇以大举搜风去恶血，化风毒壅于血分之病，凡气血凝集之处皆能开之，瘀去新生，气血调和则病去而体安。

蜈蚣用之不当，也能造成变证。患者李某，头皮起红色小瘰数日，瘙痒，有黄水少许溢出，结黄痂，舌红苔黄微腻、脉弦数。此乃风湿热为犯，发为风湿疡，治宜清热利湿，祛风止痒。予龙胆泻肝汤加减，方中加蜈蚣3条。但患者服药2次后，头皮瘙痒难忍，黄水泛发如擦头油，造成了利湿而湿不除，祛风而湿反盛的现象。即嘱其停药，以龙胆草、苦参、白头翁、仙鹤草外洗患处，以清热燥湿，杀虫止痒。上方去蜈蚣，风波方平。上述变证是蜈蚣用之不当所致。正是微风散湿，湿自平，疾风搜湿，湿反盛。因此，大凡湿热壅结于肌肤，跃跃欲出之时，拟清热利湿酌加疏风之品，使邪从下、从皮毛腠理而出。而蜈蚣走窜之力最速，犹如洪水泛滥时，风助水威，可加重病情，不可不慎。

（摘自《长江医话》，北京科学技术出版社）

三、自拟三豆饮治愈毛发红糠疹 1 例

患儿，男，2 岁。1993 年 2 月 12 日初诊，头皮及颜面潮红起疹伴有多量细小鳞屑。曾在某医院诊断为"毛发红糠疹"，给予"维生素、烟酸"口服及外用，治疗 1 个月未见明显好转，并泛发至颈旁、躯干和四肢伸侧，呈大面积皮肤损害，病情逐日加重。于 1993 年 3 月 17 日来我科专家门诊就诊。体检：系统检查未见异常。诊见：头部、颜面部、颈旁、躯干及四肢伸侧可见红色斑丘疹，有大量鳞屑，丘疹呈粟粒大小，相互融合成片，有如"鸡皮"改变，触之有锉刺样感觉，丘疹表面鳞屑剥除后可见毛囊口有角质栓嵌入，基底浸润发红，皮肤干燥紧绷，皮损对称分布，爪甲未见改变，自觉瘙痒、干燥及灼热感，夜寐不安，烦躁，少气懒言，舌质红，舌苔微腻、脉濡微数。诊断：毛发红糠疹，中医属"狐尿刺"，湿重于热。内服自拟三豆饮，日服 1 剂。服 10 剂后，皮损范围明显缩小。守方连服 20 剂后，上述症状消失而愈。随访 3 个月未见复发。

讨论：此病属中医学"狐尿刺"范畴，我拟清热利湿、解毒止痒为治。方以绿豆、黑豆、红饭豆为主的自拟三豆饮补益中气、健脾除湿、解毒止痒、疏风润燥，能使热毒得清、湿浊得化、经络得通，故在短期内获效，疗效巩固。三豆饮系自拟的经验方，该方经 10 余年临床实践，对于皮肤瘙痒，增强免疫功能，促进炎症吸收，具有较好的作用。故用此方治疗湿疹、荨麻疹、风疹、玫瑰糠疹、日光性皮炎、皮肤瘙痒症收效迅速，并对神经性皮炎、银屑病、扁平苔藓、痒疹及各种红斑鳞屑类疾病疗效满意，凡湿热为患的皮肤病均可加减运用。瘙痒甚者加白鲜皮、地肤子或苦参；血热偏重者加生地黄、牡丹皮、赤芍；病位偏下者加焦柏、薏苡仁、土牛膝；大便难解者加生首乌；小便短赤者加淡竹叶；病情日久不愈者可酌情加蜈蚣、水蛭加强其搜风、解毒、通络之功。

（刘复兴教授手稿）

四、谈行气药的配伍及临床应用

气为一身之主，外而肌腠，内而脏腑，周行全身，以维持人体的正常生理活动。若运行不循常道，则变生诸病。《素问·举痛论》曰："百病皆生于气。"可见气病范围广泛，所致病种繁多，故临床上行气药不局限用于气滞和气逆证。诸如表证、虚证、寒证、实证（腑实证）、瘀证、湿证、闭证、食

滞、痢疾、疮疡、瘿瘤、虫积、结石等病证配伍行气药则可提高疗效。现阐述如下。

（一）表证

恶寒身热，头痛无汗，胸脘痞闷，不思饮食，舌苔薄白，脉浮。此乃外感风寒，内有气滞之证，用香苏散治之。方中苏叶发表散寒、理气和中；香附开郁散滞、调气疏肝；陈皮理气化滞；炙甘草调和诸药，共收理气解表之功。又如参苏饮中配伍陈皮、枳壳、木香醒脾行气、疏郁宽胸，与前胡、半夏、桔梗合用，有理气化痰之功。故治疗表证时，用解表药、化痰药配伍行气药，有行气解表、行气化痰之效。

（二）虚证

补虚药大多味甘质腻，虽能滋补，但易碍胃。治疗虚证时用补虚药配伍行气药，可使补而不滞。叶天士曰："通补则宜，守补则谬。"又曰："补药必佐宣通。"

1. 气虚

食欲不振，胸脘痞闷不舒，或呕吐、泄泻。此乃脾胃虚弱、气滞，用异功散治之。方中用四君子汤益气健脾，陈皮芳香醒脾，共呈益气健脾、行气化滞之效。又如六君子汤、香砂六君子汤、补中益气汤中配伍陈皮、木香、砂仁意在增强脾胃运化功能，防止甘温壅塞气机之弊，并可提高补药的疗效。

2. 血虚

用四物汤治之。方中熟地黄养血滋阴；当归补血养肝，活血调经；白芍养血和阴；川芎活血行气，畅通气血，使补而不滞，营血调和，共奏补血调血之功。又如归脾汤，方中配伍木香理气醒脾，使其补而不滞。

3. 阴虚

如肝肾阴虚、肝气不舒之证，用一贯煎治之。方中配伍少量川楝子，性虽苦燥，但配入大量甘寒养阴药中，则不嫌其伤津，反能疏泄肝气，以有利于气机条畅，使补中有行，补而不滞。诸药合用，疏肝于柔肝之中，使肝阴得养、肝气得疏，而胸脘胁痛等症自除。

（三）寒证

寒性凝滞，无论外寒入里或自身阳虚，必然影响气、血、津液的流通而呈气滞等病理变化，所以临床上常用温里药配伍行气药，以行气散寒。

如寒邪直中三阴，真阳衰微，治宜回阳救急、益气生脉，用回阳救急汤治之。本方由四逆汤合六君子汤再加肉桂、五味子、麝香而成。本方妙在加入麝香一味，辛香走窜，通行十二经脉，与五味子酸收相伍，散中有收，使诸药迅布全身，则厥回脉复而吐泻亦止。故本方为回阳固脱、复脉救急的峻剂。

又如黑锡丹，用温肾壮阳药配伍木香、茴香、沉香、肉豆蔻辛温调气，疏利气机，使本方补而不滞，沉香又可降逆气，纳气定喘。又恐诸药温燥太过，故用一味苦寒之川楝子，既能牵制诸药，又有疏利肝气之功。诸药合用，温壮下元，治下虚之本，降逆坠痰，治上实之标，行气散寒调畅气机，使气顺痰消，气畅痛止。

（四）实证（腑实证）

六腑以通为用。如实邪积聚在里，腑气不降，就会发生腹痛、腹胀、大便秘结等里实证。燥屎内结，易致气机不畅，便滞难下，故治疗时用泻下药配伍行气药，以有利于推荡积滞，增强泻下作用，使气顺便自通，如大承气汤配伍行气的枳实、厚朴以行气散结，消痞除满，承顺胃气下行，使塞者通、闭者畅，增强了大黄、芒硝泻下通便之力。其他如小承气汤、麻子仁丸亦均配伍枳实、厚朴，五仁丸中配伍陈皮等等。均是配伍行气药，以助推荡攻下之力。

（五）瘀证

系指血行不畅及各种瘀血停阻之证。用活血祛瘀之剂治之。血的运行全靠气来推动，气为血之帅，气行则血行，气滞则血凝。而血瘀多气滞，故《沈氏尊生书》说："气运乎血，血本随气以周流，气凝则血亦凝矣。"《奇效良方》说："气塞不通，血壅不流。"故瘀证常用活血化瘀药配伍行气药，以加强血液流通，有助于消散瘀血，理气活血。

清代著名医家王清任的《医林改错》中的五个逐瘀方，均以祛逐瘀血为主治目标，但各方皆配以行气药。其中血府逐瘀汤，主治"胸中血府血瘀"所致诸证，由桃红四物汤合四逆散加桔梗、牛膝而成。用桃仁、红花、赤芍、川芎、当归、牛膝大队活血化瘀药，治血分的瘀滞。血的运行，除赖心气推动外，亦赖肺气的宣降、肝气的疏泄，故配伍桔梗开肺气；柴胡疏肝解郁；枳壳宽胸顺气治气分的郁结，使瘀去郁疏、气血调和而诸症可愈。通窍活血汤主治瘀阻头面之证。用桃仁、红花、川芎、赤芍等活血化瘀药配以通阳开窍的麝香、老葱等，辛香通窍作用较好。膈下逐瘀汤治在膈下，以桃红四物汤合失笑散加减，方中红花、桃仁、五灵脂、延胡索、赤芍、当归、川芎等活血祛瘀；香附、枳壳、乌药调气疏肝以促血行，共呈活血祛瘀、行气止痛之效。少腹逐瘀汤配用小茴香、川芎；身痛逐瘀汤用香附、川芎等。上述五方用活血化瘀治疗瘀证时，皆配以行气药，可见活血必先顺气，以加强血液疏通，有助于消散瘀血。

（六）湿证

湿与水，异名同类。湿为水之渐，水为湿之积，但轻重变化，二者实难截然划分。人身之中，主水在肾，制水在脾，调水在肺，故水湿为病，与肺、脾、肾三脏有密切关系，脾虚则生湿，肾虚则水泛，肺失宣降则水津不布。其他如三焦、膀胱亦与水湿相关，三焦气阻则决渎无权，膀胱不利则小便不通。另外，湿邪其性重浊黏腻，容易阻滞，往往出现湿阻气滞症状。故治疗湿证时，又常常配伍行气药，以求"气行则水行""气化则湿亦化"。

如身半以下肿甚，手足不温，口中不渴，胸腹胀满，大便溏薄，舌苔厚腻，脉沉迟。此乃阳虚水肿，用实脾饮治之。方中附子、干姜温养脾肾，扶阳抑阴；白术、茯苓益气健脾、渗湿利水；配伍厚朴、木香、大腹皮、草果下气导滞、化湿行水，使气行则湿化。诸药合用，温阳健脾，行气利水。又如五皮散，配伍大腹皮行气消胀，利水退肿；陈皮利气调中，醒脾化湿，使气行则水行。再如三仁汤，方中杏仁辛开苦降，开肺气，启上闸，肺主一身之气，气化则湿亦化；白蔻仁芳香化浊，行气宽中；薏苡仁甘淡，渗利湿热；半夏、厚朴行气化湿，散结除痞。诸药相合，三仁相伍，宣上畅中渗下，使气畅湿行，湿解热清，三焦通畅，津气运行无阻。其他如平胃散中用厚朴、陈皮；藿香正气散中用厚朴、陈皮、大腹皮；鸡鸣散中用槟榔、陈皮等等。均有此意。

（七）痰证

痰证是指脏腑气血失和，水湿、津液凝结成痰所产生的各种病症。治疗痰证，不宜单攻其痰，每配伍行气之品，因气滞易于生痰，痰阻则气机为之阻滞，故配伍行气之品，以调畅气机。庞安常曾说："善治痰者，不治痰而治气，气顺则一身津液亦随之而顺矣。"

如痰多色白易咯，胸膈痞闷，恶心呕吐，肢体困倦，或头眩心悸，舌苔白润，脉滑。此乃湿痰咳嗽，用二陈汤治之。方中用半夏燥湿化痰、降逆止呕、消痞散结；气机不畅则痰凝，痰凝更助气滞，故配以陈皮理气醒脾，使

当代中医皮肤科临床家丛书（第二辑） 刘复兴

气顺则痰降，气化则痰亦化，即治痰先治气之意；茯苓健脾渗湿；甘草调和诸药。共奏燥湿化痰、理气和中之功。又如清气化痰丸，用二陈汤去甘草加瓜蒌仁、黄芩、杏仁、枳实、胆南星而成。方中用黄芩、瓜蒌仁、胆南星等配伍枳实、陈皮行气破积，使气顺则火降，热清则痰自消。再如滚痰丸，方中用硝煅礞石攻逐陈积伏匿之老痰；大黄荡涤实热，开痰火下行之路；黄芩清上焦之火；配以沉香调畅气机，速降下气，亦为治痰必先顺气之理。故治痰之妙，妙在行气，气顺则痰消。

（八）其他

1. 闭证

突然昏仆，不省人事，牙关紧闭，口噤不开，两手紧握。闭证分为热闭证与寒闭证。热闭证由温邪热毒内陷心包所致，治宜清热开窍，用凉开法；寒闭证由寒邪或气郁、痰浊蒙蔽心窍引起，治宜温通开窍，用温开法。凉开三宝，安宫牛黄丸、紫雪丹、至宝丹三方配伍有麝香、冰片、木香、沉香等芳香开窍之品以行气开窍。温开的苏合香丸集中了苏合香、沉香、麝香、檀香、丁香、乳香、安息香、木香、香附、冰片等十种香药为一方，芳香开窍，行气止痛，是治疗寒闭证的常用代表方剂，又是治疗心腹疼痛的有效方，故治疗闭证时配伍行气药，可使气机通畅，以增强开窍之功。

2. 食滞

食滞中焦，每使气机运行不畅，气机阻滞，又可导致积滞不化，故在使用消食导滞药时常配伍行气药，使气行而积滞消。

如保和丸主治食积停滞。用消食的山楂、神曲等配以行气的陈皮，芳香醒脾、理气化滞；莱菔子下气消食。又如健脾丸主治脾胃虚弱，食积内停。用四君子汤益气健脾；山楂、神曲、麦芽消食化滞，以除内停之食积；配伍木香、陈皮、砂仁理气和胃。再如木香槟榔丸更是集众多的行气药于一方，如木香、槟榔、青皮、陈皮、香附、枳壳等疏理气机，行气化积滞。

3. 痢疾

痢疾以腹痛、里急后重、下痢赤白脓血为主症。多发于夏秋季节。本病初起，治宜清热化湿解毒，兼以调气行血导滞，调气则后重自除，行血则便脓自愈。

如腹痛便脓血，赤白相兼，里急后重，肛门灼热，小便短赤，舌苔黄腻，此乃湿热痢，用芍药汤治之。方中用黄芩、黄连清热燥湿；大黄清热解毒、通便导滞，属"通因通用"之法；芍药柔肝缓急，配当归以行血和血，"行血则便脓自愈"；肉桂温而行之，既可助归、芍行血、又可防芩、连苦寒之偏，以免寒凉凝滞而碍邪为反佐之用；木香、槟榔疏畅气机、行气导滞、破结消积，调气则后重自除。诸药相合，共奏清热解毒、调气和血之功效。又如香连丸中配木香行气化滞。故治疗痢疾配以行气药，是为了调畅气机，以除里急后重。

4. 疮疡

疮疡，外科疾患总称，致病之因虽多，然气血运行失调，经络阻塞，或滞于肌肉，或留于筋骨，或滞于血脉，皆可产生疮疡，故调气血也是治疗疮疡的一大法则。

如患处红肿焮痛，或身热微恶寒，苔薄白或微黄，脉数有力。此乃阳证疮疡肿毒初起，是由于热毒壅结，气滞血瘀而成。治宜清热解毒、理气活血、消肿散结，方用仙方活命饮。方中金银花清热解毒，当归尾、赤芍、乳香、没药活血散瘀以止痛，配以陈皮理气化滞以消肿胀。又如普济消毒饮中用陈皮亦取其行气以疏通壅滞，促使疮疡消散。

5. 瘿瘤

瘿瘤之发生，多由七情内伤，或外感六淫，导致气血凝滞，湿痰停聚而成。故治瘿瘤总不离行气活血，化痰散结。如海藻玉壶汤，方中海藻、昆布、海带化痰软坚，为治瘿瘤的要药。由于瘿瘤多属气血凝聚，故用青皮、陈皮疏肝理气；当归、川芎、独活活血以通经脉，配合理气药可行气活血，促进瘿瘤的消散。

此外，治小儿虫积，在应用驱虫药时，亦常配伍行气药，如肥儿丸，用使君子等配伍木香、肉豆蔻、槟榔，则有助于虫体排出和行气止痛。治结石，在应用排石药时，亦同时配伍行气药，如天津市南开医院创制的胆道排石汤用金钱草等配伍枳壳、木香行气破结，调气止痛，有利于胆石排出。

（刘复兴教授手稿）

五、外科疮疡的辨证论治

外科疮疡虽然多生于人体外部，但与内在脏腑、气血、经络有着密切的关系。脏腑功能失调，经脉气血壅滞，病邪乘虚侵袭，可引起局部病变。局部病变通过经脉传导，也能引起脏腑、气血的失常而反应于全身。因此，在治疗过程中，既要重视局部的病变，又要重视整体的情况。《疡医大全》指

当代中医皮肤科临床家丛书（第二辑） 刘复兴

出："凡诊视痈疽，施治必须先审阴阳，乃医道之纲领。阴阳无谬，治焉有差！医道虽繁，可以一言以蔽之曰阴阳而已。"而疮疡的发生，不论是外因客于经络者，或者是内因直接影响脏腑，都是营卫气血受邪而为病。故审明病证之阴阳，辨别气血之虚实，辨清肿、痛、痒、脓、"善恶"、"顺逆"和经络等等，就容易得出明确的诊断，为立法施治提供根据，而且在预后的判断上，亦有其一定的临床价值。历代医家经过长期不断的实践，在正与邪的关系上，明确认为内因是发病的主要因素，外因是发病的条件，根据人体"内外统一"的理论，从"整体观念"的原则出发，以及"治外必本于内"的意义，而采用内服和外治相结合的治疗方法。

"始盛终虚"为疮疡病变的一般法律，所以内治法在疮疡发展过程中，可分为消、托、补三大法则，这三大法则并不是孤立的，而是密切相关、不能截然分开的，托法不但能强化消法，而且使补法增强效力，起到相互促进作用。

疮疡初期为邪正相搏阶段，即局部出现红肿热痛的炎性反应阶段。此期若得消散，谓之消法。消法是用消散的药物，使初期的疮疡得到消散。

疮疡中期为邪正相争阶段，此期为消之不散，故予以内托使毒邪外溃，谓之托法。托法是用补益气血的药物，以扶正为前提，辅以调气活血，佐以辛散透达或升陷祛邪以托毒外出，是扶正与祛邪兼施的一种治疗法则。从疾病的过程来看，托法适用于脓将成、脓已成或已溃等中期阶段。

疮疡后期为邪去正虚阶段，由于未能早期消散，正气已见耗伤，致气血两虚，疮口难敛，故以扶正为前提，谓之补法。补法是用补养的药物，恢复其正气，助养其新生，使疮口早日愈合。

肿疡的形成，总的说来，可以概括为外因和内因两个方面。外因多为风、寒、暑、湿、燥、火之侵袭，内因则多属气血痰郁之壅滞。在治疗上，外因以疏风清热解毒或温通经络为主；内因以清热通腑、理气行瘀及温经散寒等为主。

（一）肿疡的治疗

1. 初期

初期未成脓者，总以内消为第一要义。清代王洪绪所著《外科证治全生集》上主张"以消为贵"，为后世医家所沿用，说明了内消法是肿疡初期治疗的重要原则。

病案举例　痄腮

黄某，男，7岁。患痄腮3日，两颊色白濡肿，疼痛，憎寒壮热，便结，溺赤，口干饮冷，体倦无力，舌苔厚腻，脉象浮数。此系感受风温时邪，内有胃热上乘，蕴结于肝胆胃肠之络，以致脉络失调，气血凝滞而成。宜用疏风清热、解毒消肿法。治用普济消毒饮（东垣方）加减：牛蒡子9g，板蓝根12g，柴胡6g，蒲公英12g，夏枯草6g，海藻9g，昆布6g，甘草6g。2剂。柴胡、牛蒡子以疏散风热；板蓝根、蒲公英清热解毒；夏枯草、海藻、昆布散结、解热、软坚；甘草调和诸药并加强海藻之性，以达到相反相成之义。

外敷：消核膏。

二诊：服药后，肿痛大减，诸症已除，两颊微肿。上方减去海藻、昆布加生薏苡仁、生地黄以健脾养阴、清热除湿。继用外敷药收功。

[按语]痄腮系外感风温时邪，内有胃热上乘，气血凝滞，治疗采用辛凉解表、苦寒泻火法加疏肝理气软坚的药物，获得消散。因苦寒有伤脾胃之虑，故加养阴健脾之生地黄、薏苡仁，以善其后。外敷继用消核膏收功，达到痊愈。

2. 中期

中期为毒热炽盛，热盛肉腐，脓将成而未成，消之不应，托散未已，此时则应当促其脓成速溃，应以内托为要。

病案举例　脑疽

康某，男，50岁，患者素患有哮喘，近1周来，因颈项部生痈而在某医院注射及服用抗生素，病情加重而来我院。患者痛苦病容，寒战，项部有一4cm×4cm之痈，肿势散漫，延及颈旁、面颊，伴身热，口渴，胸闷，心烦，夜寐神糊，神疲乏力，舌质红，舌苔黄腻，脉数。此毒火肆横，正不胜邪，恐有内陷之象。急拟和营托毒、清热利湿，佐以扶正法。治用仙方活命饮（《外科发挥》）加减：金银花60g，天花粉9g，当归9g，白芷12g，皂角刺9g，蒲公英60g，川芎9g，桔梗9g，重楼15g，防风9g，黄芪30g。3剂。金银花、蒲公英、重楼清热解毒；白芷、防风散风除湿，排脓以消肿；当归活血散瘀止痛；天花粉清热化瘀以散结；皂角刺透脓消肿；生黄芪补益元气而托毒外出；桔梗、川芎理气化瘀，引药上行直达病所。

外敷：消肿膏。

二诊：诸症较前大减，精神有所好转，脓已溃，惟新腐不分，脓水不畅。此系正虚而毒邪深蕴，难于化腐成脓。上方中金银花、蒲公英各减去30g，继服3剂。

外敷：黄金万红膏加腐植酸钠软膏。

三诊：脓水畅流，此毒邪已外泄，惟体质较弱，上方去皂角刺、天花粉、防风，加太子参30g。

外敷：黄金万红膏。

[**按语**] 患者素患哮喘，体质较弱，且毒火肆横，并有内陷之象，此时如纯用清解法，恐正气更伤，不能托毒外出，故以清解、扶正齐进，而收到预期的效果。

3. 后期

后期由于未能早期消散，正气已见耗伤，且苦寒攻伐太过，使脾胃正气更弱，应恢复其正气，助养其新生，使疮口早日愈合。

病案举例 乳痈

朱某，女，33岁。产后半年得乳痈，经某卫生院治疗2周余，脓溃不畅，成传囊乳痈（共有7个疮口），而来我院门诊就诊。患者面色㿠白，痛苦病容，低热，自汗出，食欲不振，脉沉细弱，舌淡苔薄白微黄，脓水清稀，乳房胀痛。此系热毒未清，正气亦虚。拟疏肝清胃通乳，佐以扶正。方用瓜蒌牛蒡汤（《医宗金鉴》）加减：牛蒡子15g，柴胡12g，瓜蒌15g，蒲公英30g，王不留行15g，重楼12g，皂角刺9g，黄芪30g，生甘草3g。2剂。牛蒡子、蒲公英、重楼疏散风热、清热解毒；柴胡疏理肝气；瓜蒌清上焦积热，消肿散结；王不留行通血脉、下乳汁；皂角刺消肿散结排脓；黄芪养胃生肌、补气托疮。

外敷：黄金万红膏纱条引流。

二诊：肿痛减，时有低热，自汗出，继服上方3剂。

外敷：黄金万红膏纱条引流。

三诊：肿痛已减，低热已退，汗出少许，苔薄白，脉细，精神稍增，胃口略开。上方减去重楼、皂角刺，加麦冬30g以清心养胃。3剂。

外敷：黄金万红膏纱条引流。

四诊：肿痛皆除，自汗已减，胃纳增，部分疮口收敛吸收，少数疮口仍有乳汁流出，妨碍疮口之收敛，此气血两亏，宜调补，以八珍汤加减：黄芪30g，当归9g，白芍12g，党参18g，白术15g，陈皮9g，薏苡仁30g。3剂。当归、白芍补血柔肝；黄芪、党参健脾补气生肌；陈皮理气醒脾；薏苡仁、白术健脾利湿。

外敷：生肌膏合黄金万红膏。

[**按语**] 患者产后气血已亏，复感风热客于阳明、肝、胆三经，由于前医过用寒凉败毒，克伐脾胃，致使脾胃正气大伤，正不胜邪，不能托毒外出，故出现脓出不畅，乳房胀痛，成传囊乳痈。此系余热未清，不能急用补法，

先疏肝清胃通乳，佐以扶正。二诊、三诊后，上症已清而出现乳汁从疮口流出，故用八珍汤加减双补气血，并用人参养荣丸病后调理。

（二）用药体会

诸痛痒疮，虽然离不开清热的疗法，但如水能载舟也能覆舟，清热之法用之不当也会产生许多弊病。综上三个消、托、补的不同病例，可以看出，疮疡初起，应当辨明阴阳、虚实、寒热，乘邪势未盛之时，运用不同的治疗方法进行治疗，以达到内消的目的，不能一见疮疡就妄投寒凉之剂。除非热毒过重，才宜用寒凉之剂，但也不能过用。且初起用药不能一味苦寒，宜在清热解毒之中，适当配伍攻坚、疏滞、破结、散瘀、活血等品，有表者解表，寒凝者温通，湿阻者利湿。否则，不但影响疗效也给病人造成各方面的损失。

疮疡中期透托为要，兼以清热解毒，万不能纯用寒凉之品，尤其是年老体弱、正虚毒盛、不能托毒外出者，非用补托不可。如属阴症，更不能滥用寒凉之品，宜温补托毒，否则祸不旋踵，造成败症。

疮疡后期，由于未能早期消散，正气已见耗伤，寒凉之品已使脾胃受损，所以此时若再用寒凉克伐之品，则反伤中阳，气血更虚。阴阳俱虚，疮口不敛，致成败症。故后期余邪已清，症势渐平，法当补养气血，恢复正气，助长新肌，促进疮口早日愈合。然而应注意，有时邪势刚退，炉烟始息，而余火未净，因此只能清补，不能大补，免得余毒重炽，死灰复燃。

"疮疡多因火毒生"，极易耗伤津液，故滥用苦寒之品，更促使热邪化燥，产生促使津液更为枯竭的不良后果，这是临证用药时应该加以考虑的。

（摘自《云南中医学院建院20周年论文汇编》）

六、发扬中医优势，促进外科建设
——记我院疮疡科的开设

疮疡科是以皮肤疾病、疮疡外科为诊治范畴，自1983年1月正式成立的一个独立的科室，属中医外科的一部分。3年来的实践证明，以中医辨证为依据，以"治病必求于本"为原则，灵活运用中医外科的内治法和外治法治疗皮肤疮疡疾病，取得了比单纯使用西药更好的疗效，使不少疑难杂症及顽固性皮肤疾患取得了明显的疗效乃至痊愈。由此，充分证明了中医药治疗皮肤疮疡疾病有着很大的潜力和极大的优势。

自1985年8月至10月（共计66整天）期间，皮肤疮疡门诊诊疗人数共计3877人次，共治疗皮肤疮疡类疾病152余种（其中顽固性疾病约占门诊总人数的 65%）。治疗给药途径：①内服中药：2159 人次，占门诊总人数（以下同）的 55.7%；②外洗中药：1128 人次，占 29.1%；③外敷中药：117 人次，占门诊总人数 3%；④内服中成药：41 人次，占 1.1%；⑤内服西药：53 人次，占 1.3%；⑥外用西药：358 人次，占 9.2%；⑦西药针剂：16 人次，占 0.4%；⑧手术治疗：5 人次，占 0.1%。

以笔者在门诊治疗皮肤科多发病、常见病及顽固性皮肤病为例，从内服中药和内服西药显效人数的百分比，以及中药外洗和西药外搽显效人数的百分比（见表 1、表 2）中，更能体现出中医药的优越性。

表 1　内治法

病种	总人次	服中草药	显效率（%）	服西药	显效率（%）
荨麻疹	267	259	97.0	8	3.0
丘疹性荨麻疹	223	221	99.1	2	0.9
湿疹	285	282	99.0	3	1.0
银屑病	80	77	96.2	3	3.8
脂溢性皮炎	81	81	100.0	0	0.0
痤疮	131	130	99.2	1	0.8
神经性皮炎	106	105	99.1	1	0.9
皮肤瘙痒症	69	69	100.0	0	0.0
手癣	15	14	93.0	1	7.0
足癣	88	88	100.0	0	0.0

表 2　外治法

病种	总人次	中药外洗	显效率（%）	西药外搽	显效率（%）
荨麻疹	51	51	100.0	0	0.0
丘疹性荨麻疹	117	114	97.4	3	2.6
湿疹	254	201	79.0	53	21.0
银屑病	54	48	88.9	6	11.0
脂溢性皮炎	42	24	57.0	18	43.0
痤疮	17	9	53.0	8	47.0
神经性皮炎	131	46	35.0	85	65.0
皮肤瘙痒症	43	40	99.0	2	7.0
手癣	100	85	85.0	15	15.0
足癣	225	192	85.0	33	15.0

从神经性皮炎的外治法显效率中看出，西药外搽优于中药外洗。我们应该承认西药外搽给患者带来的方便，但疗效上仍没能赶上中药洗剂，目前我科采用湿敷患处的方法证明了这一点。当然中药外治法的剂型应该改革，目前我科正在考虑在不影响中药有效成分的原则下，改革剂型，使之使用方便，疗效不变。

以上说明只要坚持中医特色，发挥中医中药优势，中医外科将有着无比广阔的前景和发展前途。

以中医的方法治疗皮肤疮疡疾病为什么优于西医药呢？这是因为中医学认为"有诸内必形诸于外"，说明人体是统一的整体，外在表现是内部的反映。《诸病源候论》指出"肺主气，候于皮毛，脾主肌肉，气虚则肌腠开，为风湿所乘，内热则脾气温，脾气温则肌肉生热也，湿热相搏，故头面身体皆生疮"，所以中医在治疗外部皮损情况时，要和整体的内在情况联系起来进行辨证，做到有的放矢，从而取得显著的疗效。

以上是指内治法而言，外治法在外科疾病的治疗过程中，同样具有重要的作用。正如清代医家吴师机在其所著的《理瀹骈文》中指出"外治之理即内治之理，外治之药即内治之药，所异者法耳"。还指出："外治可与内治并行，并能补内治之不及"。

现举出 5 例典型的顽固性皮肤疮疡疾患，经中医辨证论治，采用中药内服和（或）中药外洗的方法而取得明显的疗效。

（一）验案举例

1. 荨麻疹

中医学称为"瘾疹"，民间叫"风疹块"或"冷饭疙瘩"，是一种常见的多发病，一般发病迅速，消失也快，所以不为人们重视。本病虽无明显的危害性，但病程日久，会造成患者心里苦恼、烦躁不安而影响工作和学习。

两名女性患者，一名姓韦，20 岁，小学教师，病程 9 年。另一名姓李，28 岁，工人，病程近 2 年。两名患者经使用"氯苯那敏、钙剂、维生素类"及激素如"泼尼松、地塞米松"等内服和静脉滴注"氢化可的松"等，也曾内服中药如荆芥、防风、蝉蜕等祛风类药，病情仍未能控制，尤其是李姓患者，由于长期服用激素类药而使身体肥胖并呈满月脸。

韦姓患者，面色㿠白无华，风团压之褪色，每遇风寒风团发作频繁，舌淡边有齿印及瘀斑，舌苔薄白，脉沉缓，并有痛经史。以上诸症均说明患者内有寒邪凝滞，气滞血瘀，故风团每遇风寒就发作频繁。《灵枢·痈疽》指出："寒邪客于经络之中，则血泣，血泣则不通。"为此，我用《伤寒论》的"麻黄细辛附子汤"以温经助阳，祛除风寒之邪。方中附子大辛大热以补阳，增强在里之阳的升温性和动性以祛除寒邪，用麻黄之辛温在外发越阳气，开泄皮毛，散邪于表，二药相伍，相辅相成；更以辛温之细辛通达表里，内散少阴寒邪，外能发散在表风寒。二诊，乘其阳气始复，加用辛温之当归以"除客血内塞"（《名医别录》）；并配辛温之红花以活血通脉、祛瘀生新；最后用辛温的川芎以增强理气行血散瘀的作用。全方六味药做到各司其职，相互配合，达到祛寒温经助阳以治其因，活血化瘀以治其果，从而收到满意的效果。

李姓患者虽同属于荨麻疹，然其疹块色红，皮肤灼热，天热则瘙痒加剧，遇冷则缓，面色晦暗犹如铺上一层薄灰，汗出，大便三四日一行，舌红苔薄黄，脉弦数。此乃热壅肺胃与风邪相搏而作，故用"麻黄杏仁甘草石膏汤"以治之。方中生石膏辛、甘、大寒，以清泄肺胃之热，并用其甘寒生津以护液；配辛温之麻黄以宣肺，以助石膏透邪外出；杏仁苦降，配石膏以清胃热，润肠通便。总之，石膏合麻黄、杏仁宣气分之郁热，甘草之甘以缓急。二诊，肺热得缓，风热得解，然胃热未清，此乃热积于里。石膏、杏仁无力荡涤肠胃积热，故入苦寒之生大黄以清热凉血，行瘀通络以推陈致新；配苦微寒的赤芍以"通顺血脉、缓中、散恶血、逐贼血"（《名医别录》）；并重用丹参凉血活血，祛瘀生新。七药互配，相得益彰，故脉静身凉，诸症悉除。最后用血燥能润、血瘀能行的四物汤加减以善其后。

2. 湿疹

湿为阴邪，其性黏腻，常与风、寒、热之邪相合而为病，加之湿邪重浊黏滞，不易速去，故治疗颇感棘手，病程日久则耗血伤阴，化燥生风。

陈某，女，18岁。左耳发旋耳疮（耳部湿疹）近5年，反复发作，曾用中药及西药内服、外用，病未能根治。后不知接触何物，于面部泛发粟粒至绿豆大小之红色丘疹，灼热剧痒，可见部分水疱，耳部渗出较剧，部分结黄色痂皮，面部浮肿尤甚，眼睑部肿胀致眼睛眯成一条缝，左手前臂伸侧面可见少量红色丘疹，便结，舌红，舌苔薄黄，脉弦滑。此乃脏腑内蕴湿热，外感风热之邪毒。拟清热利湿、疏风止痒为治。予生地黄、牡丹皮、大青叶清热凉血，活血化滞，配牛蒡子疏散风热，使邪从皮毛而出；龙胆草、苦参清肝胆经湿热，杀虫止痒，伍土茯苓利湿清热，使邪从下而去；赤芍散邪行血，并取其"味苦能泻，味酸入肝专泻肝火"（《药品化义》）；刺蒺藜疏风止痒，并用其"宣肺之滞，疏肝之瘀"（《本草便读》）之功。九药相合，一气呵成，自能效如桴鼓。服4剂药后，新疾痊愈，旧疾平复，以外治法收功。

3. 连续性肢端皮炎

本病是一种慢性、复发性疾病，病势缠绵，严重者可因并发症而死亡。中医学无此病记载。

洪某，女，48岁，干部。左手拇指第一指节处溃烂、渗出、瘙痒、肿痛反复发作20余年。患者每发病前自觉手足心发热，夜间身热不欲盖被，曾用多种方法治疗未能治愈，曾连续3次拔出指甲，也未能控制病情且有逐渐加剧之势。查见：左手拇指第一指节处溃烂、流脓、瘙痒、红肿热痛，舌红，舌苔白，脉弦缓略数。证属：脾蕴湿，肺郁热，湿热注于肌肤所致。药用生黄芪、当归调和气血；蜈蚣、皂角刺搜风杀虫，散瘀消肿；茵陈清利湿热；秦艽外可解表邪，内可除骨蒸；明玉竹为养阴清热之品；白桦皮消痈解毒；姜黄散风通络。诸药合成为和营解毒、利湿止痒之方。外用中药组成的皮外2号方外洗。

4. 手癣

中医学称为"鹅掌风"，往往由足癣传染而来，但也有仅有手癣而无足癣者。本病病势缠绵，反复发作，是一种较顽固的疾病。

黄某，男，32岁，盲哑学校教师。右手患手癣10年余，逐渐扩散至手背，皮肤粗糙如树皮，瘙痒，冬季皲裂，春季瘙痒加剧，时有开裂，甚感不便，经用"复方醋酸地塞米松乳膏、醋酸氟轻松软膏"等外用药，病情无变化。给予中药皮外2号方加味，煎煮后稍温浸泡患手，5剂药后，瘙痒除，皮损消退，粗糙的皮肤基本光滑。为加速皮肤的新陈代谢及真菌的消亡过程，继洗皮外2号方巩固。

（二）感想

在全国范围内，从事中医外科者仅占中医医务工作者的3.9%（1984年统计），从我们云南来说比例就更少了，但我省有着丰富的中药资源，而且各兄弟民族医药在治疗外科疾病中有着宝贵的经验，希望我省中医外科工作者携起手来，互相交流，努力挖掘和整理散在于民间的有效方剂和中药，为振兴我省的中医外科事业团结奋斗。

（刘复兴教授手稿）

七、中医学对皮肤病的认识及其治疗体会

皮肤病在中医学中属外科范畴，远在春秋战国（公元前 770 年～公元前 221 年）以前，已发展成为独立的专科，当时称为"疡医"。以后历代不断增加新的内容，补充新的理论，所以中医学在外科方面（皮肤科）所取得的经验和疗效，同样是极为宝贵的。

从殷商时期（公元前 1600～公元前 1046 年）起，在这之前没有直接的文献可以查证，自这个时期才开始有了文字，就是青铜四铝文和甲骨文，当时见于甲骨文的外科病疾病名有"疾耳"，是指耳部的疾病，还有"疥"和"疕"都是皮肤病的一种。一直到清代的《医宗金鉴》对外科（皮肤）病才做了较系统的分类，病名也逐渐走向统一。在这段大约 3600 多年的时间里，中医学对外科（皮肤）疾病的有关辨证和理、法、方、药的论述，更加的丰富和完善。到现代检测仪器发达的 20 世纪 80 年代，皮肤疾病约有千种之多，中医学对其的辨证和治疗在临床实践中仍具有极其显著的地位，尤其在中西医结合疗法中，取二者的精华，中医学更能发挥其独特的优越性。

对皮肤病的辨证，首先要了解中医学对皮肤病的病因的阐释。中医学对疾病的认识是从人体的整体统一性出发，认识疾病必须先审证求因。皮肤病虽生于体表外部，但与脏腑功能失调、经络阻隔、气血凝滞有着密切的关系。《诸病源候论》指出"夫内热外虚，为风湿所乘，则生疮。所以然者，肺主气，侯于皮毛，脾主肌肉，气虚则腠理开，为风湿所乘，内热则脾气温，脾气温则肌肉生热也，湿热相搏，故头面身体皆生疮"，由此可以看出皮肤病与内脏的关系，也说明我们的祖先早先认识到内因是发病的根据，外因是发病的条件。

1. 内因

包括七情、饮食不节、劳逸过度、脏腑功能失调等。

2. 外因

包括六淫、虫兽咬伤、金、刀所伤、水火烫伤等。

皮肤病的辨证，除了和内科辨证有相同之处外，还有其独特的一点——就是可用肉眼观察到皮肤的表面变化，因此对我们在临床上"审证"以"求因"有着一定的帮助。

一般内科病，凡属外感型疾病多采用六经、卫气营血、三焦的辨证方法，凡属内伤性的疾病多采用脏腑辨证或气血辨证，其他各科的疾病也是如此，

皮肤病也不例外。根据临床所见，着重叙述脏腑辨证和气血辨证，因为一般常见的皮肤病多属于杂病的范围，与脏腑的辨证很密切，而气血的虚实变化，通畅和瘀滞现象，在顽固性皮肤病中尤其常见。

（刘复兴教授手稿）

八、"审证求因"在中医外科的临床意义

外科疾病，虽然多发生于人体外部，但与内在脏腑、气血、经络均有着密切的联系。

脏腑功能失调、经脉气血壅滞而致气血受损，病邪趁机侵袭可引起局部病变。如《素问·刺法论》指出"不相染者，正气存内，邪不可干，避其毒气"。《素问·生气通天论》又云"营气不从，逆于肉里，乃生痈肿"。同样，局部病变通过经脉传导，也能引起脏腑气血的失常而反映于全身，"热气淳盛，下陷肌肤，筋髓枯，内连五脏，血气竭……""寒邪客于经络之中，则血泣，血泣则不通，不通则卫气归之，不得复反，故痈肿……脓不泻则烂筋，筋烂则伤骨，骨伤则髓消……血枯空虚，则筋骨肌肉不相荣，经脉败漏，熏于五脏，脏伤故死矣"（《灵枢·痈疽》）。因此，外科的诊断和辨证都是把局部和全身的情况联系起来认识的，可以根据疾病的不同表现来推求病因，即"审证求因"，从而进行正确的治疗。

外科疾病的发病因素不外乎内因和外因。外因是指六淫、外来伤害和感染毒邪；内因是指七情、饮食不节和房室劳损。外因是指疾病发生的条件，而疾病的发生和发展，其根本原因在于人体内部的矛盾性，外因通过内因而起作用，"风雨寒热，不得虚，邪不能独伤人"（《灵枢·百病始生》）。所以外科疾病虽发于外，但其病因绝大多数是由七情、饮食不节、六淫等造成体内阴阳损伤、气血的偏盛或偏衰，使脏腑间功能活动失调所致。《诸病源候论》云："夫内热外虚，为风湿所乘，则生疮。所以然者，肺主气，候于皮毛，脾主肌肉，气虚则肤腠开，为风湿所乘，内热则脾气温，脾气温则肌肉生热也，湿热相搏，故头面身体皆生疮。"这些都说明了外科疾病和内脏的关系，也说明了古人早已认识到内因是发病的根据，外因是发病的条件。

现举出临床常见的几个病，来说明"审证求因"的临床意义。

1. 颈痈（颈部急性淋巴结炎）或荨麻疹

又称瘰疬，急性期多由于风邪侵犯与脾胃热毒相搏，以致经络阻隔、气血凝滞而成。

根据风邪的致病特点：发病急，消散快，病程短，《素问·风论》云："风者，善行而数变"。风性上行，善行走窜，故其症状常表现游走不定。另风性轻扬，故多侵犯体表及头面。风邪伤及皮肤可以发痒。风性疏泄，肌腠开泄，故可有怕风的症状。如脑疽（颈疽），若挟有风邪盛时，其浮肿可向巅顶、耳边、颈项蔓延，用手指触其头发都会感到疼痛，并伴有头疼、发热，由此可以看出风邪的特征。所以其治疗原则可采用散风清热解毒之法，即可达到迅速治愈的目的。这时如用一派清热解毒的苦寒药物，虽然也能减轻症状，但由于辨证不清也会造成病情的延搁而增加患者的痛苦，由此可以看出"审证求因"的重要意义。

2. 附骨疽（慢性骨髓炎）或鹤膝风（膝关节结核）

症见局部肿胀、漫肿而微高起，但不坚硬，皮肤表面色白，不红不热，痛至彻骨，脓流清稀或流豆腐渣样分泌物，延绵不愈，难于收口，患者精神萎顿，面色㿠白，畏寒。此寒证也。《素问·举痛论》云："寒气入经而稽迟，泣而不行，客于脉外则血少，客于脉中则气不通，故卒然而痛。"《外科正宗》指出："夫附骨疽者，乃阴寒入骨之病也……又有鹤膝风，乃足三阴亏损之症。"寒则气收，寒性凝滞，故其治法是初服"阳和汤"以温经散寒，通络化滞，溃脓后用"人参养荣汤"以调补气血，益肾壮骨。此时如予清热苦寒之品，则寒凉反助其咎，更伤中阳，阴邪凝集，阳气不振，则成败症。但《外科正宗》又指出："日久阴变为阳，寒化为热。"此时局部可出现皮色发红，肿胀疼痛，为毒邪内盛，经脉阻塞，营血不和，血凝毒聚，故拟清热解毒，活血通络。或因阴愈亏、火愈旺而出现阴虚火旺的午后潮热，口苦咽干，脉象细数，治疗则以养阴除蒸之"大补阴丸"合"清骨散"为宜，而非清热解毒或温经散寒所能。由此可以看出"审证求因"对正确诊断疾病，指导处方用药有着重要的意义。

3. 湿疹

是皮肤科常见病、多发病之一，以红斑、丘疹、水疱、渗出、糜烂和瘙痒为主。因湿邪为重浊有质之邪，湿邪黏腻难去，故缠绵不愈、反复发作为其主要特点。但如何辨别是热重于湿，还是湿重于热呢？这也可以从"审证"中来"求因"。如见发病急、病程短、身热口渴、心烦、大便秘结、小便短赤，舌质红，苔黄腻，脉弦数等全身症状，局部皮肤损害可见到皮肤潮红，自觉皮肤㶮热，轻度肿胀，继而粟疹成片或水疱密集，渗液流津，瘙痒无休，瘙痒后有痛感，则证为热重于湿，治以清热利湿，佐以凉血。如见反复发作，病程日久，缠绵不愈，时轻时重，全身无明显症状，有时可见便溏、溲清、舌质淡周围有齿痕、苔白腻或白、脉沉缓等症状外，还可以从局部皮损来认识，如皮损增厚变粗，有抓痕及搔抓后起皮屑，色素沉着，渗液较少或无渗液，顽固瘙痒，抓后无痛感，则证为湿重于热，治宜健脾利湿，佐以清热。两者如挟有风邪则游行善变，瘙痒明显，弥散泛发。

4. 疔疮、疽毒

均为急性化脓性疾病，为外科常见病，始起为局部灼热，焮红刺痛，继之功能障碍很快就会出现。临床上如何认识火毒的轻重，也就是病情险恶程度，也可以从"审证求因"中体会。临床上除出现上述症状外，如见肿硬明显，则单纯为火毒肆横；如肿硬中见疮色紫暗，则为火毒甚重，有走黄或内陷的征兆；如肿硬中见疮形散漫，颜色红活，则为火毒较轻。《医宗金鉴·痈疽总论》云："痈疽原是火毒生。"由此可见火毒的轻重对疮疡的严重程度有着直接的影响，因为疮疡局部所表现出的"症状"提示了火毒的轻重，从而给我们在治疗上提供了用药的分寸。

5. 瘰疬（颈淋巴结核）、乳痈（乳腺包块）、瘿瘤（甲状腺瘤）

根据经络的循行路线可以得知这些疾病与"肝经"有着密切的关系。所以凡因情志内伤而引起的疾患，其患部大都在乳房、胸胁、颈之两侧等肝经循行部位。在外科感染中，尤以忧思、郁结较为多见，如郁思伤肝，肝气郁结，郁久生火；肝郁伤脾，脾失健运，痰湿内生，以致气郁、火郁、痰湿郁于经络，气血凝滞而结聚成块。为了更好地辨证用药，就必须"审证求因"以掌握气滞、血瘀或痰凝的侧重。一般来说，"气滞"的主要表现为局部皮色如常，按之皮紧而内软，初起肿胀，肿而木硬，继而胀痛，只痛不热；"血瘀"的主要表现为局部皮内肿胀，色微红而青紫，初起隐痛，继而痛如刺而难忍。先"气滞"而后"血瘀"者，为先肿而后痛。"痰湿凝滞"要抓住体表的结块，初起表现为皮色不变，局部不热，肿块或软如绵，或硬而不坚。如身先热而后出现肿块者，则为风痰，如急性淋巴结炎。湿痰或寒疾凝滞而引起结块者，按之绵软，皮色白，痛亦不剧，无热度，起发甚，病程长。临床上湿痰比寒痰起发要快些。

上面所说的各种致病因素可以单独致病，也可以几种因素同时致病，病情的发展变化也不一样，如痰之为病，病情发展较好，但如挟有风邪则化热，根据风的特性，则病情发展也快，局部也会出现皮肤温度增高等现象。所以在"审证求因"中，应该具体分析，分别对待，才能达到预期的疗效。

（刘复兴教授手稿）

九、运用活血化瘀法治疗皮肤病
——浅谈在治疗顽固性皮肤病中运用活血化瘀法的体会

运用活血化瘀法治疗皮肤病，尤其是顽固性皮肤病，因其较显著的疗效，已经受到国内外医务界的广泛重视。实践证明，在辨证论治的指导下，运用活血化瘀法，更能放出异样的光彩。

例一 韦某，女，20 岁。小学教师。

初诊：1980 年 3 月 12 日。

主诉：自 1971 年起全身起风团反复发作。

现病史：全身起风团反复发作已 9 年，遇冷即发，整个冬季几乎都在发作，瘙痒无度。记不起已服用多少剂中药，药方中多用荆芥、防风、蝉蜕、白鲜皮、桂枝等，有时也能减轻症状，但不巩固，而改用西药，如"氯苯那敏、钙片、维生素 B_1、维生素 B_6"等，有时用"泼尼松"或"地塞米松"等激素类药，也未能治愈。有痛经史。

查体：全身散在大小不等之风团，有的融合成片，色粉红，压之褪色，面色㿠白，舌淡，苔薄白边有齿印及瘀斑，脉沉缓。

证属：寒邪阻络，气血凝滞，外感风寒之邪。

治则：温经助阳，祛风散寒以止痒。

方药：附片 30g，麻黄 12g，细辛 6g。

二诊：1980 年 3 月 17 日。上方服用 3 剂。自觉瘙痒减轻，皮疹已能控制，舌脉同上。治以温经散寒，活血化瘀。继服上方，麻黄减为 9g，细辛减为 3g，加当归 20g，川芎 15g，红花 6g。

三诊：1980 年 4 月 1 日。服 7 剂后，诸症全消。嘱用附桂理中丸，以巩固疗效。随访 3 年未复发。

例二 李某，女，28 岁。工人。

初诊：周身起红色疹块 1 年多。

现病史：1 年多来，全身经常起风块，奇痒难忍，睡觉盖被时尤甚，甚之头皮也会出现疹块。发作时自觉皮肤灼热，天冷时发作较轻，天热则痒甚。服用中药无效而改用西药，改口服"泼尼松片"，由每次 5mg，1 日 3 次，增加到每次 10mg，1 日 3 次。外搽"醋酸氟轻松软膏"和"白色搽剂"，症状时轻时重，并有发展趋势。由于长期服用"泼尼松片"，使形体肥胖，面部呈满月脸，经常出汗，腹胀满不舒，大便 3～4 日 1 次。

查体：疹块呈红色，皮疹为大片不规则形，弥漫全身，皮肤温度略高，因汗出而觉湿润。面色晦暗犹如布上一层薄灰。舌红，苔薄黄，脉弦数。

证属：热壅肺胃与风邪相搏。

治则：清肺胃郁热，疏风止痒。

方药：麻黄12g，杏仁15g，甘草6g，生石膏30g。

医嘱：逐渐减少"泼尼松片"服用量，减为每次5mg，1日3次。

二诊：1980年5月5日。上方服用4剂后，自觉身凉，诸症略减，虽仍有发作，但间隔时间较长，大便未通。考虑其面色晦暗，此乃瘀血之象。故守上方，麻黄减为9g，加丹参30g，赤芍15g，生大黄9g。

医嘱：口服"泼尼松片"减为2.5mg，每日1次。

三诊：1980年5月16日。服5剂药后，大便已通，泻下黄褐色臭便，疹块全消，未见发作，面部晦暗之色大减，脉弦缓，舌淡红，苔薄白。

方药：生地黄30g，丹皮12g，赤芍12g，川芎9g，生薏仁30g，连服数剂以巩固疗效。嘱停用"泼尼松片"。半年后问及未见复发。

体会：荨麻疹，中医学称为"风瘖癗"或"瘾疹"，民间叫"风疹块"或"冷饭疙瘩"，是一种常见的多发病。一般发病迅速，消失也快，所以不为一般人所重视。然上2例病案，说明此病虽无明显的危害性，但病程日久，使患者心理苦恼、烦躁不安而影响学习和工作，这样顽固性的荨麻疹临床也不少见。

上述病例中，例一属寒瘀性荨麻疹，前医不用辨证而一味给予祛风药物，故未能治愈。查见患者面色㿠白，风团压之褪色，舌淡，苔薄白边有齿印及瘀斑，脉沉缓，并有痛经史，说明寒邪凝滞，气滞血瘀，故每遇风寒就发作频繁，《灵枢·痈疽》曰："寒邪客于经络之中，则血泣，血泣则不通。"为此，笔者用《伤寒论》的"麻黄细辛附子汤"以温经助阳，祛除风寒之邪。方中附子大辛大热，其性善行，通行十二经，温里回阳之功最强，能上助心阳以通脉，中温脾阳以健运，下扶肾阳以益火消阴，外固卫阳以祛寒；麻黄辛温发汗以散表寒；细辛通彻表里，助麻黄以散表寒，助附子温经散寒；三药合用，温经助阳，扶正祛邪，鼓邪外出。二诊加用辛温的川芎以增强理气行血散瘀的作用。全方六味药物做到各守其职，相互配合，达到温经助阳以治其因，活血化瘀以治其果，从而收到满意的效果。

例二属热郁性荨麻疹。患者肺胃郁热，故汗出便结，与外来风热之邪相搏而成风瘖癗。《灵枢·痈疽》指出"热气淳盛，下陷肌肤……内连五脏，血

当代中医皮肤科临床家丛书（第二辑）　刘复兴

气竭。"故其面色晦暗，不润无华。由于本证以热壅肺胃为本，外受风热之邪为标，故用辛温之麻黄发散宣表，疏散气分之郁热；辛、甘、大寒之生石膏来清泄肺胃之热，并助麻黄以透邪外出；杏仁苦降，配石膏以清胃热，润肠通便。总之，石膏合麻黄、杏仁而宣气分之郁热，甘草之甘以缓急。二诊，肺热得缓，风热得解，然胃热未清，此乃热积于里，石膏和杏仁无力荡涤肠胃积热，故入苦寒之生大黄以泻火清热凉血，除瘀通络以推陈致新；配苦微寒的赤芍药以"通顺血脉、缓中、散恶血、逐贼血"（《名医别录》）；并重用丹参凉血活血，祛瘀生新。七药互配，相得益彰，故脉静身凉，诸症悉除。最后用血燥能润、血瘀能行的四物汤加色白入肺而清肺、味甘入脾而理脾的薏苡仁以善其后。

例三 周某，女，64 岁。退休工人。

初诊：1980 年 9 月 8 日。

主诉：右下肢起紫红斑块 2 年余。

现病史：2 年前右下肢小腿中下段有散在性红斑，2 个月后左下肢小腿部亦出现散在性红斑，有灼痛感，某医院诊断为"结节性红斑"，经治未愈。继之部分红斑出现溃疡，后经病理切片检查，诊断为"结节性脉管炎"，给予"昆明山海棠片、丹参片、四环素片、红霉素片"等口服，未能控制症状，并出现汗出、乏力等症状，下肢因疼痛而影响睡眠，呈慢性病容。

查体：双小腿伸侧面散在紫黑色及暗红色结节 8～9 处，直径约 1～1.5cm，凡结节为紫黑色的均有血性分泌物，有臭味，暗红色结节表面干燥，有压痛。血压 187/70mmHg，脉弦缓，舌淡，苔黄微腻。

证属：湿热阻络，气血凝滞。

治则：清湿热，通脉络，补气活血。

方药：

①内服方：生黄芪 30g，潞党参 15g，焦黄柏 12，土牛膝 15g，鸡血藤 30g，当归 15g，川芎 15g，忍冬藤 15g，红花 6g，甘草 3g。

②外洗方：苦参 30g，忍冬藤 30g，千年健 30g，生大黄 30g。

二诊：1980 年 9 月 12 日。内服 3 剂后，自觉患肢疼痛略减，尤其外洗中药后，顿觉下肢舒服，能安然入睡，仍自汗出，舌淡，舌苔薄黄，脉弦有力，血压 150/75mmHg。予内服药：生黄芪 30g，玄参 15g，鸡血藤 30g，当归 15g，忍冬藤 30g，路路通 12g，丹参 30g，紫花地丁 30g，皂刺 9g，重楼 30g。外洗方：苦参 30g，龙胆草 30g，白头翁 30g，生大黄 30g。

三诊：1980年9月27日。服5剂药后，疼痛已止，疮面干结无分泌物，疮面吸收缩小，口干无味。舌淡，苔薄白，脉弦。予内服药：生地30g，玄参15g，鸡血藤30g，当归15g，忍冬藤30g，路路通12g，天冬15g，麦冬30g，丝瓜络15g，赤芍15g。因疮面已结痂，无分泌物，停外洗药。

四诊：1980年11月6日。服10剂药后，局部皮肤颜色恢复正常，有少许色素沉着残留，余无不适感，舌淡，苔薄白，脉弦。内服药用：生地30g，熟地30g，当归15g，杭白芍15g，川芎9g，桑枝30g，黑芝麻30g，连服10剂。

半年后，因其他病来诊，问及原病，答曰良好无复发。

体会：本例患者经活检确诊为"结节性脉管炎"，虽服用"昆明山海棠片、丹参片"和抗生素类药，却未能控制病情。初诊见汗出、乏力、舌淡等气虚之象，兼见苔黄，分泌物有臭味为湿热之象，又见疮色紫黑，况病程日久，此仍血瘀阻络。故用生黄芪、党参，甘温以补脾肺之气，祛邪以扶正；鸡血藤、当归，养血活血，舒筋通络；川芎为血中之气药，活血行气，通达气血，使党参、黄芪补而不滞；焦黄柏、牛膝，清利湿热；红花活血通脉，祛瘀生新；甘草解毒和中。全方十味药，以成补气、活血、清湿热、通脉络之功。外洗方以燥湿解毒、活血通络之品组成。内服外洗，双管齐下，使病情能在3剂药后渐见起色。故二诊仍以生黄芪、玄参以益气固表、养血以止汗；鸡血藤、当归、丹参和路路通以活血通络；加紫花地丁、重楼以加强清热解毒之力；方中皂角刺借其辛散温通之气，性锐力利，攻走血脉，直达经络，既具有攻散之力复兼开导之能；外用药以解毒燥湿之品为主。5剂药后，虽病情大减，然出现口干，此乃解毒之紫花地丁、重楼过于苦寒而伤阴化燥。由此可知，非热毒过盛，苦寒之品仍应慎用或少用，以免伤津耗液，临证需引以为戒。三诊则用生地、玄参、天冬、麦冬以凉血养阴生津；赤芍、当归、鸡血藤、忍冬藤、路路通以养血活血、通络活络，而收到预期的效果。最后用四物汤加桑枝、黑芝麻以调益营卫，滋养阴血。

例四 张某，男，46岁。工人。

初诊：1981年7月18日。

主诉：全身起红色皮疹，脱屑，瘙痒近4年多。

现病史：4年前因下水游泳后觉皮肤瘙痒，数日后，上肢多处出现红色圆形疹子，瘙痒。初起如大头针或绿豆大小，随之逐渐扩大，大小不等，上面覆盖鳞屑，瘙痒无度，搔抓后皮屑纷纷掉落，并可出现红色的皮疹，经某医院诊断为"银屑病"，经用中药（不知何药）及西药"醋酸氟轻松软膏"外搽，内服"氯苯那敏、钙片"，最后用"地塞米松片，由 0.75mg，1 日 3 次，增加到 1.5mg，1 日 3 次"，仅能暂时控制，停药即发。因听说激素类药物不能长期服用，而自行停药，又改用中药，以生地、丹皮、白鲜皮、蝉蜕等凉血祛风止痒之药物进行治疗，未能根治而丧失信心，经人介绍来诊。素体壮实，口干苦，大便 3～4 日 1 行，尿黄。

查体：四肢散在大小不等的红色皮疹，表面覆盖厚的白色鳞屑，浸润肥厚，基底暗红色，搔抓后表面有点状出血，部分可见抓痕及少量渗出，皮肤干燥近乎肌肤甲错。脉弦有力，舌红，苔薄黄腻。

证属：肝胆湿热，血热风燥。

治则：清肝胆湿热，凉血祛风。

方药：

①内服药：龙胆草 9g，炒栀子 9g，生地 30g，丹皮 15g，桃仁 12g，红花 9g，蜈蚣（不去头足）3 条，乌梢蛇 15g，车前草 15g。

②外洗药：茵陈 30g，土茯苓 30g，海桐皮 30g，百部 30g，苦参 30g。

二诊：1981 年 7 月 30 日。服 5 剂药后，口干苦已愈，瘙痒明显减轻，皮损部分吸收、变小，色淡红，鳞屑明显减少，便下臭秽，小便清长。舌边尖红，苔薄白，脉弦。内服药：生地 30g，丹皮 15g，天冬 15g，麦冬 30g，桃仁 9g，红花 6g，蜈蚣 3 条，乌梢蛇 15g，白蒺藜 30g。外洗药同上。

三诊：1981 年 8 月 10 日。服 3 剂药后，皮疹基本消退，仍有少数点状皮损，色淡红，不痒。舌淡，苔薄白，脉弦。内服药：生地 30g，熟地 30g，杭白芍 15g，当归 15g，何首乌 30g，黑芝麻 30g，白蒺藜 30g。停外洗药。

上方连服 3 剂痊愈，收功。

体会：银屑病，中医学称为"白疕"，是一种顽固的皮肤病，症状难于控制，且容易复发。患者犯病 4 年，经用凉血祛风止痒的中药未能治愈，西药"地塞米松片"也用到 1.5mg，1 日 3 次，仍未能治愈。患者素体壮实，口干苦，便结，尿黄，舌红，苔薄黄腻，脉弦数，此乃肝胆湿热之证。血热煎熬肌肤成块则起皮疹，血热风燥而作痒，血燥不能濡养肌肤则肌肤甲错，故方中用龙胆草、栀子，苦寒除肝胆经湿热；车前草甘寒，以导湿热从小肠、膀胱而解；生地、丹皮，凉血活血以滋养肌肤；桃仁、红花，活血散瘀，润燥止痒；蜈蚣、乌梢蛇，大举搜风去恶血，化风毒壅于血分之病。

我临床观察蜈蚣入药，以不去头足为好，其搜风化毒去恶血的作用更强，去者则力薄。全方九味药共奏祛湿热、凉血活血、搜风止痒之效；外洗药以燥湿、解毒杀虫、疏风为主。二诊，瘙痒大减，然舌边尖红，此乃苦寒伤阴之兆，故去龙胆草、栀子，仍用生地、丹皮以凉血活血；天冬、麦冬以养阴润燥；白蒺藜平肝祛风；桃仁、红花以活血祛瘀；蜈蚣、乌梢蛇继续搜风止痒。三诊，诸症除，用四物汤以补血调血；何首乌、黑芝麻养血润燥；白蒺藜祛风止痒以巩固疗效。

讨论：《诸病源候论》云："夫内热外虚，为风湿所乘，则生疮。所以然者，肺主气，候于皮毛，脾主肌肉，气虚则肌腠开，为风湿所乘，内热则脾气温，脾气温则肌肉生热也，湿热相搏，故头面身体皆生疮。"由此可见，皮肤疾患，虽然发于人体外部，但与内在脏腑、经络、气血有着密切的关系，所以在治疗中要把局部的、表面的皮损情况和整体的内在情况联系起来进行辨证，也就是说要透过现象看本质。《医宗金鉴》在"痈疽总论歌"这一章节里指出："皮肤疮疡的产生，主要是由于营卫不足，经络阻隔，气血凝滞。"由此，活血化瘀疗法在皮肤疾病的治疗中，有着重要意义。

本文所列病例，均为常见且顽固的病例。例一中的"舌有瘀斑"，例二的"面色晦暗"，例三的"疮色紫黑"，例四的"肌肤甲错"，均说明有"血瘀"的证候，况病情日久，"久病多瘀"。故在治疗中，采用活血化瘀的疗法，均取得满意的效果，但从文中也可以看出，活血化瘀疗法，只有在中医辨证论治的法则指导下进行，才能发挥其威力，否则变成无的放矢。

《素问·刺法论》指出："不相染者，正气存内，邪不可干，避其毒气。"因此，只有正气强盛，邪气就无从侵袭，所以在病情的痊愈阶段，强调补气养血以扶正固本，从而提高机体的抗病能力和巩固疗效，这是完全必要的。

中医学运用辨证施治的方法，在治疗皮肤病方面，积累了丰富的经验。当然，亦有些疾病的治疗尚有待于进一步的研究和提高，故我们必须走中西医结合的道路，取二者之精华，并加以整理提高。

（刘复兴教授手稿）

第二节　诊余漫谈

一、浅谈中医治未病

所谓"治未病"，即是人在尚未发生疾病之前的养生、防病以及既病之后的防变。《素问·四气调神大论》云："……是故圣人不治已病治未病。"

21世纪是个以人为本、人以健康为本的世纪，因为健康是人生最大的财富，健康是"1"，其他都是后面的"0"。有了健康，就有未来，就有希望；失去健康，就失去一切。那么，健康又是以什么为本呢？健康不是以治病为本，因为治病是下游，花钱受罪，事倍功半；健康是以养生预防为本，养生是上游，省钱省力，事半功倍。具体言之，"治未病"有以下几方面。

1. 未病先防

西方有句谚语："一两预防胜过一磅治疗。"现代科学研究表明：1元的预防投入可以节省医药费 8.59 元。临床经验表明：又可相应节省约100元的重症抢救费。预防不仅节约卫生资源，更重要的是提高了健康水平，减少发病率，延长健康寿命。人类生活在自然界中，自然界存在着人类赖以生存的必要条件。同时，自然界的变化又可以直接或间接地影响人体。故此，人不病是不可能的，而如何进行预防，减少疾病的产生则是可行的。正如《素问·四气调神大论篇》云："……夫病已成而后药之，乱已成而后治之，譬犹渴而穿井，斗而铸锥，不亦晚乎？"进而提出养生对于增进健康、预防疾病和延年益寿有重要意义，即如《内经》原文所谓"故能形与神俱，而尽终其天年，度百岁乃去"。而《素问·上古天真论》云："上古之人，其知道者，法于阴阳，和于术数，食饮有节，起居有常，不妄作劳。"又明确了养生的方法：一是法于阴阳，效法自然界阴阳消长变化规律和特点调养身心；二是和于术数，施行合宜的养生术，如导引、按摩、吐纳、咽津等调神健身法；三是食饮有节，讲究和五味，忌偏嗜，适寒温，节饥饱；四是起居有常，生活、作息、工作要有规律，应顺从四季养生，如"春三月……夜卧早起，广步于庭；……夏三月……夜卧早起，无厌于日……秋三月，早卧早起；冬三月，无扰乎阳，早卧晚起"；五是不妄劳作，倡导对自然环境，要"虚邪贼风，避之有时；"对人体本身要"恬淡虚无，真气从之，精神内守"的养生主导思想以及掌握"志闲而少欲"的调摄神气的关键方法。

2. 治救萌芽

《素问·八正神明论》说："上工救其萌芽……下工救其已成，救其已败。"因此，能否抓住疾病萌芽状态，不失时机地给予及早治疗是疾病治疗过程中的关键，可起到事半功倍的效果。《素问·阴阳应象大论》中说："善治者治皮毛，其次治肌肤，其次治筋脉，其次治六腑，其次治五脏。治五脏者，半死半生也。"说明了早期治疗的重要性。

3. 既病防变

人是由经络气血联系成的完整统一体，如果某一脏或某一处发生了病变，可能会影响到与它相关联的脏腑或组织器官。然而，这种传变通常是有一定规律的，若掌握了疾病的传变规律，则可采取一定的措施，防止其传变，诚如张仲景提出"夫治未病者，见肝之病，知肝传脾，当先实脾"；叶天士之"先安未受邪之地，恐其陷入易耳"。结合现代各科治疗中辅助、支持疗法，也是"既病防变"的一种体现。

历史进入了 21 世纪的今天，人口老龄化，科技发展突飞猛进，而健康长寿仍是人类追求的目标，即使对富裕的发达国家来说，巨额的医疗费用也让国民不堪重负。因此，预防医学成了研究热点，毫无疑问，《内经》所倡导的"治未病"思想以及丰富的养生理论和经验，乃是我们今天发展预防医学，康复医学，老年医学的宝贵财富。

二、漫谈血瘀

何谓血瘀？血液不循经脉运行，溢出脉外者，称为瘀。即"离经之血即为瘀。"《内经》认为，血液和经脉在维持人体生命活动过程中起着极其重要的作用，尤其强调血贵冲和流行，脉贵通利畅达，如《灵枢·本脏》云："血和则经脉流行，营复阴阳，筋骨劲强，关节清利矣。"《素问·调经论》云："五脏之道，皆出于经隧，以行血气。血气不和，百病乃变化而生。"

1. 历代对血瘀的认识

《血证论·吐血》中提出："其离经而未吐出者，是为瘀血。"《血证论·瘀血》云："既是离经之血，虽清血鲜血，亦是瘀血。"明示血液离经而停积者为瘀血。所谓血液离经而停积，是指在诸多病因作用下，血液流溢于血脉之外，停着于脏腑组织之间，留滞于皮肉腠理之隙，积聚而不消散，积蓄而未清除。

《诸病源候论·落床损瘀候》中云："血之在身，随气而行，常无停积。若因堕落损伤，即血行失度……皆成瘀血。"阐明血液之正常生理状态应是"随气而行，常无停积"，若"血行失度"则成血瘀。

2. 血瘀而瘀血

二者既有区别又有联系。血瘀是指血液运行迟缓涩滞、死血壅塞血脉、血脉闭阻不通、血液离经停积等四种病理状态，属于病机的范畴。瘀血是指凝结不行之血，是血瘀的病理产物，二者有别。血瘀是产生瘀血的病因，瘀血既成之后，又必然影响血液的正常运行，从而可导致和加重血瘀的病理状态，二者存在着互为因果的关系。

3. 血瘀证的临床表现

固定性疼痛，肿物，硬节，皮下瘀斑，肢端青紫；痛经，经血色黑有块，舌下脉络迂曲，舌质紫暗或舌体有瘀斑、瘀点；脉涩结代，也可见肢体麻木，肌肤甲错，唇甲紫绀。

4. 血瘀的治疗法

根据血瘀证的病因病理及瘀血的轻重程度，临床常有八法，即行气逐瘀法、通络逐瘀法、清热逐瘀法、散寒逐瘀法、软坚逐瘀法、攻下逐瘀法、利水逐瘀、扶正逐瘀法。

瘀血的病理变化普遍发生于各种疾病的不同阶段，故活血化瘀治疗可广泛地应用于临床各科的疑、难、顽、杂症，采取活血化瘀的相应措施，能使有关疾病转机或痊愈，体现了中医学"异病同治"的特点，但这种功效只有在精湛的辨证施治与严谨的方药基础前提下才可取得。

三、虫类药应用溯源

擅长用虫类药的老前辈、全国名老中医朱良春说过：人类对虫类药的认识，经过了漫长的岁月。在现存的文献中，最早的是汉初的《神农本草经》，其中列载虫类药 28 种，这不仅说明汉初对虫类药已相当重视，而且说明在其使用上已经取得了宝贵的经验。到了东汉，张仲景在治疗内、妇科等方面的疾病时，如《伤寒杂病论》中，列举了水蛭、虻虫、螳螂、鼠妇、䗪虫、蜘蛛、露蜂房、蛴螬等多种虫类药的使用经验，创立了以虫类药为主的抵当汤（丸）、鳖甲煎丸、大黄䗪虫丸、下瘀血汤等著名的方剂。以后，葛洪的《肘后备急方》、孙思邈的《备急千金要方》、王焘的《外台秘要》将虫类药广泛地应用于内、外、妇、儿各科，李时珍的《本草纲目》中收载虫类药 107 种。清代的温病学家，如叶天士、王孟英等都广泛运用虫类药治疗各种疾病，给后世留下了宝贵的经验。近数十年来，善用虫类药的医家就不胜枚举了。

但有些人认为虫类药为"五毒"之品，畏而不用，实为可惜，且对疗效有影响。当然"是药三分毒"，在使用虫类药时，要辨证明确，选药确当，注意配伍、剂量、疗程，对毒性大的斑蝥、蟾酥等，使用应当谨慎，掌握邪去而不伤正，效捷而不猛悍，以免产生不必要的副作用。

四、浅谈药物不良反应

自神农尝百草，"一日而遇七十毒"时，人们就已经认识到药物的两重特性：一方面其有效性可用于防病治病；另一方面其毒性又可导致疾病。人类数千年的用药历史就是在全面掌握了病人病情的基础上，充分利用植物、动物和矿物的物质特性，甚至利用其毒性，来达到预防和治疗疾病的目的。

"是药三分毒"。中药只有在中医药理论指导下，辨证论治，才能发挥其真正疗效。不按中医药辨证理论体系使用中药出现的问题，其责任不应由中医药来承担，所以说"药之害，在医不在药"。

导致中药不良反应的原因很多，且十分复杂，但主要有药物、患者、医生三方面的原因。医生不仅要会处方开药，而且还应能辨识药物，熟悉中药的炮制，掌握不同的炮制方法对药性的影响，要了解特殊人群的特殊反应，及时询问过敏史，避免和减少过敏反应的发生。另外，对一种不同剂型的同一种药物，其作用反应也不一样，比如注射剂较口服剂或外用剂容易发生不良反应。用有毒之品要遵循"大毒治病，十去其六"的经旨，用药宜精不宜杂，还要掌握一些治疗中药不良反应的方法。

总之，医生一定要熟知药性，合理配伍，确定剂量和用药时间，及时叮嘱病人注意事项，避免药毒危害。

五、苦、甜杏仁之别

据《中药药理学》报道：苦杏仁含苦杏仁苷，可分解产生大量氢氰酸，抑制细胞色素氧化酶，使细胞氧化反应停止，人若过量服用（儿童 10～20 粒，成人 40～60 粒）后，会引起窒息，严重者甚至死亡。

苦杏仁苷口服易在胃肠道分解出氢氰酸，故毒性比静脉注射毒性大。

据《中药大辞典》云："甜杏仁和苦杏仁的区别主要在于所含苦杏仁苷及含油量的不同。甜杏仁不含或仅含 0.1% 苦杏仁苷，而含油量达 45%～67%（平均含油量 59%），苦杏仁则含苦杏仁苷 2%～4%，其含油量为 35.5%～62.5%（平均含油量 51.5%）。"

我们临床所用的杏仁为甜杏仁，这一点要特别注意，事先了解药房的药用杏仁是甜杏仁，还是苦杏仁。另外市场上（尤其是超市）均有杏仁买，用以煲汤或煮粥，另还有盐焗杏仁。

六、论湿热病

湿热是一种致病邪气，从现代临床来看，其所涉及的病种很多，诸如皮肤病中的湿疹、带状疱疹等，伤寒、副伤寒、肝炎、肾炎、妇科疾病等，均可出现中医湿热病的临床表现，用湿热病的方药进行治疗，常能获效。

1. 定义

湿热病是指由湿热病邪所引起的诸多病症的总称，在外感疾病和内伤杂病中均可见之。临床上常以身热缠绵、胸脘痞闷、身重体倦、小便短而黄赤、口渴不引饮，舌苔黄腻，脉象濡数为主症；以发病慢、病程长、缠绵难愈为特点。

2. 病因病机

（1）病因　有内、外之因。外因是感受湿热之邪。它的发病与时令、地域有一定关系。就时令而言，多见于夏秋季，此时，气候溽暑，天之热气下迫，地之湿气上腾，湿热交蒸，人在气交之中，怯者着而为病。也有冒雨涉水，久卧湿地，致湿邪侵犯体内，郁久化热而病者，此不为时令所限。就地域而言，东南地土卑湿，气候湿热，常湿热交蒸，故湿热病发病尤多。诚如朱丹溪谓："六气之中，湿热为患，十之八九。"脾胃功能失健是湿热病发病的主要内在因素。凡饮食不节，劳倦过度，均可影响脾胃功能，使运化失职，水湿滞留体内，再遇外界的湿热之邪加临，最易罹患湿热病。诚如薛生白说："太阴内伤，湿饮停聚，客邪再至，内外相引，故病湿热。"

（2）病机

①病变重心在于脾胃：胃为水谷之腑，脾为湿土之脏，职司运化，若脾胃功能失健，不仅内湿易生，而且外湿也易侵入。章虚谷注"胃为戊土属阳，脾为己土属阴，湿土之气，同类相召，故湿热之邪，始虽外受，终归脾胃也"。

②湿性黏滞重浊，易阻气机：人身气机贵于通畅，气机通畅则邪无容留之地且不易入，已入亦容易祛除。盖湿为有形之邪，其性黏滞重浊，若侵入人体，最易阻遏气机，导致表里出入受阻，上下气机紊乱，于是诸证丛生。

③邪从湿化热化，随人身体质而定。

④湿性散漫，蒙上流下，传变多端。

3. 临床表现

（1）全身症状　身热不扬，口黏不渴或渴不引饮，胸闷腹胀，身困乏力，纳呆食少，小便短少，大便溏或胶腻而滞下不爽。

（2）局部皮疹　躯干、四肢泛发散在淡红斑、丘疹、丘疱疹、水疱、渗液流水，瘙痒。

（3）舌象　湿热病中，舌象是重要的依据，湿热的轻重与舌质的红与不红，舌苔的黄与不黄密不可分，着重在"一分黄苔一分热"。若湿重者，苔多白腻或厚白腻；热重者，苔多黄腻或厚黄浊腻。根据舌体的胖瘦、津液的有无判断热邪的深浅。

4. 治则治法

对于湿热病的治疗，应根据湿与热之孰轻孰重、正气之盛衰，随证立法，依法定方。

（1）健运脾胃，调其升降　湿热病的病变重心在于脾胃，调整脾胃功能，要在助其运化、调其升降上下功夫。常用方如三仁化湿汤、柴平汤、香砂六君子汤等，方中多以苍术、厚朴、陈皮、法半夏、茯苓、白蔻仁、薏苡仁、藿香、石菖蒲等运脾化湿、芳香醒胃，以利升降之药。

（2）两分湿热，其病易解　湿热合邪，热寓湿中，湿处热外，徒清其热，外湿不化；徒祛其湿，里热愈炽，故清热化湿，两者兼顾，为湿热病治疗的基本法则。临床上，表现为口干苦、欲饮、腹胀。皮疹泛发，色红，渗出流滋，溲黄便结，舌红苔黄腻者，为热重于湿，以清热为主，辅以化湿，方用龙胆泻肝汤加减；若为口黏不欲饮，腹胀，皮疹泛发，色暗不鲜，渗液，大便溏，舌淡苔白腻者，为湿重于热，以化湿为主，辅以清热，方用三仁化湿汤、三妙散等加减。

（3）通利小便，治湿之要　湿热伤人，因湿为阴邪，往往出现湿遏热伏，阳气郁闭不宣的病理现象，惟用化气利湿之法，使小便通利，如是则湿去而阳气自然宣通。临床见口干欲饮，饮而不舒，小便短少不畅，舌淡苔白微腻，常用五苓散加减，药如茯苓、猪苓、泽泻等利湿而不伤阴。

七、关于整体观念与辨证论治

中医学的特点是整体观念和辨证论治，每一个学习中医的人没有不知道的，而要将他灵活地运用于临床，却并非易事。中医皮肤病学是中医学的重要组成部分，由于皮肤病种类繁多，病因复杂，"形于外而成于内"，应十分重视对皮肤病的辨治，因而在临证中，诊断和辨证准确，用药精当，故疗效显著。病同，人不同，证不同，则处方用药不同；病不同，人不同，证同，则处方用药同。另外，还应注重整体调理，并不单单着眼于局部的病，而是从整体观念出发，进行全身调理。真正把中医学的特色发挥得淋漓尽致，但凡治病，没有不效的。原因即在于此吧？如治疗湿疮（中医），湿疹（西医），若辨证为湿热浸淫型，症见：发病急，皮损潮红灼热，瘙痒无休，渗液流汁，伴身热，心烦口渴，大便干，尿短赤，舌质红，苔薄白或黄，脉滑或数。治以清利湿热为主，方选自拟皮内 3 号方加减；若辨证为脾虚湿蕴型，症见：发病较缓，皮损潮红，瘙痒，抓后糜烂渗出，可见鳞屑，伴有纳少、神疲、腹胀、便溏，舌质淡胖，苔白或腻，脉弦缓。治以健脾利湿为主，方选三仁化湿汤加减；若辨证为血虚风燥型，症见病久，皮损色暗或色素沉着，剧痒，或皮损粗糙肥厚，伴口干不欲饮，纳差腹胀，舌淡，苔白，脉细弦，治以养血润燥，祛风止痒，方选当归饮子加味。又如，治斑秃、白癜风、黄褐斑、荨麻疹、黑变病、脂溢性脱发等，只要辨证为正气亏虚，脉络瘀阻者，均可选方补阳还五汤加减应用。再如，治一男性患者，诊断为痰核（中医），皮脂腺囊肿（西医），症见：左臀部有一半球形囊肿，大小约 5cm × 5cm，与皮肤粘连，推之不移，质中有囊性感，舌质红，苔薄黄，脉弦。辨证属湿热走注筋脉，方选自拟三妙散合海甘散加贯众、昆明山海棠、蜈蚣，9 剂而愈。

从上面的例子中，可窥见深厚的中医学理论功底及丰富的临证经验是愈病的基础。"书山有路勤为径，学海无涯苦作舟""科学的道路上没有平坦的大道，只有那不畏劳苦，沿着崎岖陡峭山路不断攀登的人，才有希望达到光辉的顶点"。

八、为医者必须博览群书

读唐·孙思邈之《备急千金要方》，卷第一"大医习业第一"有感。为医者，必须博览群书，不仅"必须谙《素问》、《甲乙》、《黄帝内经》、明堂流注、十二经脉、三部九候、五脏六腑、表里空穴、本草药对，张仲景、王叔和、阮河南、范东阳、张苗、靳邵等诸部经方。又须妙解阴阳禄命、诸家相法，及灼龟五兆、《周易》六壬，并须精熟，如此及得为大医。……次须熟读此方，寻思妙理，留意钻研，始可与言于医道者矣。"而且，"又须涉猎群书，何者？若不读五经，不知有仁义之道；不读三史，不知有古今之事；不读诸子，睹事则不能默而识之；不读《内经》，则不知有慈悲喜舍之德；不读《庄子》《老子》，不能任真体运，则吉凶拘忌，触涂而生。至于五行休王，七耀天文，并须探赜。若能具而学之，则于医道无所滞碍，尽善尽美矣。"由此看来，为医者，不仅要读医学方面的专著，而且要涉猎各学科的知识，要能上知天文，下知地理，从历史到文学，还有佛、道、儒各家学说，都要知晓。只有这样，才能做一名"大医"，才能"于医道无所滞碍，尽善尽美矣。"也就是说要博采众长，深谙医道，才能成为"大医"。可见，对医生的要求是多么得高啊！因为人命关天，所以这样的要求也不过分，否则"如无目夜游，动致颠殒"，病人哪里还敢将生杀大权交予医者呢？

九、健康从健脾开始

中医学认为"肾为先天之本，脾为后天之本"。《素问·灵兰秘典论》说："脾胃者，仓廪之官，五味出焉。"《灵枢·五味》又说："故谷不入半日则气衰，一日则气少矣。"可见脾胃于人体健康之重要性。

现代研究亦证实，中医学中之"脾"不仅仅是指解剖学上的脾脏而言，它甚至包括了机体免疫系统的功能。因此，可以说，"健康从健脾开始"这个观点是对中医学理论的升华。在整个治病过程中，应注意顾护脾胃。

1. 脾胃为人体元气之本

李东垣在《脾胃论·脾胃虚则九窍不通论》中说："真气又名元气，乃先身生之精气，非胃气不能滋之。"可见元气之盛衰全在脾胃，正如他所说："养生当元气"，"欲实元气，当调脾胃"。元气是支持人体生命活动的一种物质，它既是脏腑功能活动的表现，又是脏腑活动的产物，故元气对维持人体生存及健康起着重要作用。而脾胃对元气的虚实，又起决定性作用。脾胃为元气之本，元气为健康之本，脾胃虚则元气衰，元气衰则诸病所由生也。

2. 脾胃为精气升降运动之枢纽

李东垣在《脾胃论·卷下·天地阴阳生杀之理在升降浮沉之间论》中说："盖胃为水谷之海，饮食入胃，而精气先输脾归肺，上行春夏之令，以滋养周身，乃清气为天者也；升已而下输膀胱，行秋冬之令，为传化糟粕，转味而出，乃浊阴为地者也。"他以一年之气的升降，春夏地气升浮而生长，秋冬天气沉降而杀藏，惟长夏土气居中央，为浮沉变化的枢纽，由此认为人身精气的升降运动，亦赖脾胃居于其中以为枢纽。若脾胃一伤，则当升者不升，当降者不降，疾病随之而生。所谓"或下泄而久不能升，是有秋冬而无春夏，乃生长之用陷于殒杀之气，而百伤皆起；或升而不降，亦病也。"

故东垣告诫人们，要顺应四时，起居应有时，避寒暑，饮食有节，颐神志，不暴喜怒。如此方能"四时均平而无偏胜则安"。所以说，要健康先健脾。

十、读"大医精诚"有感

"大医精诚"系唐·孙思邈所著《备急千金要方卷第一》中的第二篇，是专论医德规范的篇目。在医患关系比较微妙的今天，重读本文，感触颇多。

1. 为医者，必须有渊博的学识

"夫经方之难精，由来尚矣。……故学者必须博极医源，精勤不倦，不得道听途说，而言医道已了，深自误哉。"如若不然，便如那"世有愚者，读方三年，便谓天下无病可治；及治病三年，乃知天下无方可用"一般。

2. 为医者，必须有高尚的医德

"凡大医治病，必当安神定志，无欲无求，先发大慈恻隐之心，誓愿普救含灵之苦。若有疾厄来求救者，不得问其贵贱贫富，长幼妍蚩，怨亲善友，华夷愚智，普同一等，皆如至亲之想。""亦不得瞻前顾后，自虑吉凶，护惜身命。见彼苦恼，若己有之，深心悽怆。勿避险巇，昼夜寒暑，饥渴疲劳，一心赴救，无作功夫形迹之心。如此可为苍生大医，反此则是含灵巨贼。"古代即对医者有如此高标准的职业道德要求，我们作为新时代的医生，焉有不以此作为自己行为规范准则的道理乎？

3. 为医者，必须全心全意为病人的身心健康服务

"夫大医之体，欲得澄神内视，望之俨然，宽裕汪汪，不皎不昧。省病诊疾，至意深心。详察形候，纤毫勿失。处判针药，无得参差。虽曰病宜速救，要须临事不惑。惟当审谛覃思，不得于性命之上，率尔自逞俊快，邀射名誉，甚不仁矣。"

4. 为医者，须加强自身道德修养，戒骄戒躁

"夫为医之法，不得多语调笑，谈谑喧哗，道说是非，议论人物，炫耀声名，訾毁诸医，自矜己德。偶然治瘥一病，则昂头戴面，而有自许之貌，谓天下无双，此医人之膏肓也。"为医者应以此为戒！戒之！戒之！

5. 为医者，须医风廉正，不得一心贪图财物

"所以医人不得恃己所长，专心经略财物，但作救苦之心，于冥运道中，自感多福耳。"古人尚能如此，而今那些靠医技牟取暴利，进行不法经营者，以及那些收受甚至索要病人财物者，不知是否汗颜？

6. 为医者，应慈悲为怀，不杀生

"夫杀生者，去生更远。吾今此方，所以不用生命为药者，良由此也。"

这种思想的产生，可能与唐朝时盛行佛教，受佛教思想的影响至深吧？对此观点，我却不敢苟同。现今所用之药，都是加工炮制好的，无须医者去杀生矣。另，无论植物药或者动物药，哪一种不是有生命的？如若不用，怎样治病祛疾呢？

尽管如此，孙老前辈的这些观点，无一不是现今社会主义医德规范基本要求（即：平等待人，讲究礼貌，医术精湛，医风廉正，保守医密，爱护公物，遵守公德，医境优美）的蓝本。值得今天的我们认真学习，悉心领会，并将它作为行动的指南。社会主义医德理想的基本内容，集中地体现为毛泽东同志所概括的"全心全意为人民服务"，成为"一个高尚的人，一个纯粹的人，一个有道德的人，一个脱离了低级趣味的人。"为共产主义的医学事业而献身的人。我们作为新时代的医生，一定要把集体主义的世界观和全心全意为人民服务的人生观，作为自己的行为准则；把医德规范作为自己行动的指南。不断加强医德修养，努力做到"慎独"，努力攀登理想的医德境界，全心全意为人民的身心健康服务，做个有理想、有道德、有文化、有纪律的共产主义新人，为建设社会主义精神文明和物质文明，为社会主义现代化建设和实现共产主义的伟大事业做出自己应有的贡献。

十一、假兼备以幸中，借和平以藏拙

假：凭借；兼备：指包罗万象之药；以：来；幸中：侥幸中病；借：凭借；和平：指药性平和之药；以：来；藏拙：掩藏水平差之真象。即指那些医技很一般，甚至是很差之人，用药无章法可循，寒、热、温、凉之药一起用上，来侥幸中病；同时，不敢用峻猛专攻之药，而用药性平和之品，来掩藏自己粗劣之医技。为医者岂能如此呢？

再论"假兼备以奇中，借和平以藏秒"。指那些医术高明之人，即"明医""上工"，制方时考虑周全，不会顾此失彼，临证时往往能起到奇特的治疗效果，出人意料；凭借平和之药性来将奇妙之法藏于其中。为医者当如此。

处方，是中医学辨证论治医疗体系的重要组成部分。临床上常把辨证论治用"理、法、方、药"四字来概括。其中"理"字，是指中医理论而言，是这四个字中的总指导，贯彻于"法、方、药"之始终。其中"方"字即指方剂而言。在辨证论治的过程中，其法、方、药的完成，要在中医理论指导下，密切结合临床四诊等有关资料，经过辨证、立法、择方、选药，全面考虑，综合分析，深入推敲，最后才能完成"方剂"的制定。即"方从法出，

法随证立，方以药成"。可见，每一张方剂的制定，都反映着辨证论治水平的高低和医疗技艺的优劣，关系着每个病人的安危。故而，历代医家都对方剂十分重视，称张仲景为医方之祖，把方剂看成是辨证论治非常重视的一环，认为方剂是理、法、方、药密切融合在一起的产物，是治疗大法的体现。正如清代徐大椿在《医学源流论·方药离合论》中所说："方之与药，似合而实离也。得天地之气，成一物之性，各有功能，可以变易气血，以除疾病，此药之力也。然草本之性，与人殊体，入人肠胃，何以能如之所欲，以致其效。圣人为之制方，以调剂之，或用以专攻，或用以兼治，或以相辅者，或以相反者，或以相用着，或以相制者。故方之既成，能使药各全其性，亦能使药各失其性。操纵之法，有大权焉，此方之妙也。"

这给了我们学习中医者一个警示：除需打好深厚的理论基础外，对方剂的组织配伍、加减变化、临床运用等，也必须熟练地掌握，才能提高辨证论治水平，而取得优良的医疗效果。

十二、亦谈"以德行医"

大凡古人治学，皆强调治学门径及方法。选择良师及专业，练就人格及素质，是成功的重要一环。正如笋有生而生笋，生而成竹，生而成器者，其境遇不同，实与落择有关。

尽管我国医学有着悠久的历史和光辉的成就，有着丰富的医德传统。但在今天，医德方面仍然存在不少的问题。仁与智是人美好的品格。儒家认为，仁者爱人。医者，当以爱人为强化素质，提升医技之途径。医德为先，使人性在不断修养的基础上有所发展，逐渐达到自知、知人、使人知己的智者境界。从社会学的角度而言，智者最高境界是知人爱人，其次是知己爱己，再其次是自知自爱，而从人性的内在涵养出发，自知自爱已是最高境界。

我国现行医学教育最大的不足是，没有开设医学心理课程，没有教给学生注意病人的心理。所以培养出来的医学生们眼里看到的只有"病"，没有"人"。加上长期以来，医生们接受纯生物医学模式的教育，普遍缺乏医学人文修养，缺乏社会学与心理学的最起码知识。因此，把病人放在完全被动服从的位置上，只重视实验室检查、仪器检查结果，然后配合各种躯体检查，做出机体疾病的诊断。既不注意病人的个性、职业、文化、素养、社会、家庭、生活情况与经济状况。不愿多与病人交谈，交谈中只要求病人回答医生的问题，不愿耐心回答病人的问题，认为那是浪费时间。对病人的痛苦、残疾、死亡，表现出职业性的感情淡漠，缺乏足够的热情、同情与理解，使许多患者感到失望与误会，经常出现患者不遵医嘱，拒绝治疗上的合作，导致医疗纠纷与诉讼增加。在医患关系恶劣的情况下，再好的医疗技术也发挥不了作用。在临证治疗中，除要治"人的病"外，更重要的要考虑"病的人"。这对我们今后的发展势必有着深远的影响。

作为一名医务工作者，在与病人接触交流过程中，自己的语言修养、交流技巧，对疾病的治疗，预后都会起到十分重要的作用。病人寄希望于医生，医生的一言一行，一举一动，甚至一个表情动作都会对病人产生重大的影响。无时无刻都应注意树立一个医务工作者的良好形象。比如，上班之先，即端正衣冠，正襟危坐，树立威严、仁慈、可亲的医者形象，诊病中，面带坦然的、真诚的微笑，与病人交谈。（病人诉说病情时，凝神聆听，并不时对病人进行眼神交流。）以缩小医患之间的距离，对交流起到"言外之意"的效果。尽量详尽地告知病人其患何病，如何配合治疗，病程的大致长短，疾病的转归、预后等，对难治性皮肤病何时复诊、如何煎药、服药等等，特别是与发病有关的饮食禁忌，更是不厌其烦地详细讲解，直到患者全部弄明白为止。同时，以手势配合语言，来提高表现力和感染力。如病人诉说腹部不适，以手触摸病人不适处，让病人感到被关心被重视。再如，为患儿看病时，可亲热地摸摸孩子的脸或头，轻握一下孩子的小手，再说一些鼓励、赞扬的话，让孩子觉得医生温和亲切，愿意主动、积极配合，如诊脉、察舌等。又如，为一些思想包袱重、顾虑重重地病人诊病时，常以风趣、幽默的语言，帮助病人甩掉"包袱"，轻轻松松地接受治疗。正所谓，进门来，愁眉不展、忧心忡忡；诊病后，笑逐颜开，满心欢喜，尚未服药，病已好了三分。

医学充满人性，医疗卫生工作是一项富于伦理道德的建设，加强自己医德修养，大力弘扬我国古代的优秀医德传统，积极吸收世界各国医德精华，进一步完善社会主义医德体系，才能实现"以德治医"的目标和任务，为医疗卫生工作的改革与发展做出更大的贡献。

十三、信仰与中医复兴

有人预言，在 21 世纪中叶，中华民族必然会实现伟大复兴。中华民族伟大复兴的实质并不仅仅是经济发达、国际地位充分提高，更应该是中国传统文化得到很好的继承和发扬。中医作为中国传统文化的重要组成部分，其复兴也是历史的必然。"在平常人的眼里，中医是治疗慢性病的，或者说西医治标，中医治本。也就是说，大病重病，西医帮助渡过了危、急、重等诸道难关，然后让中医来收尾，让中医来调养。说到底，中医只能用来治一些死不了的病。"中医究竟是不是这么回事呢？《中国科学思想史》认为中国古代科学方法的基本模式是："实际问题——概念方法——一般原理——实际问题"，如此循环往复，指导着中国古代科学技术创造出灿烂的成果。著名数学家吴文俊说过，中国古代数学的方法是以解决实际问题为主要目的，在其他科学领域也存在类似现象。中医学何尝不是如此呢？

刘力红博士在他的《思考中医》一书中曾指出："近代著名学者梁漱溟先生提出：中国传统文化，如儒家文化、道家文化、佛家文化，皆系人类文化之早熟品。我想中医的情况大抵亦如此，正因为其熟而且早熟的跨度太大，乃至现代她仍不落后，甚至还超前"。

现代有很大一部分人，包括我们中国人自己，仍然认为中医学缺乏活力，中医理论滞后于临床，甚至认为中医学不科学，这是极其错误的。这是轻视信仰，导致信仰滑坡，甚至丧失的表现。科学的定义是什么呢？"科学就是要追求知识，追求一种确切可靠的知识。追求未必就能得到，所以科学会有许多曲折和错误。发现了错误就改正，不断走向正确，这就是科学"。中医是要追求确切的知识、有效的治疗方法，并且不断前进，发展自己，更新自己。中医在历史和现实中都有效地发挥着医疗的功能，当然是科学的。

泰戈尔说："信仰是个鸟儿，黎明还是黝黑时，就触着曙光而讴歌了。"信仰，赋予人们智慧和力量，在信仰的鼓舞下，人们赴汤蹈火，在所不辞；身处逆境，却坚韧不拔、矢志不渝。我们的老一辈革命家和无数革命先辈，就是凭着对社会主义、共产主义坚定不移的信仰，英勇奋斗，前赴后继，完成了祖国解放事业，建立了新中国。中医的伟大复兴，仍然需要更多有着科学信仰和献身精神的有识之士去为之努力，为之奋斗，才能心想事成。信仰是任何时代都不可或缺的，奋斗的目标、具体的蓝图，会随着时代的发展而变化，但要有崇高的信仰，要为信仰而奋斗，则是一条不变的法则。有信仰才有追求，这是推动社会前进的原动力，作为个人，则是主宰灵魂的神经中枢。如果一个人丧失了信仰，浑浑噩噩，生命也就失去了应有的光彩。崇高的信仰是崇高人格的基石，是一个人摆脱诱惑、永葆冰清玉洁的精神支柱。人若是失去信仰，就如同身体丧失了免疫能力，什么"妖魔鬼怪"都可能趁虚而入。

中医的伟大复兴，需要更多的有识之士，树立崇高的信仰，特别是从事中医药事业的人们更要自觉地身体力行，始终坚守，记住"伟大寓于平凡，信仰始于足下。"目前，科技的发展，知识经济时代的到来，以及全球化浪潮正在给中医的复兴提供一个巨大机遇，中医学必然会实现伟大复兴！我辈当刻苦学习，潜心钻研，为中医的伟大复兴，贡献自己的青春和生命。

十四、"有形之湿"与"无形之湿"

湿邪在皮肤疾患中占有较重的位置。这里所说的"湿邪"包括有形之湿，如局部皮损有渗出而明显瘙痒；也包括无形之湿，如湿热凝固聚结于肌肤腠理之间，而形成皮肤粗糙肥厚明显瘙痒，即所谓"无形之湿"。故我国著名中医皮肤病学家赵炳南先生提出"虽无明征亦去湿"。华岫云曰："湿为重浊有质之邪，若从外而受者，皆由地中之气升腾；从内而生者，皆由脾阳之不运。虽云雾露雨湿，上先受之；地中潮湿，下先受之，然雾露雨湿，亦必由地气上升而致，若地气不生，则天气不降，皆成燥疾矣，何湿之有？其伤人也，或从上，或从下，或遍体皆受，此论外感之湿邪，著于肌躯者也。……然水流失，火就燥，有同气相感之理，如其人饮食不节，脾家有湿，脾主肌肉四肢，则外感肌躯之湿亦渐次入于脏腑矣。亦有外部受湿，而但湿从内生者，必其人膏粱酒醴过度，或嗜饮茶汤太多，或食生冷瓜果及甜腻之物，治法总宜辨其体质阴阳，斯可以知寒热虚实之治。"临床治法有：若湿阻上焦者，用发汗祛湿法，即开肺气，佐淡渗通膀胱，是即启上闸，开支河，导水势下行之理也。常用方：九味羌活汤加减，方中羌活辛温芳香，上行发散，除在表之风寒湿邪最宜，所以用作君药；防风、苍术，发汗祛湿，助羌活解表，是为臣药；细辛、川芎、白芷，散风寒，宣湿痹，行气血，除头痛身疼，皆是佐药；因湿为阴邪，易凝易遏，气机郁遏，常易化热，故方中佐以黄芩泄气分之热，生地泄血分之热，亦为佐药，既治兼证之热，又制辛温之燥；去使药甘草，恐其味甘滋腻以碍湿，故去之；加薏苡仁、土茯苓等淡渗利湿之品，以开支河，导水势下行。若脾阳不运，湿滞中焦者，用平胃散、茵陈五苓散、三仁化湿汤等，以温运之，渗泄之，亦犹低窳湿处，必得烈日晒之，或以刚燥之土培之，或开沟渠以泄之耳。湿热在下者，则用自拟方三妙散（焦柏、生薏苡仁、土牛膝）以清热利湿降浊，其用药总以苦辛寒治湿热，以苦辛温治寒湿，概以淡渗佐之，或再加风药（如湿地，风吹之则干矣。）甘酸腻浊，在所不用。"诸湿肿满，皆属于脾"，甘味入脾；肝木克脾土，酸味入肝，故不用甘酸腻浊之品。还应注意"苔有一分黄，就有一分热；苔有一分腻，就

当代中医皮肤科临床家丛书（第二辑）

刘复兴

有一分湿。"因湿性黏腻，防其郁久化热，故用利湿方剂时，也酌加清热利湿药，如黄芩、茵陈等。同时，"有形之湿"常配合外治法，予"皮外1号方"加味以清热燥湿，祛风止痒；"无形之湿"则配合"皮外2号方"加味，以清热利湿，润肤止痒。内外合治，则疗效卓著。

第七章　传承与创新

一、学术思想传承

（一）流派历史沿革

刘老精通医理，勤于临证，精于中医外科临床，尤擅长中医皮肤疮疡难治性疾病的诊治，如银屑病、硬皮病、损容性疾病、性传播疾病等。临证重在辨证论治，用药在精不在多，擅用虫类药、活血化瘀药、药对等及云南地区草药以治疑难顽疾。

刘老医德高尚，谦虚谨慎，教书育人，诲人不倦，桃李满天下，深得传承人欧阳晓勇、李丽琼、黄虹、潘莉虹等诠释发挥，以致开枝散叶，又得后继传承发扬，学子遍及全省各地州市县，及新西兰、马来西亚、日本、印度尼西亚、新加坡等海外地区。

《灵枢·本脏篇第四十七》指出"有诸内者，必形诸外，视其外应，以知其内脏，则知所病矣"，为皮肤病的外病内治提供了理论依据。《素问·至真要大论篇第七十四》倡导"谨察阴阳所在而调之，以平为期，正者正治，反者反治""谨守病机，各司其属，有者求之，无者求之，盛者责之，虚者责之，必先五胜，疏其血气，令其调达，而致和平"，《素问·汤液醪醴论篇第十四》又指出"平治于权衡，去宛陈莝"，《素问遗篇·刺法论第七十二》指出"正气存内，邪不可干"，以上指明了皮肤病虽发于皮肤，但可从内调治，以达"阴平阳秘"的健康状态的外病（皮肤病）内治之理。《素问·至真要大论》提出"内者内治，外者外治"。清代吴师机在《理瀹骈文》中说"外治之理，即内治之理"，也包含了皮肤病外病内治及外病外治的理论。刘老继承《黄帝内经》《医宗金鉴》和《外科正宗》的精髓，取法于明清温病大家，汲取近代以来朱良春等皮肤科名家的经验，提出"业医诊病，必先明理"，以其深厚的理论根基和多年丰富的临床经验，"皮病治内"，卓有成效。经几代人不断整理挖掘和临床实践，刘老学术思想和临证经验逐渐成形，并趋于成熟。

（二）流派发展现状

基于"皮病治内"的理论基础，刘老提出了"辨瘙痒、辨疼痛、辨斑、辨丘疹、辨结节、辨鳞屑、辨溃疡"等自觉症状和他觉症状（皮损）的辨证论治法则，创造性地提出了"清热利湿，首要之法""内外合治，脏腑经络同调"等常用十法和随机八法，成功地将其运用于临床皮肤病的中医治疗与预防，临床疗效显著。在传承人欧阳晓勇、黄虹、李丽琼、潘莉虹等的整理挖掘下，形成了初步的论治理论体系，突出中医治疗皮肤病的特色，发挥了中医防治皮肤病的优势，并在长期的临床实践中得以验证。在学派主要思想的指导下，开发了系列院内制剂，包括"凉血止痒合剂、止痒解毒颗粒、痤疮膏、祛斑面膜"在内的十四种制剂，已广泛用于临床相应皮肤科疾病的治疗，取得较好的社会效益和经济效益。

（三）流派学术影响

本流派得益于创始人刘复兴教授数十年孜孜不倦的潜心摸索，既有深厚的中医理论基础，又有长期临证实践的验证，凸显中医优势和特色，在皮肤科临床治疗上疗效显著。通过数十载的探索与实践，形成了流派长足发展的基础和完备的理论架构及理论发展空间。既有理论功底扎实、临床经验丰富的传承代表人物，聚集了一批传承人才，并不断吸引众多杰出青年、中医学子加入本学派的研究与实践中来，为流派的传承和发扬光大奠定了坚实的基础和储备了庞大的后备力量。学术上从理论创新到临床应用扩展，再到治疗机制及作用靶点的探索，形成了基础理论－临床实践－科研实验三位一体的研究模式，并不断完善发展。学派提出的"清热利湿，首要之法""内外合治，脏腑经络同调"等论治法则及擅用虫类药、云南地方草药治疗疑难顽疾，深受同行的认可和赞誉，体现了学术上独特的风格；通过欧阳晓勇等整理出版了系列流派著述，在国内中医皮科行业内外影响深远。为推动本学派的理论创新和临床诊疗体系的发展提供了思路和实践经验，充分发挥了流派特色优势，在创建中医学术流派传承发展的创新模式上进行了积极探索。

（四）流派特色技术

本学派强调"外病实从内发"，提出"气血、脏腑"是外科皮肤疮疡疾病的主因；"湿、热、痰、瘀"是外科皮肤疮疡疾病的根本；"风、寒、湿、热、燥、火、虫、毒"是外科皮肤疮疡疾病的外因。临证重辨证论治，用药在精不多，擅用虫类药如蜈蚣、乌梢蛇、全蝎、僵蚕、水蛭、地龙、地鳖虫、守宫、九香虫等及云南地区草药以治顽疾。

1. 辨证论治，证病结合

刘老强调：中医辨证，西医辨病。辨证论治是中医治疗的精髓，中医医生若离开了辨证论治就是无本之木：无源之水；西医的病因、病理从微观方面解释了疾病的发生、发展及变化，指导临床也有较强的科学性，忽视西医的进步不利于中医的发展。在治疗皮肤顽症方面需应用辨证与辨病相结合的思想指导临床。

如对于应用各种抗真菌西药内服、外搽无效的真菌疾病，发挥中医外科内外治结合的特点，除在辨证论治的基础上，开具内服和外洗汤药，同时结合现代药理成果，在药物中加入女贞子、百部、枯矾、生地榆等证实有抗、抑真菌功效的药物，使之既有杀菌消炎的作用，又有增强机体免疫功能的效果。

再如刘复兴主任重用生薏苡仁 60g 治疗扁平疣，用八角枫 15g 外洗以止痛，茵陈 30g 内服和外洗治疗浅表真菌感染，用滇重楼 30g 配郁金 15g 治疗胃痛等等，都是在现代药理研究成果指导下辨病用药的结果。

2. 辨证用药，在精不多

刘老认为："用药之道，贵在精，不在多。"首先，熟悉药物的形、质、性味、归经、功效；其次，还要知晓其现代药理的最新研究成果。把握药性，在辨证的基础上综合每味中药特长去处方用药，才能取得更理想的临床疗效，为患者节省开支。

擅用虫类药和云南地区草药以治顽疾，如运用乌梢蛇、蝉蜕治疗瘙痒性皮肤病；蜈蚣、全蝎治疗疼痛性皮肤病和血管炎性皮肤病；水蛭、僵蚕治疗黄褐斑、黑变病等色素性皮肤病；土茯苓治疗淋病、非淋菌性尿道炎、梅毒、生殖器疱疹、日光性皮炎、湿疹、白带过多、痛风和头痛等；用云南茜草根治疗各型银屑病，均力专效宏。从现代药理分析，虫类药、动物药具有镇静、镇痛、抗过敏、抗炎、止痒、改善微循环及调节机体免疫功能等多项作用，部分虫类、动物药还具有抑菌、杀菌、抗增生等功效；土茯苓可有效抑制淋球菌、梅毒螺旋体和单纯疱疹病毒，还有抗炎、抗过敏的作用；云南茜草根有抗增生和改善微循环的作用。

3. 清热利湿，首要之法

刘老称清热利湿是皮肤科的首要之法，有两层意义：一是"虽无明征亦去湿"，他认为依《内经》中"湿为阴邪，……其性黏滞，易趋下"，故对病程长、病势缠绵难愈者，或夜间痒甚，或皮疹发于下肢者，虽无渗出、糜烂流滋或水疱等理应辨出"无形之湿"；二是根据湿热的不同部位以三个处方为基础：湿热郁盛或肝胆湿热者选龙胆泻肝汤，倍车前子量，去当归、生地、柴胡、泽泻、甘草；三焦湿热或气血不足兼湿热内郁者，选《温病条辨》中三仁汤；中焦湿热或脾虚湿困者用茵陈五苓散加减。

4. 热郁化瘀，凉血活血

瘙痒是皮肤病最常见的症状。刘老受《素问·至真要大论》中"诸痛痒疮，皆属于心"的理论启发，认为"心主火、主血脉，故热、瘀相关"。通过30余年的临床实践，总结出皮肤瘙痒病理关键：一是湿热，二是瘀热互结。针对"热郁化瘀，热瘀互结证"而提出"清热祛风，凉血活血"的治法，自创方药——"荆芩汤"，其药物组成是荆芥15g、炒黄芩15g、生地30g、丹皮15g、赤芍30g、紫草30g，验之临床效佳。

5. 病从口入，忌口在即

病从口入，要愈皮疾，忌口在即。皮肤病的治疗除辨证准、用药精之外，忌口也是提高疗效的重要环节。针对不同种类的皮肤病，忌食不同食物，如光敏性皮肤病患者再忌食芥蓝菜、灰菜、油菜等；白癜风患者禁食酸菜；黄褐斑患者少食盐等；湿疹患者忌食五辛发物；粟丘疹患者忌食动物内脏、香菇等；荨麻疹患者忌食蛋、奶及其制品；痤疮患者忌口食物包括高糖、油腻、辛辣之品。

刘老除强调忌口外，还重视食疗和食养，他认为需饮食有节，过饥或过饱都易引发或加重皮肤病，正如"膏粱之变，足生大疔"之戒，不可不知。

6. 内外合治，脏腑经络同调

皮肤病发于外，但其病则因于内，外病内治治其本，外病外治治其标，内外合治即是标本兼治之法，也是中医外科学的一个显著特点。

如痤疮，多因肺脏、肺经病变而致，临床常用清肺泻热法，根据肺与大肠相表里，酌加润肠通便之生首乌、秦艽或泻热通便之生大黄，即"母病泻子"；再如面部黄褐斑，古称"肝斑""黧黑皯黯"，认为多与肝病失调有关，从肝论治黄褐斑是常法，刘老根据脏腑生克制化关系，在直接调肝治肝的同时，运用花类药性轻扬入肺经，取其"肺主皮毛""肺金克肝木"，选用玫瑰花、凌霄花等，治肺而疏肝；同时根据"金水相生"的理论，选用肉苁蓉、淫羊藿、黄精、菟丝子、女贞子等补肾填精之品，补肾而治肝。

经络辨证主要是循经辨证，视皮疹循行部位属何经络而分别用药。如痤疮，皮疹集中双面颊或颈部者，加用柴胡、郁金、香附等疏肝经之气；皮损集中口鼻部者需泻脾火，酌加黄连、生槐花、生升麻等；皮损在额头部要泻胃经之火，可用生石膏、天花粉、滇重楼等。

（五）流派诊疗特色

1. 银屑病

认为银屑病之病因，在外当推风热毒邪内侵，为病之标；在内责之素体血热蕴毒，属病之本。辨证分型论治，总结出四型（血热型、毒热型、血瘀型、血燥型）和常用四方（自创荆芩汤、黄连解毒汤、补阳还五汤、清燥救肺汤），擅用云南地区草药如小红参、土茯苓、滇重楼等和僵蚕、乌梢蛇、蜈蚣等虫类药，同时注重饮食宜忌。

2. 白癜风

总结出七证七法七方，各型患者，均选用刺蒺藜、煅自然铜，且重用刺蒺藜至60g；除血热风热型外，均选用沙苑子。根据现代细胞代谢学说，色素减退的原因，既与血清铜氧化酶活性降低有关，又与血液中铜离子的含量不足有关。刘老用煅自然铜治疗白癜风，取其辛散行血祛瘀之功，还建议患者在生活用水及烹饪时，用铜锅、铜壶（紫铜效佳），临床确有一定疗效。沙苑子据现代药理研究证实，其对酪氨酸酶有激活作用。各型患者均用蜈蚣，取其息风通络之意，又为引经之药也。同时注重饮食宜忌，嘱患者少吃酸味食品，忌食鸭子、臭豆腐，多吃动物肝脏。

3. 瘙痒性皮肤病

认为"无风不作痒"，瘙痒的产生多由于风邪阻滞肌肤不得宣泄引起，致病的过程中常兼有寒、热、湿、毒、虫等邪气，在疾病的后期往往血虚风燥占主导病机。自创荆芩汤、龙胆汤，治疗湿疹、荨麻疹、皮肤瘙痒症等，效如桴鼓。提出湿疹、荨麻疹急性期慎用虫类药，否则会加重病情；因虫类药富含蛋白质，据现代研究证实，蛋白食品在没有彻底消化之前，以胨或多肽形式被吸收，而碱性多肽是组胺释放物，会使病情加重。慢性期则可辨证用之。

4. 黄褐斑

从肝、脾、肾辨证分型论治，总结出四型（肝肾阴虚型、肝郁气滞型、气虚血瘀型、肾水不足型）和常用四方（自创颜玉饮、丹栀逍遥散、补阳还五汤、五子衍宗丸合二至丸），各型均用玉竹、冬瓜仁和水蛭，并重用玉竹

30 ~ 45g。现代药理证实玉竹可作用于过氧化物歧化酶而促进色素减退。国内有报告证实黄褐斑患者有血液流变学的改变，可见血瘀是引起黄褐斑的重要因素。但瘀源于气虚，正如清代名医王清任之说"元气既虚，必不达于血管，血管无气，必停留而瘀"，选用水蛭，取其"破瘀血而不伤新血，专入血分而不损气分"之效。

（六）推广应用

流派传承人欧阳晓勇主任、黄虹副主任、李丽琼副主任、潘莉虹副主任等从 2010 年开始建设国家中管局名老中医——"刘复兴传承工作室"，完成国家"十一五"科技支撑项目——《刘复兴临床经验、学术思想研究》的数据库及数据平台建设，出版《刘复兴学术思想及临证经验》一书，向全国同道推广刘老学术经验。举办国家级和省级继续教育项目 4 次，进行刘老学术思想及特色技术的宣讲推广，包括银屑病、湿疹的中医外治技术、虫类药在皮肤科疾病中的运用、银屑病综合治疗技术等。深得省内及国内同行认可并运用，取得了满意效果。

二、学术思想创新

（一）擅用虫类药和云南地方草药治疗皮肤病

（1）在辨证辨病基础上选用虫类药，是刘老诊治难治性皮肤病中的一个特点，因虫类药具有搜剔经络的特性，可填精补虚，调理冲任；攻逐瘀血，荡涤邪热；缓中补虚，逐瘀生新；故只要善用之，可起沉疴痼疾。据统计，常用的有以下几种，蜈蚣、乌梢蛇、僵蚕、九香虫、全蝎、蝉蜕、露蜂房、地鳖虫、水蛭、守宫、臭壳虫等。

配伍用虫类药：

①活血化瘀：水蛭、地鳖虫。

②搜风通络：乌梢蛇、蜈蚣、全蝎、露蜂房。

③软坚散结：守宫、蜈蚣。

④补肾培本：蛤蚧、海马、桑螵蛸、露蜂房。

⑤收敛生肌：蜈蚣粉、地龙。

⑥消痈散肿：蜈蚣、白花蛇、水蛭、地鳖虫、守宫、鹿角霜、琵琶甲。

⑦息风退热：蜈蚣、僵蚕、全蝎。

⑧化毒消瘤：斑蝥、琵琶甲。

（2）云南有"植物王国"之称，地方药材众多，刘老依托地方优势，撷取药物精萃治疗皮肤病，如用滇重楼治疗痤疮、银屑病，还重用滇重楼30g配郁金15g止胃痛，结合现代药理，滇重楼对幽门螺杆菌有强烈的杀灭及抑制作用，也能解释刘老应用苦寒药而加入滇重楼无胃痛之弊；用小红参（云南茜草根）治疗各型银屑病，小红参性微温，有活血解毒之效，银屑病用药大多苦寒，配伍此药可防寒凉太过致血液瘀滞；用昆明山海棠治疗银屑病、荨麻疹、硬皮病等免疫相关性疾病，堪称中药里面的"免疫调节剂"，疗效显著又无西药免疫调节剂的副作用。

（二）"十八反""十九畏"新用以治皮症顽疾

"十八反""十九畏"是中医界传统的配伍禁忌理论，但从汉代张仲景"甘遂半夏汤"的甘遂与甘草同用，"乌头赤石脂丸"中乌头与半夏同用，到唐代孙思邈《千金方》中"风缓汤"用乌头配半夏，"茯苓丸"中大戟与甘草同用，金元时代李东垣"散脓溃坚散"中海藻配甘草，朱丹溪《脉因证治》"莲心散"中芫花配甘草，明代陈实功《外科正宗》、清吴谦《医宗金鉴》"海藻玉壶汤"中海藻配甘草，近人陈泽霖、颜德馨、朱良春等，均未把"十八反""十九畏"作为配伍用药的绝对禁忌，刘老的用药经验也证明其有不足之处，临床应用"海藻配甘草"治疗甲状腺瘤、硬皮病、囊肿型痤疮等辨证属痰瘀互阻者，内服药海藻与甘草配比在1.5∶1以上无毒副反应，外用可按1∶1配入方中；用"党参、丹参配五灵脂"治疗日久不愈之瘀证，正气虚弱无力运血是其辨证关键，现代药理研究结果证实人参与五灵脂合用无毒副反应；用"丁香配郁金"治疗胃寒气滞胃痛，以丁香的辛温走窜佐郁金的辛苦寒制可使气血生化运行流通。

刘老敢于反"十八反""十九畏"用药，除对药性的纯熟外，非常强调"辨证用药""有是病、用是药"，如"丁香与郁金"的应用，须辨明确属气滞胃寒引发疼痛者用之，否则不用；"参类药配五灵脂"，辨证有瘀者可用此药对，但患者若有阳虚者需温阳，阴虚者需滋阴，不可单用此药对。深切体会到刘老在用药方面做到"师古不泥古，创新不离宗"的学术特点。

（三）擅用毒药、巧用药对治疗皮肤病

1. 擅用"毒药"，求稳求准

刘老因善用"毒药"—蜈蚣，被患者称为"刘蜈蚣"，此外，刘老还常用全蝎、乌梢蛇、水蛭、守宫、皂刺、附片、八角枫、葶苈子、昆明山海棠、

240

川乌、草乌等"毒药"。刘老强调，用毒药必须基于两点：一是辨证准确，"有是病，用是药"，确是病情需要，病人能耐受；二是医者熟谙药性，求稳求准，中病即止，不可过剂，并且知药毒的解救方法。例如刘复兴教授应用川乌、草乌外洗镇痛，必嘱病人用药后必用肥皂洗手以防中毒；小儿用蜈蚣，从1/4条到1条不等，同时配在应证汤药中应用，以减轻毒性。

2. 巧用药对

（1）祛风药对 风痒轻者，白鲜皮配地肤子，风痒重者蜈蚣配乌梢蛇，疏风利湿用刺蒺藜与茵陈，祛风升清用天麻配荷叶，镇肝息风用代赭石配生石膏，养血祛风生黄芪配当归，养阴祛风用秦艽配昆明山海棠［昆明山海棠是卫矛科植物昆明山海棠 T. hypoglaucum（levl.）Hatch. 的藤茎］。

（2）祛湿药对 湿在上焦，常温化，常选辛夷花配苍耳子；湿在中焦：轻宜芳化，用藿香与佩兰；重者燥化，选苍术配白术；消滞则取神曲配槟榔；湿在下焦，需清利，常选炒黄柏配生薏苡仁或土茯苓配茵陈。扶正利湿选绞股蓝配灵芝，活血利湿用丹参配土茯苓，养阴利湿用白薇配萹蓄，温阳化湿选鹿角霜配蒲公英，活血利湿常用川芎配威灵仙，通络利湿常选八角枫配昆明山海棠［八角枫是八角枫科植物八角枫 Alangium Chinense（Lour.）Harms. 的去皮根茎］，祛风利湿常选海桐皮配生地榆。

（3）清热药对 清心肺选川黄连配黄芩，清肺肝喜用马勃与青黛，清金水则选知母配黄柏，清肺胃则用蒲公英配滇重楼；清上焦热喜用野菊花与蒲公英，清中焦热常以石膏配天花粉，清下焦热常用土茯苓配败酱草；清虚热习用地骨皮配胡黄连，清卫分热喜用忍冬藤配连翘，清气分热生石膏配知母，清营热则以水牛角同小红参为伍，清血热紫草配生地榆；清利三焦湿热，轻者川木通配竹叶，中者滑石配川木通，重者车前子配土茯苓。

（4）化瘀药对 瘀血轻者用桃仁配红花，较重者用三棱配莪术，最重者选紫丹参配五灵脂；若瘀痰并治：轻者用三棱、莪术、皂角刺、贯众，重者选紫丹参、五灵脂、海藻、生甘草；另有升降气血之妙对：川芎配怀牛膝，前者上行血海，后者下行腰膝，气血通行，上下无忧。

（四）刺络放血拔罐法治疗银屑病和瘙痒性皮肤病

我科自2012年以来采用三棱针在血海、曲池等穴位及皮损处刺络、闪罐、放血三联结合法治疗血热证、湿热证、血瘀证型银屑病和湿疹、结节性痒疹等瘙痒性皮肤病，症见肥厚性斑块、鳞屑较多、颜色鲜红、紫红或暗红者，临床收效良好。

（五）火针治疗湿疹、带状疱疹、血管炎、痤疮、扁平疣等

自 2012 年以来，我科采用火针在急性、亚急性湿疹渗出处，带状疱疹水疱处，血管炎溃疡处，痤疮炎性丘疹、脓疱和扁平疣皮损处点刺，可显著减少湿疹渗出、加速带状疱疹水疱干涸结痂、血管炎溃疡愈合和痤疮、扁平疣皮损消退。

（六）银屑病的四型论治

经过长期临床实践，刘老提出银屑病中医四型辨治法，分为血热型，见于寻常型和进行期，投以自创皮内 2 号（荆芩汤加减）；毒热型，见于脓疱型、红皮病型，方用自创皮内 4 号方（黄连解毒汤加味）；血瘀型，见于关节病型、静止期，以自创皮内 6 号方（补阳还五汤加减）；血燥型，见于消退期，方用清燥救肺汤加味。我科采用分型论治，取得了满意的临床疗效。

（七）梅花针叩刺结合中药涂擦治疗脱发

自 2013 年起，我科采用局部梅花针叩刺结合 5% 红花酊药物涂擦治疗斑秃、产后脱发、休止期脱发等脱发性疾病，疗效满意。

（八）从"心"论治带状疱疹神经痛

根据《内经》"诸痛痒疮，皆属于心"的理论，带状疱疹神经痛分别从心气、心血、心阴和心神论治。心气虚者，用黄芪、党参；心气阻滞者，轻者用薤白、瓜蒌皮，重者用乳香、没药；心血不足者，用当归、黄芪；心血瘀滞者，轻者用桃仁、红花、丹参，较重者用三棱、莪术，最重者用蒲黄、五灵脂；心阴不足者，用北沙参、白芍、甘草；心神不安者，用煅龙骨、煅牡蛎、珍珠母；不论哪型，均可加用蜈蚣、全蝎、地龙等虫类药搜剔经络止痛。

（九）穴位注射治疗银屑病、湿疹、带状疱疹

采用维生素 B_{12} 注射液在曲池穴、足三里穴、三阴交穴结合辨证取穴局部注射治疗银屑病、湿疹和带状疱疹，止痒、止痛收效良好。

（十）中医六联疗法治疗银屑病

采用中药针剂注射、中药内服、中药药浴、中药软膏黄金万红膏外搽、刺络闪罐放血、中医辨证施护等六个方面结合治疗银屑病，收效良好。

当代中医皮肤科临床家丛书（第二辑） 刘复兴

（十一）四联综合治疗带状疱疹神经痛临床观察

采用中药内服、火针、半导体激光疗法、穴位注射四者结合治疗带状疱疹神经痛，疗效较佳。

第八章　学术成果

在学派发展历程中，刘老重视"辨证"和"辨病"相结合，遵循中医"理、法、方、药"之要义，摸索出具有皮肤科特色的论治常用十法和随机八法，自创内服方剂 14 首和外用方剂 8 首，经过其多年的临床应用和不断验证，确有良效。并培养一大批学术传承人才，使本学派得以发扬传承，在国内皮肤科行业产生了深远的影响。

一、紫草止痒丸

采用紫草止痒丸内服治疗符合诊断标准的单纯性皮肤瘙痒症、湿疹并瘙痒、神经性皮炎并瘙痒和荨麻疹并瘙痒的瘙痒性皮肤病证属血热型患者 206 例，并以口服克敏、维生素 C 为对照，结果治疗组临床痊愈率、显效率、有效率、无效率和总有效率分别为 30.10%、34.00%、33.00%、2.90%、97.09%，而对照组分别为 20.00%、23.30%、46.70%、10.00%、90.00%，两组疗效经统计学处理差异不显著（$P > 0.05$），说明治疗组疗效与对照组相当；复发情况，治疗组复发 9 例，占 14.5%，对照组复发 3 例，占 50%，差异有显著性意义（$P < 0.05$），治疗组复发率明显低于对照组。

同时，通过动物试验证实该制剂有效、安全。紫草止痒丸止痒作用明显，致痒阈随着剂量的增加而增大，呈量效关系趋势；紫草止痒丸有明显的抗炎作用，其效应随着药物剂量的增加而增大，呈量效关系趋势。临床应用治疗血热型皮肤瘙痒总有效率达 97.09%，未发现毒副反应，且其停药后复发率明显低于治疗组，无嗜睡等不良反应。

紫草止痒丸是在汤剂的基础上，设计为浓缩水泛丸，保留汤剂的有效成分，减少服药量，服用后易崩解吸收，以达到提高生物利用度，不仅服用方便，且药品包装便于运输和携带。

二、八角定痛冲剂

60 例门诊及住院患者，随机分成两组。治疗组 30 例，男 18 例，女 12 例，病程 2 周~2 年，平均 9.5 周，年龄 21~80 岁，平均 47.6 岁；对照组 30

例，男 17 例，女 13 例，病程 2 周 ~ 1.8 年，平均 9.3 周，年龄 20 ~ 76 岁，平均 47.4 岁。两组病例均符合《中华人民共和国医药行业标准·中医病证诊断疗效标准》"蛇串疮"的"气滞血瘀型"诊断，在性别、年龄、病程方面具有可比性。

治疗方法：治疗组每次服八角定痛冲剂（由八角枫、乳香、没药、蒲黄、五灵脂、蜈蚣等组成）1 袋（10g），2 次/日；对照组服芬必得 1 片，维生素 $B_1$20mg，2 次/日。两组病例在试验期间均不用其他止痛、镇痛、抗炎药物。1 周复诊 1 次，2 周为 1 疗程，1 疗程后判定结果。停药 2 ~ 4 周内判定复发率。

结果：治疗组临床治愈率、有效率、无效率和总有效率分别为 20.00%、66.70%、13.30%、86.70%，而对照组分别为 13.30%、43.30%、43.30%、56.70%。治疗组治愈病例中无复发，对照组停药 3 周复发 1 例，占 25%。（$P < 0.05$）。

结论：

（1）治疗组与对照组在治疗有效率方面有显著性差异（$P < 0.05$），治疗组明显优于对照组。

（2）治疗组复发率低于对照组，中药治疗疱疹后疼痛有特点。

（3）无论治疗组或是对照组，在治愈率方面均显不足，故带状疱疹止痛治疗重点在早期治疗，对疱疹后疼痛本试验药物特异性仍显不足。

（4）带状疱疹后疼痛按国家中医药管理局标准仅有气滞血瘀型对指导临床已显不足，在临床实践中，我们对阴虚、气虚、阳虚、湿滞型分别应用一贯煎、补阳还五汤、麻辛附子汤、三仁汤等，取得明显止痛效果，对带状疱疹后遗神经痛的中医分型值得商榷、完善。

三、院内制剂研制

研制皮肤病内服、外用药物医院制剂 14 种。从医 40 余年来，研制的痤疮合剂、凉血止痒合剂、复方龙胆合剂、祛斑合剂、止痒解毒颗粒、凉血解毒丸、消炎止痒散、润肤止痒散、祛风止痒散、痤疮膏、祛斑面膜等，其有效性和安全性获得了很好的社会效益和经济效益，促进了中医药皮肤科的科研与发展。

四、著述颇丰

（一）著作

（1）《中医基础与临床证治》（任编委）；（2）《难治病中医证治精华》（任副主编）；（3）《长江医话》（参与撰稿）；（4）西班牙中医系列教材《外科学》（任主编）。

（二）论文

《外科疮疡的辨证论治》《发挥中医优势，促进外科建设》《中医学对皮肤病的认识及治疗法则》《荨麻疹辨治一得》《中医对影响美容的皮肤病的辨证论治》《外科"消、托、补"三法的临床应用》《活血化瘀法治疗皮肤病》等二十余篇。

五、桃李盈门

刘老治学严谨，在培养中医人才方面，强调业医诊病，必先明理，注重辨证与辨病相结合，中医理法方药的融会贯通以及理论和实践相结合。在教学上，注重理论结合临床实践，注重学生的临证技能，恪守言传身教的授业思想，答难释疑，不厌其烦，诲人不倦，桃李满天下，学子遍及全省各地州市县，及新西兰、马来西亚、日本、印度尼西亚、新加坡等海外地区。

刘老精通医理，勤于临证，医德高尚，谦虚谨慎，曾任全国第三批名老中医药专家学术经验继承工作指导老师，云南省首批省级中医药师带徒工作指导老师，培养出师弟子4名，其中欧阳晓勇主任医师为云南省中医医院皮肤科主任和硕士研究生导师，黄虹副主任医师为云南省中医医院皮肤科副主任和硕士研究生导师，李丽琼副主任医师为云南中医学院中医美容学教研室主任和硕士研究生导师，潘莉虹副主任医师为大理州祥云县中医药业务骨干，弟子均为云南省内中医皮肤界的领军人。

刘老在病重阶段，在病榻上仍每天坚持看书，他教导我们，要珍惜时间，刻苦钻研，从经典中吸取营养，在临床实践中总结经验，要不断提高自己的专业水平，更好地为患者服务。

刘老热爱中医，弘扬中医，引导我们传承中医，我辈必定发愤努力，继承发扬老师的学术思想和医德风范。

六、用数据研究法再验证刘复兴教授治疗蛇串疮的临床经验

蛇串疮，中医又名"甑带疮、缠腰火丹、火带疮、蜘蛛疮"等，相当于西医的带状疱疹，为临床上常见皮肤病之一，是由水痘－带状疱疹病毒引起的疱疹性、炎症性皮肤病。现代中医通过临床实践多认为本病与情志有关，或因饮食不节，脾失健运，湿蕴化热，以致毒邪易感，湿热火毒蕴积肌肤发病；或因外感风寒湿热毒邪未清，气血不畅所致；或因肝郁化火外窜皮肤或肝经湿热下注，后期则因肝肾阴虚，气血不通所致。

随着社会的发展，生活节奏的加快，生活压力、社会竞争日趋激烈，"老龄化"越来越重，蛇串疮患者也逐年增多。中医根据其病因病机，辨证治疗，在缩短病程、缓解疼痛及减少后遗神经痛等方面有明显优势，且费用较为便宜，易被患者接受。

刘老认为蛇串疮因内有郁火，循经外溢而作；或因内有湿滞并感毒邪，内外相引，合而致病。在基于历代医家及自身临床经验的基础上，把蛇串疮辨证分为肝胆湿热证、脾虚湿盛证、气滞血瘀证、肝阴不足证，并整理完善成为蛇串疮的临床路径。2010 年底，国家中医药管理局批准成立了"刘复兴名医工作室"，刘老的学术思想、临床经验一直在熏陶、传承，造福一方皮肤病患者。

刘老一生弟子众多，弟子们很好地传承了刘老的学术思想和临床经验并继续造福于患者。在蛇串疮的辨证论治上，其弟子对刘老治疗蛇串疮的经验总结为以下四型：

（1）肝胆湿热型：症见皮肤潮红，疱壁紧张，疼痛剧烈，伴有口苦咽干，烦躁易怒，小便黄，大便干，舌质红，苔黄，脉弦滑。治法：清热利湿，活血止痛。方药：龙胆泻肝汤加减（龙胆草、黄芩、栀子、炒泽泻、当归、生地、车前子、川木通、甘草、赤芍、川芎、蒲公英、蜈蚣、全蝎）。

（2）脾虚湿盛型：症见皮肤淡红，疱壁松弛，疼痛较轻，纳差或腹胀，大便溏，舌质淡，苔白厚或白腻，脉沉缓。治法：健脾利湿，活血止痛。方药：三仁化湿汤加减（苦杏仁、薏苡仁、白寇仁、炒厚朴、川木通、滑石、法半夏、淡竹叶、土伏苓、川芎、蒲黄、五灵脂、蜈蚣）。

（3）气滞血瘀型：皮疹减轻或消退后，局部疼痛不止，难以忍受，舌暗红，苔薄白，脉弦涩。治法：益气活血，通络止痛。方药：补阳还五汤加减（黄芪、当归、川芎、赤芍、桃仁、红花、制乳香、制没药、蜈蚣、全蝎）。

（4）肝阴不足型：皮疹减轻或消退后，留色素沉着斑，感疼痛难忍，口

干，舌淡红干，苔薄少津，脉弦细。治法：益气养阴，通络止痛方药：一贯煎加减（北沙参、枸杞子、当归、生地、炒川楝子、麦冬、川芎、黄芩、蒲黄、五灵脂、制乳香、制没药、甘草）。

针对带状疱疹的治疗，在传承刘老经验的前提下，我们以一种新的方法来传承和再验证刘老治疗蛇串疮的学术思想和临床经验。正如刘老言："继承是学习的基础，发扬是真正的继承，创新则是一门科学的生命"。我们在传承刘复兴学术思想及临床经验的基础上，一是通过数据分析探讨治疗蛇串疮的临床经验。对症状规律、证型规律、用药规律等进行多维分析；二是通过数据挖掘，再验证刘复兴教授临床经验的传承情况，希望为蛇串疮的治疗建立一种新的观点，为临证探索建立一种新的思路。

我们有课题基于"中医传承辅助平台V2.0"软件，以"刘复兴名医工作室"成员治疗蛇串疮的医案为切入点，再验证刘复兴教授治疗蛇串疮的临床经验。对症状规律、证型规律、用药规律等多维关系进行实时、在线、动态的展示，试图从中验证刘老治疗蛇串疮临床经验和学术思想的传承情况，并探讨其临床遣方用药的规律。

我们将符合要求的病例医案原始资料规范化按照统一格式录入中国中医科学院中药研究所开发的"中医传承辅助平台V2.0"，利用辅助平台系统中的统计报表系统、数据分析系统进行关联规则分析、复杂系统熵聚类分析等，然后运用中医学理论对统计结果进行分析讨论。

在纳入标准及排除标准双重筛选下，本研究最终纳入139例医案，门诊处方154个进行分析。其中男性患者69例，女性患者70例，年龄以51~80岁的患者居多，共110例，占总数79%。症候里面最多的是肝胆湿热证94例占67.6%。154个处方中，以龙胆泻肝汤最多，占58.4%，其次是小柴胡汤，占18.8%。经中医传承辅助系统统计分析，常见的症状是皮肤疼痛、红斑、水疱、眠差、口干、口苦、大便干、小便黄、纳差、丘疱疹等。共收录药物182种，其中黄芩频次最高，122次占79.2%，常用到的药物还有全蝎、龙胆草、蜈蚣、车前子、柴胡、川木通、当归、炒泽泻、生地等。所用药物中，寒、凉、平、温性药物最多，且比率相近，热性药物只有6味，仅占4.5%。药物五味以苦味药居多，占36.9%，其次为辛、甘味。药物归经中以肝、肺两经居多，其余药物归经比例差异不显著。在症状组合关联规则中，将支持度个数设为60，置信度为0.9时，分析出37条结果，包含8种症状，31条规则，其中置信度为1的有20条，包含皮肤疼痛、红斑、水疱、眠差、口苦、红舌、口干、弦滑。基于中药处方组合关联规则和药物之间关联分析可以看出，在154份处方中将支持个数设置为60，置信度为0.9时分析出46条数据，得到43条规则，包含10味中药分别是黄芩、全蝎、蜈蚣、川木通、柴胡、龙胆草、生地、当归、车前子、炒泽泻。这10味中药主要是清热利湿，通络止痛。基于复杂系统熵聚类的算法治疗蛇串疮的核心组合14个。根据无监督的熵层次聚类算法，共得出新方组合7个。利用中医传承辅助系统里的"医案分析"，得到肝胆湿热证、脾虚湿盛证、气滞血瘀证、肝阴不足证中每个证型的"关键症状"及"关键药物"。因篇幅有限，故把节点阈值分别设为30。从高到低取与"刘复兴名医工作室"蛇串疮临床路径味数相同的药物进行"相似评估"得到结果分别为：0.6842、0.2727、0.2941、0.4737。

通过软件分析统计得出：刘老治疗蛇串疮常用的中药有全蝎、龙胆草、蜈蚣、车前子、柴胡、川木通、当归、炒泽泻、生地、栀子、桔梗、甘草、制乳香、制没药、炒川楝子、五灵脂、炙延胡索等，这些药物具有清热利湿，疏肝行气，活血化瘀，通经行络止痛等功效。不仅与证型统计相符，也体现了刘复兴主任曾提出的"清热利湿、首要之法"[5]的临证思想及用药的集中性。

无论在药物频率的统计上，还是方药规律的分析上，虫类药都占有很大的比例，其中以全蝎、蜈蚣为最。全蝎药物使用频率71.9%，蜈蚣药物使用频率66.9%。这不仅体现了"刘复兴名医工作室"成员目前对刘老虫类药应用经验上有很好的传承，也证实了络病理论在治疗蛇串疮上的重要性。刘老在介绍虫类药应用时对蜈蚣、全蝎曾言到：蜈蚣性微温，走窜之力最速，内而脏腑，外而经络，凡气血凝聚之处皆能开之，性有微毒而专善解毒，凡一切疮疡诸毒皆能消之[6]。络病患者或疼痛者，定用蜈蚣内服，有较好疗效。陈醋调蜈蚣粉外敷，也可消炎止痛。蝎子善入肝经，搜风发汗，治痉痫抽搐，中风口眼歪斜，或周身麻痹，其性虽毒，专善解毒，消除一切疮疡，为蜈蚣之伍药，相得益彰。

此外，基于复杂系统熵聚类的算法治疗蛇串疮的核心组合14个。根据无监督的熵层次聚类算法，共得出新方组合共7个。分别是：①党参、法半夏、当归、生地、炒泽泻；②苦杏仁、黄芩、淡竹叶、滑石粉；③川芎、炒川牛膝、赤芍、桑枝；④五灵脂、公丁香、炒枳壳、九香虫；⑤炒莱菔子、紫草、麻黄、牡丹皮、合欢皮；⑥广藿香、茯苓、紫苏叶、大腹皮；⑦石膏、天花粉、合欢皮、牡丹皮。但数据挖掘所导出的药物核心组合及新方仅停留于理论层面，实际应用仍需配合临床医生的判断、临床试验研究等进一步论证其合理性及实用性。

第九章　年　谱

1939 年 4 月 21 日：出生于印度尼西亚首都雅加达经商家庭，祖籍广东梅县。兄弟姐妹七人，排行老大。在雅加达高中毕业后归国。

1960 年 6 月：回国，同年考入云南中医学院医疗系六年制本科。在校学习期间，刻苦学习，勤奋钻研。在国外是学习印尼文，现中医古籍全都是古文，这对他来说是最大的困难。由于各位老师谆谆教诲，特别是跟随名老中医戴慧芬、梁学仁、李筱圃、许子建等老专家上临床，深得其传，颇多收益。

1968 年：大学毕业留校（因"文化大革命"，全国各大学延期毕业分配），被分配在外科教研室任教。

1971 年：到云南中医学院附属医院（云南省中医医院）工作。先后从事中医外伤科、中医外科、中医内科、中医皮肤科等。

1977 年：到浙江进修 1 年，专攻中医外科。进修期间博采众长，获益匪浅。进修回来后不久创立中医皮肤疮疡科，并任科主任。同年加入中国共产党。

1982 年：被评为全国先进华侨、云南省先进华侨。

1983 年 8 月：到北戴河参加"活血化瘀"班学习。共 20 余天。

1987 年：被评为云南省先进归侨。

1991 年：晋升为中医主任医师、教授。

2000 年：云南首批省级中医药传承指导老师、省级名中医。

2003 年：全国第三批中医药传承指导老师、国家级名老中医。

2009 年 10 月 7 日：因病于云南省昆明市逝世。